超声引导下区域麻醉
第二版

主　编　[美]斯图尔特·A. 格兰特（Stuart A. Grant）

　　　　[美]大卫·B. 欧永（David B. Auyong）

主　审　李元海　夏书江　陶志国

主　译　张庆梅　夏晓琼　余泳波

科学技术文献出版社
SCIENTIFIC AND TECHNICAL DOCUMENTATION PRESS
·北京·

图书在版编目（CIP）数据

超声引导下区域麻醉：第二版 / （美）斯图尔特·A. 格兰特（Stuart A. Grant），（美）大卫·B. 欧永（David B. Auyong）主编；张庆梅，夏晓琼，余泳波主译. -- 北京：科学技术文献出版社，2025.3. -- ISBN 978-7-5235-2317-9

I . R614.4；R459.9

中国国家版本馆 CIP 数据核字第 20250KE749 号

著作权合同登记号 图字：01-2025-0839
Copyright© Oxford University Press 2017
Ultrasound Guided Regional Anesthesia SECOND EDITION was originally published in English in 2017. This translation ispublished by arrangement with Oxford University Press.Technical Documentation Press Co., Ltd is solely responsiblefor this translation from the original work and Oxford University Press shall have no liability forany errors,omissions or inaccuracies or ambiguities in such translation or for any losses caused byreliance thereon.

《超声引导下区域麻醉（第二版）》最初于2017年以英文原版出版。本译作依据与牛津大学出版社的约定出版。科学技术文献出版社对本译作从原作到译文的转换工作负全责，牛津大学出版社对因译本中的任何错误、遗漏、不准确或歧义及因依赖该译本而产生的任何损失不承担任何责任。

超声引导下区域麻醉（第二版）

策划编辑：张　蓉　责任编辑：崔凌蕊　郑　鹏　责任校对：宋红梅　责任出版：张志平

出 版 者	科学技术文献出版社
地　　　址	北京市复兴路15号　邮编 100038
编 务 部	（010）58882938，58882087（传真）
发 行 部	（010）58882868，58882870（传真）
邮 购 部	（010）58882873
官方网址	www.stdp.com.cn
发 行 者	科学技术文献出版社发行　全国各地新华书店经销
印 刷 者	北京地大彩印有限公司
版　　　次	2025年3月第1版　2025年3月第1次印刷
开　　　本	889×1194　1/16
字　　　数	258千
印　　　张	10.25
书　　　号	ISBN 978-7-5235-2317-9
定　　　价	228.00元

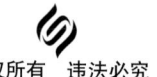

版权所有　违法必究

购买本社图书，凡字迹不清、缺页、倒页、脱页者，本社发行部负责调换

主译简介

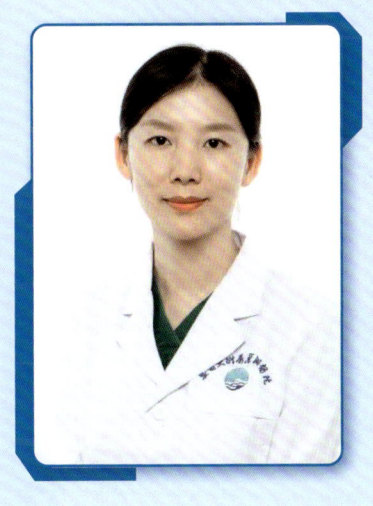

张庆梅

副主任医师，硕士研究生导师，安徽医科大学附属巢湖医院麻醉科及无痛诊疗中心副主任。

【社会任职】

现任安徽省医学会麻醉学分会青年委员、安徽省医师协会分娩镇痛专业委员会委员、安徽医科大学麻醉学科系委员。

【专业特长】

擅长心脏手术的围手术期管理与调控，对周围神经阻滞麻醉在重症患者中的应用积累了丰富的临床经验。

【学术成果】

近十年来主持多项科研课题，发表论文10余篇。

主译简介

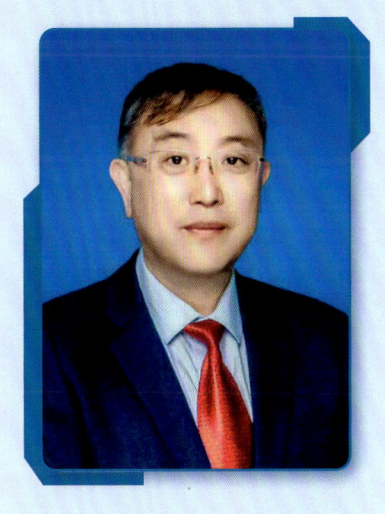

夏晓琼

主任医师，教授，硕士研究生导师，安徽医科大学附属巢湖医院麻醉科技术主任、教研室主任。

【社会任职】

现任安徽医科大学麻醉学科系副主任委员、安徽省医师协会分娩镇痛专业委员会副主任委员、中国心胸血管麻醉学会日间手术麻醉分会委员、中国医疗保健国际交流促进会区域麻醉学分会委员、安徽省医师协会麻醉医师分会常务委员、安徽省麻醉质控中心专家组成员、安徽省输血学会临床输血委员会委员、安徽省医学会麻醉学分会第八届常务委员、中华医学会麻醉学分会超声学组第一届委员、安徽省医学会麻醉学分会超声学组第一届组长。担任《安徽医学》编委，《安徽医药》审稿专家。

【学术成果】

共发表论文70余篇，其中SCI收录论文10余篇。主持省级课题6项。获首届"安徽好医生"称号。

主译简介

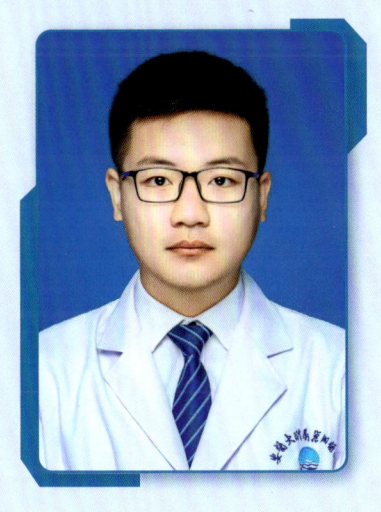

余泳波

主治医师,麻醉学硕士,安徽医科大学附属巢湖医院麻醉科。

【专业特长】

专注于超声技术在麻醉学中的应用。

【学术成果】

主持校级课题1项,并参与多项省级课题研究,发表SCI收录论文及核心期刊论文数篇。

译者名单

主译

张庆梅　安徽医科大学附属巢湖医院
夏晓琼　安徽医科大学附属巢湖医院
余泳波　安徽医科大学附属巢湖医院

主审

李元海　安徽医科大学附属巢湖医院
夏书江　安徽医科大学附属巢湖医院
陶志国　安徽医科大学附属巢湖医院

译者（以姓氏笔画为序）

王　亮　安徽医科大学附属巢湖医院
王记远　安徽医科大学附属巢湖医院
卢海燕　安徽医科大学附属巢湖医院
代　镇　安徽医科大学附属巢湖医院
孙袁鸣　安徽医科大学附属巢湖医院
杨贝贝　安徽医科大学附属巢湖医院
张玉娟　安徽医科大学附属巢湖医院
张发忠　安徽医科大学附属巢湖医院

罗宏丽　安徽医科大学附属巢湖医院

赵晓宇　安徽医科大学附属巢湖医院

查显忠　安徽医科大学附属巢湖医院

高　翔　安徽医科大学附属巢湖医院

高鹏飞　安徽医科大学附属巢湖医院

郭春年　安徽医科大学附属巢湖医院

陶　伟　安徽医科大学附属巢湖医院

陶志国　安徽医科大学附属巢湖医院

戴　威　安徽医科大学附属巢湖医院

中文版序言

可视化超声技术的发展为临床工作者带来了很多便利，也为患者的临床诊疗提高了安全性和舒适性，其中，尤以临床麻醉中的区域麻醉阻滞较为明显。区域麻醉阻滞技术是每一位合格的麻醉医师必须掌握并熟练应用的基本技术之一。张庆梅主任主译的《超声引导下区域麻醉（第二版）》的出版，可促进我国区域麻醉阻滞技术知识的更新和技术提升，实乃为我国麻醉事业的发展添砖加瓦。

神经阻滞的发展经历了3个阶段：盲探异感法阶段、神经刺激法阶段和超声引导法阶段。从1978年最早报道的超声引导下锁骨上臂丛神经阻滞开始，超声技术因其定位精确，安全性高，阻滞效果好，被誉为现代麻醉医师的"第三只眼睛"。超声引导下区域麻醉阻滞技术的基础是超声影像的获取和组织结构的辨识，解剖学是神经阻滞技术的基础，但如何将解剖与超声图像结合起来定位，仍是超声引导下神经阻滞的一大难题。本书通过翔实的图文讲解向读者展示了人体局部解剖结构及其超声成像，可以帮助初学者更轻松地学习超声定位。同时，详细的操作过程讲解使得读者能够更具体地了解每一个步骤，面对各种情况，也能更加得心应手。

在本书的翻译和审核过程中，我和我的同事也做到了温故而知新。展望未来，面对高龄化的患者、更加复杂的病情和更加精确的麻醉需求，我们临床医师需要与时俱进，更新知识体系。

最后，热烈祝贺《超声引导下区域麻醉（第二版）》中文版的出版。感谢安徽医科大学附属巢湖医院的张庆梅主任和她所带领的翻译团队为本书所付出的辛勤工作。希望本书能为广大麻醉工作者带来更多的国外优秀经验，帮助我们在临床工作中精进区域麻醉阻滞技术。

李元海
安徽医科大学附属巢湖医院副院长
主任医师，博士研究生导师

中文版前言

安徽医科大学附属巢湖医院的李元海博士是我的老师，他从美国交流学习归来带回了这本书，并称赞这是一本不可多得的麻醉学教材并希望我能将其翻译成中文版，我欣然接受了他的建议。

从学习麻醉学理论知识开始，区域麻醉阻滞技术就是我们学习的重中之重，超声技术的推广更加快了区域麻醉阻滞技术在临床中的应用。然而，我们在实践中往往会遇到各种各样的困难。超声引导下神经阻滞看起来很简单，自己操作起来却并不是一帆风顺。在逐渐熟悉超声图像和临床操作以后，又发现阻滞效果往往不能达到预期。本书以图文并茂的方式，生动地讲解了从基础解剖到临床操作、从成人到小儿、从单次神经阻滞到置管连续阻滞、从神经刺激技术到超声引导技术，最后到临床麻醉常见疼痛的处理；并且在每章中，都给出了基于临床经验的注意事项。书中将海量的超声成像与解剖知识相结合，使读者对解剖结构越发清晰。同时，书中会在每节结尾处总结出很多神经阻滞时的要点，这些知识点如珍珠一般璀璨珍贵。

近年来，随着可视化技术的日益普及，超声引导下的周围神经阻滞得到了广泛应用。了解解剖结构、熟悉超声影像，以及系统规范地训练，使得周围神经阻滞在缩短起效时间、减少局部麻醉药用量、降低并发症发生率方面都显现出优势。对于初学者，本书无疑是一本很好的教材。

在翻译过程中，我和我的同事们也不断地更新自己的知识与技术，本书丰富的内容让我们受益匪浅。感谢夏晓琼教授为我们提供的帮助，感谢李元海教授对本书的审核，同时感谢我的同事们数月以来付出的艰辛劳动。初次翻译，疏漏之处恳请广大读者能够积极指出。

张庆梅

原著前言

本书的基础来自临床区域麻醉的实践经验。在进行超声引导区域麻醉的初期，我们查阅了许多书籍和其他资料，发现相关知识较为缺乏。我们希望通过分享经验来为读者节省时间和精力，使他们走上成功的道路。

本书与其他类似主题的书不同，我们把它编写成一本循序渐进的实用工具书，简明扼要地阐述了每天的工作和教学内容。任何神经阻滞都可以有很多方法，在正确的情况下，很多方法都可以发挥作用。我们所传达的是基于对解剖学的透彻理解和多年积累的临床技术。本书为安全和准确地进行所涉及的每一个神经阻滞提供了所有必要的指导。

在第二版中，我们对第一版书中的图像进行了完善。本书保持了简洁的格式，将未经编辑的图像与彩色注释的图像放在一起，方便读者进行比较。在第一版出版后的几年里，医学文献中又描述了多种新的超声引导技术。与第一版一样，我们将这些技术提炼为临床上最成功、最实用的方法，并将其加入新版中。

这些具体的神经阻滞在第二章、第三章、第四章的内容中均有所描述。无论是初学者还是专家，本书的读者都应该花时间阅读第一章。第一章的独特之处在于它不仅涵盖了"如何做"的要点，而且涵盖了"如何做好"的要点。它包含了许多临床经验，在进行任何超声引导下的操作时都很实用。第一章结尾新增了一项内容——根据手术部位选择神经阻滞。这一新增内容将作为临床决策的实用指南，非常有用。

让本书成为一本全面的解剖学、麻醉学、药理学和神经生理学参考书，这超出了本书的范围，建议读者参考已经出版的关于这些专业的大量书籍。本书应作为日常工作的实践指南，涵盖最常见的阻滞和手术过程。我们也会向读者反复传达这样一个事实：对解剖学的深刻理解是不可替代的。在介绍新的阻滞时，我们会直接翻阅解剖学教科书，前往解剖实验室，以便更好地了解如何使这些新方法在临床上发挥作用。幸运的是，你在学生时代购买的解剖学书籍依旧很实用，所以它仍然是你补充这本书的最佳伙伴。

感谢家人、朋友和同事在撰写本书和整个职业生涯中给予我们的耐心和帮助，感谢参与者的热情和友好，最后，感谢来自美国和苏格兰的老师们的指导。

Stuart A. Grant

David B. Auyong

鸣 谢

我们要特别感谢 Jim G. Benonis、Dara S. Breslin 和 Jeff Gonzales 博士,感谢他们对本书第一版的贡献。我们还感谢 Shin-e Lin 博士抽出时间来审阅本书的内容和图片的清晰度。

目 录

第一章 超声引导神经阻滞基本原理 1

基础超声物理学和超声设备学 2
如何显影神经和穿刺针 5
常见的伪像和误操作 12
患者体位 14
设备及准备 16
超声引导穿刺成功的关键 17
周围神经置管原则 19
确认局部麻醉药的扩散 21
成功置管后 22
根据手术部位选择神经阻滞 22

第二章 超声引导下上肢区域麻醉 25

肌间沟神经阻滞 26
肩胛上神经阻滞 35
颈丛神经阻滞 38
锁骨上神经阻滞 40
锁骨下神经阻滞 43
腋神经阻滞 47
肋间臂神经阻滞 52
肘部和前臂神经阻滞 53

第三章　超声引导下下肢区域麻醉　61

- 下肢神经解剖的简述 …… 62
- 股神经阻滞 …… 63
- 髂筋膜阻滞 …… 67
- 股外侧皮神经阻滞 …… 70
- 内收肌管阻滞（选择性股神经阻滞）…… 72
- 隐神经阻滞 …… 76
- 闭孔神经阻滞 …… 78
- 后路腰丛阻滞（腰肌腔室阻滞）…… 82
- 坐骨神经阻滞 …… 87
- 前路坐骨神经阻滞 …… 91
- 腘窝坐骨神经阻滞 …… 92
- 踝关节阻滞 …… 99

第四章　超声引导下躯干与脊柱区域麻醉　105

- 腹横肌平面阻滞 …… 106
- 腰方肌阻滞 …… 111
- 髂腹下/髂腹股沟神经阻滞 …… 115
- 腹直肌鞘阻滞 …… 118
- 肋间神经阻滞 …… 120
- 胸肌平面阻滞 …… 123
- 椎旁神经阻滞 …… 128
- 椎管内麻醉和镇痛 …… 136

第一章

超声引导神经阻滞基本原理

超声是一种革命性技术，超声引导下区域神经阻滞技术可以为患者提供麻醉和术后镇痛。既往所使用的传统定位技术（异感或神经刺激定位）进行的神经阻滞，现在几乎都可以在超声引导下实时进行，如果没有超声，新的神经阻滞（如收肌管阻滞）技术是完全不可能实现的。与其他定位技术不同，超声可以可视化神经和周围组织，以及穿刺针和局部麻醉药。

超声技术是目前最便捷且有效的引导方式，本章将介绍一些关于超声的基本概念。

基础超声物理学和超声设备学

超声图像的生成

超声波是指电通过压电元件产生的高频波，这些元素以高频振动，产生超声波。声波离开超声波换能器进入人体，根据所遇到的内部结构而被反射、折射、散射或吸收。超声波换能器感知反射的超声波，并由这些反射波产生超声波图像。实际上，知道超声波图像显示的是身体结构反射的波，可以帮助人们理解为什么某些结构比其他结构更直观。例如，与超声波垂直或呈90°的穿刺针或神经，在超声图像上要比与超声波呈45°的穿刺针或神经更清晰（图1-1）。

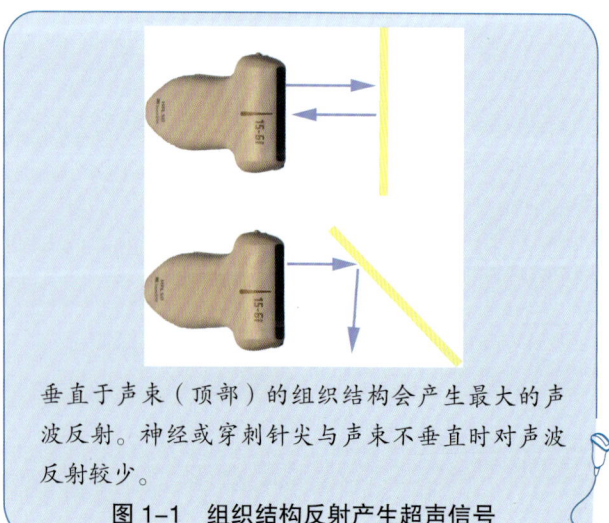

垂直于声束（顶部）的组织结构会产生最大的声波反射。神经或穿刺针尖与声束不垂直时对声波反射较少。

图1-1　组织结构反射产生超声信号

超声探头的选择

几乎所有神经阻滞和血管介入操作都可以使用高频线阵探头进行，其中又有多个选择。首先，线阵探头有不同的型号。对于区域麻醉，适当大小的线阵探头为25～50 mm宽（图1-2）。探头越小，越适用于体型较小的患者。但小探头的视野较窄，因此很难监测穿刺针尖的移动范围。

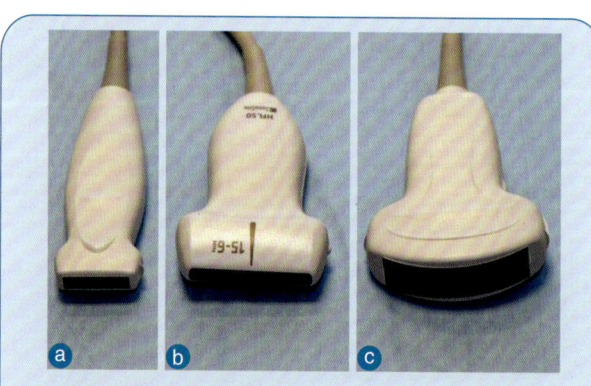

a. 为小型高频线阵探头，用于狭窄的区域和血管通路；b. 为大型高频线阵探头，用于大多数神经阻滞；c. 为大型低频凸阵探头，用于更深的结构。

图1-2　用于区域麻醉的超声探头

其次，每个探头的频率范围为1～20 MHz。一般来说，频率越高，成像质量越好；频率越低，穿透性越强。

当选择超声探头来进行神经阻滞时，能产生超过9 MHz的线阵探头都可使用。我们建议使用适合患者体形的最宽的探头，有助于实时显示穿刺针及周围的组织结构（如肺、血管、肌肉）。可用高频线阵探头的神经阻滞包括肌间沟神经阻滞、锁骨上神经阻滞、锁骨下神经阻滞、腋神经阻滞、股神经阻滞、坐骨神经阻滞、胸部与腹部的神经阻滞以及内收肌管神经阻滞。

凸阵探头也有不同尺寸。凸阵探头的频率较低，可以显示深部组织。这类探头有利于脊柱、棘突旁结构以及坐骨神经的成像。有的凸阵探头可以提供宽大的视野，但伪像明显，适用于坐骨神经和脊柱成像。其余的小凸阵探头适用于深部组织的成像，伪像较小，可用于狭小间隙成像。

频率

每个探头都有特定频率。在高频率下，图像质量更好但穿透力差（图1-3）；在低频率下，由于波长较长，因此轴向分辨率较差。高频探头有良好的轴向分辨率，即在超声图像上两个点之间显示更清晰。

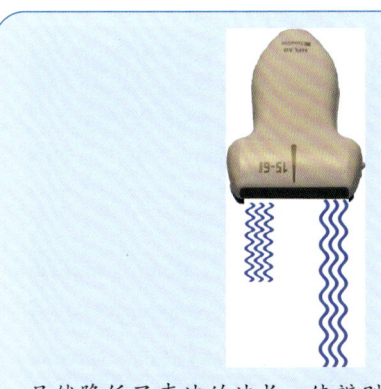

虽然降低了声波的波长，使辨别小的结构成为可能，但是组织穿透能力差。短波、高频声波耗散更多的能量，导致更大的衰减（更少穿透组织）。

图1-3　为了达到最佳的轴向（垂直）分辨率，应该尽可能使用高的频率

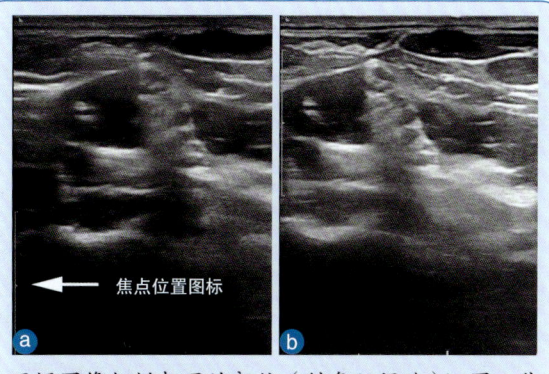

两幅图像扫描相同的部位（斜角肌间隙）：图a焦点设置在深处，图b焦点设置在目标神经的水平。神经束在图b中更容易识别，因为焦点设置在最佳深度，以便在斜角肌水平显示神经根。

图1-4　焦点位置会影响图像质量

浅丛阻滞适用高频探头而深丛阻滞适用低频探头。

一些制造商将频率简化为以下3种。

（1）通用频率（Gen）：通用成像频率，适用于绝大多数神经阻滞。

（2）分辨率（Res）：高频成像，适用于浅表神经阻滞。

（3）穿透力（Pen）：低频成像，适用于深部组织的神经阻滞。

对于每个探头，图像质量和穿透能力可以通过使用Gen/Res/Pen这3个设置进行简单的调整。

不同品牌的超声探头都以不同的方式提供频率调节。熟悉超声设备并学习调整频率可以改善超声成像。

深度

调整深度，使目标神经位于屏幕的中间。大多数的超声仪器都预设了聚焦区在屏幕中间，焦点处的侧向分辨率往往是最好的，图像质量也较高。在操作过程中应尽可能地将穿刺针和目标神经放置在屏幕正中。部分超声机器需要手动调整聚焦区域。

对焦

超声波可以聚焦，就像光可以通过相机的镜头聚焦一样。与照片一样，失焦的超声图像模糊不清。正确的对焦可以提高侧向分辨率（图1-4）。有些机器能够设置焦点区域并上下移动这些区域。其图标是个小箭头，一般位于超声图像右侧，能够在1~5之间调节。焦点区应该设置在神经或目标血管所在的深度。有些机器具有自动对焦的功能，屏幕右侧没有设定焦点区域的小箭头，焦点区域位于屏幕正中，因此应调节深度将目标放置在屏幕正中。

增益

超声仪器上的"增益"是指屏幕亮度。目前无相关具体的规定来调整增益。通常，每个人对增益设置都有偏好，具体方法如下。

（1）调整屏幕亮度，使血管结构为暗区或无回声。

（2）过多增益会导致伪像，如混响效应，阻挡目标结构显示。

（3）由于深部组织的声衰弱，可适当提高深部增益（图1-5）。

时间增益补偿

时间增益补偿（time gain compensation，TGC）可以在超声图像的不同水平上调节增益（屏幕亮度）。部分超声设备通过滑动旋钮来实现此功能，而有些超声设备则通过按键来调节。通常远端图像（屏幕底部）比近端图像（屏幕顶部）暗，因此应使用远端增益高而近端增益低（图1-6）。

彩色多普勒超声

彩色多普勒超声可以使流体成像显示血流。流体可以是动脉或静脉血液的流动，也可以是局部麻醉药注射进入组织的过程。重要的是屏幕上的红色或蓝色并不代表动脉血或静脉血。彩色多普勒成像上出现的红色表示血流朝向探头移动，蓝色表示血

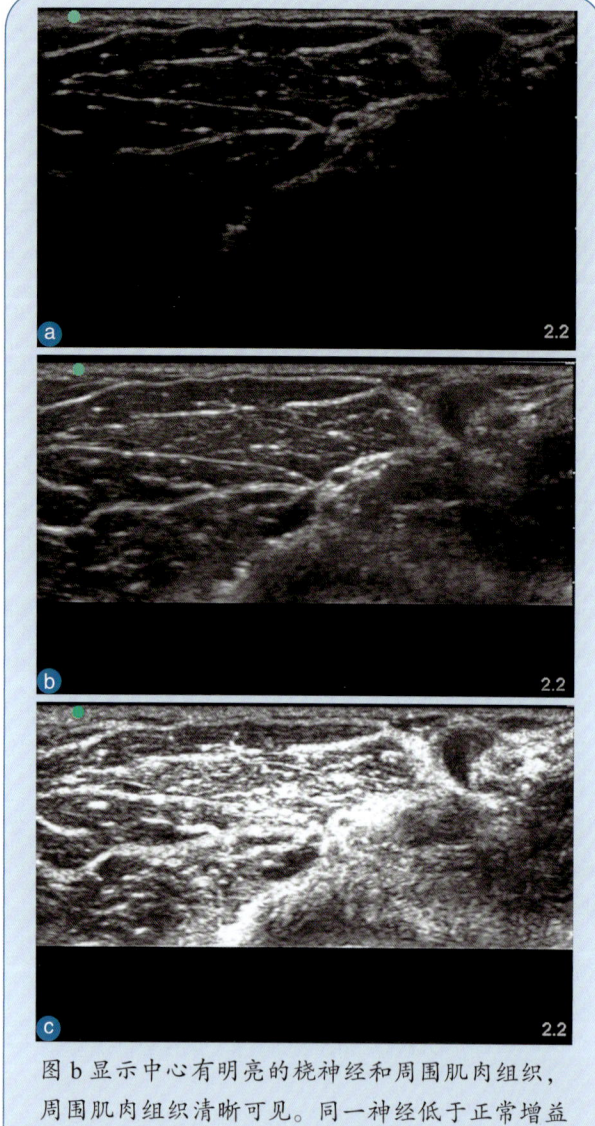

图 b 显示中心有明亮的桡神经和周围肌肉组织，周围肌肉组织清晰可见。同一神经低于正常增益的图像（图 a）非常暗，而高于正常增益的图像（图 c）非常亮。

图 1-5　高于和低于正常增益图像

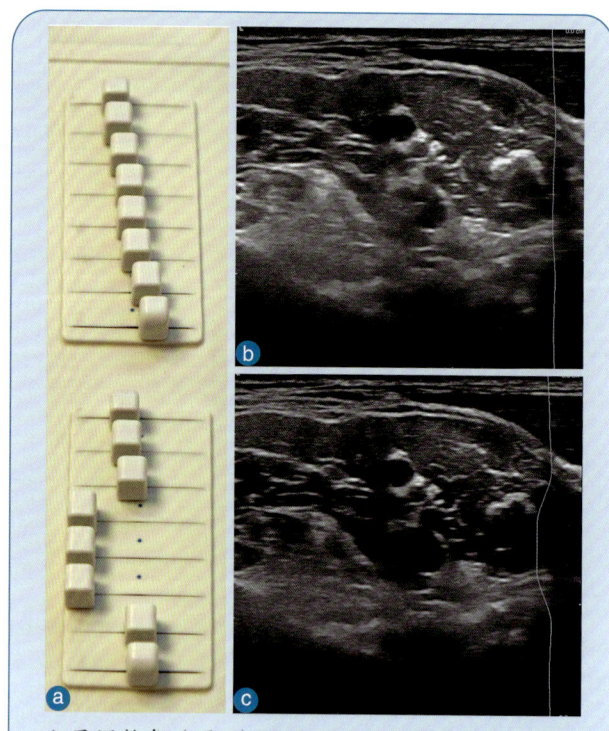

如果调整条（图 a）设置不当，会产生伪影。TGC 调节适当，神经清晰可见（图 b）。其中一个神经根已经看不见了（图 c），因为 TGC 调节不当。通常，远端 TGC 设置更高以补偿衰减。

图 1-6　TGC 可以调整屏幕上不同组织深度的亮度

流远离探头。B.A.R.T.（蓝色，远离你；红色，朝向你）可以用这个原则记住血流方向。

有时，血管也可没有颜色。当血流与探头之间的角度小于 90°时或探头与血管平行时多普勒成像最明显。多普勒方程显示探头和流量之间角度的余弦，余弦 90°等于 0。这意味着，如果传感器与血流呈 90°，所测血流将为零，屏幕上将没有颜色。超声探头必须向一个或另一个方向倾斜，以便彩色多普勒更好地显示血流（图 1-7）。

进行神经阻滞时，通常情况下，多普勒取样框不仅要包括大动脉，而且要包括穿刺针通向神经的路径。在入针前将多普勒框移过预定的穿刺路径，

有助于识别较小的血管，防止误穿血管。

临床案例场景

下面的临床病例将进一步诠释了解超声控制的重要性。浏览以下病例时，我们鼓励医师反思该如何利用超声控制或移动超声探头。

一名重约 136 kg 的患者计划接受复杂的踝关节和足部手术。麻醉方案是腘神经阻滞和收肌管阻滞。术前获得患者及家属知情同意，准备相关麻醉设备。协助患者改变体位并进行麻醉前镇静，核对患者信息后开始操作。超声放置的位置应方便操作者观察屏幕。我院超声设备使用高频线阵探头时，默认深度为 2.5 cm，默认频率设置为"Res"。在本例肥胖患者中，腘动脉在默认设置下无法显示，必须适时增加深度。如果目标结构的深度为 4 cm，但屏幕设置的深度为 2.5 cm，则必须增加深度才能显示目标。

增加深度是否能改善图像中更深层结构的成像？有时，组织结构非常明显，深度的增加会有助于显示目标位置。然而，仅调节深度并不能使深部组织清晰可见，因为图像更深的部分看起来更暗。

域更好地显示，但表面的精细结构可能会显示模糊。几乎所有的超声波设备都有 TGC 功能，这允许操作者可从表面到深部调整多个层次的亮度。有些机器允许在 2 个区域（近端和远端）进行 TGC 调整；其他的则有多个 TGC 控制区域，允许在多达 8 个不同的深度上进行调整。学习如何控制增益对改善超声显示不清很重要。

最后，超声设备的聚焦也很重要。聚焦有助于提高图像的分辨率。在一些主流的超声设备中，焦点总是在超声图像的正中。例如，如果深度设置为 2 cm，焦点则为 1 cm；如果深度设置为 6 cm，焦点则接近 3 cm。具有独立焦点控制的设备通常可以改变焦点深度和焦点区域的数量，改变焦点位置可以提高图像质量。深度调整不会改变频率，但可以改变焦点。

综上所述，首先要改变深度设置，其次考虑：①降低频率；②调整增益；③调整聚焦位置。

神经可见后操作者应着重将穿刺针显影。对穿刺针成像技术而言，最重要的是穿刺针的进针点。在确定目标结构的深度后操作者应将穿刺针插入距离探头合适的位置，以便能在一个平面角度进针（尽可能 < 30°）。即使是不到 2 cm 深的浅表区域，穿刺针进针点也要距探头约 1 cm。对于深度为 4~5 cm 的区域，考虑进针点距离探头 5 cm（图 1-8）。改善穿刺针成像的另一要点是确保超声探头与穿刺针进针点间存在合适的距离，这种方式在肥胖患者中尤为重要。在肥胖患者中，进针路线可能非常陡峭使针头成像困难，探头与穿刺针之间适当的距离可以减小进针角度，从而提高穿刺针头的亮度。

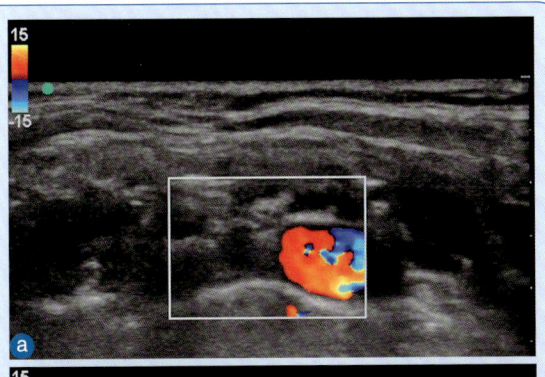
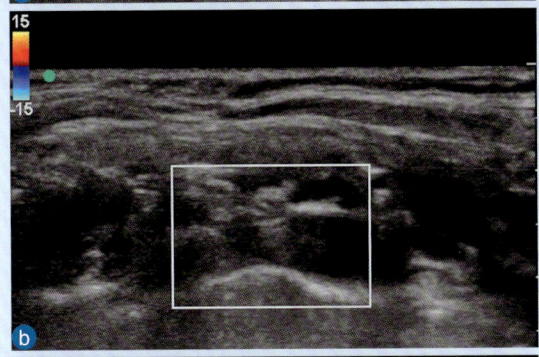
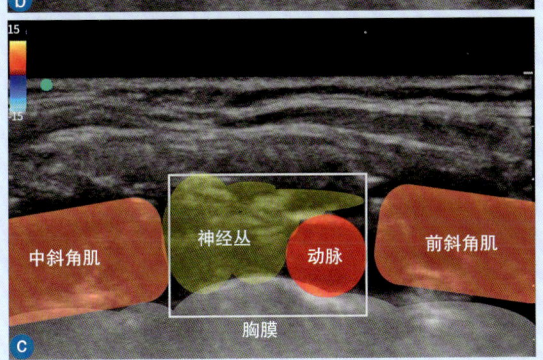

倾斜探头可以更好显示血管中的血流，这对于区分神经周围的血管十分重要。在同一动脉中，图 b 探头与血管方向垂直，血流信号不佳；图 a 探头与血管呈锐角倾斜，血流信号良好；图 c 显示了该部位的组织结构。

图 1-7　彩色多普勒超声可以帮助识别血管

除了深度，还必须考虑另外 3 个方面：频率、增益和聚焦。当深度增加而频率不变时，仅仅增加深度并不能提高声波穿透组织的能力。了解如何进行特定的设置是至关重要的，降低频率可以降低分辨率，但可增加显影深度。如果增加深度和降低频率仍然成像不佳，可以首先更换一个更低频率的超声探头。

其次是调整增益（图像亮度）。当图像深度较浅时，亮度通常看起来是均匀的。如果深度增加，则很明显，增益是不均匀的。由于超声波衰减（超声波的散射和吸收），图像较深的部分看起来要暗得多。操作者可以增加整体增益使得更深的目标区

如何显影神经和穿刺针

超声引导区域麻醉中的术语"轴向"是用于描述超声束与相关的组织结构（神经或血管）间的位置关系。长轴视图是指图像沿着神经血管走行，而短轴视图指图像与神经血管长轴垂直。通常，我们一般是扫描获得神经的短轴视图。

超声引导区域麻醉中的"平面"一般是用来描述穿刺针相对于超声束的位置。大多数神经阻滞采用平面内进针技术（见后面的讨论），这种方法可以使整个穿刺针（针体和针尖）显示清晰（图 1-9）。

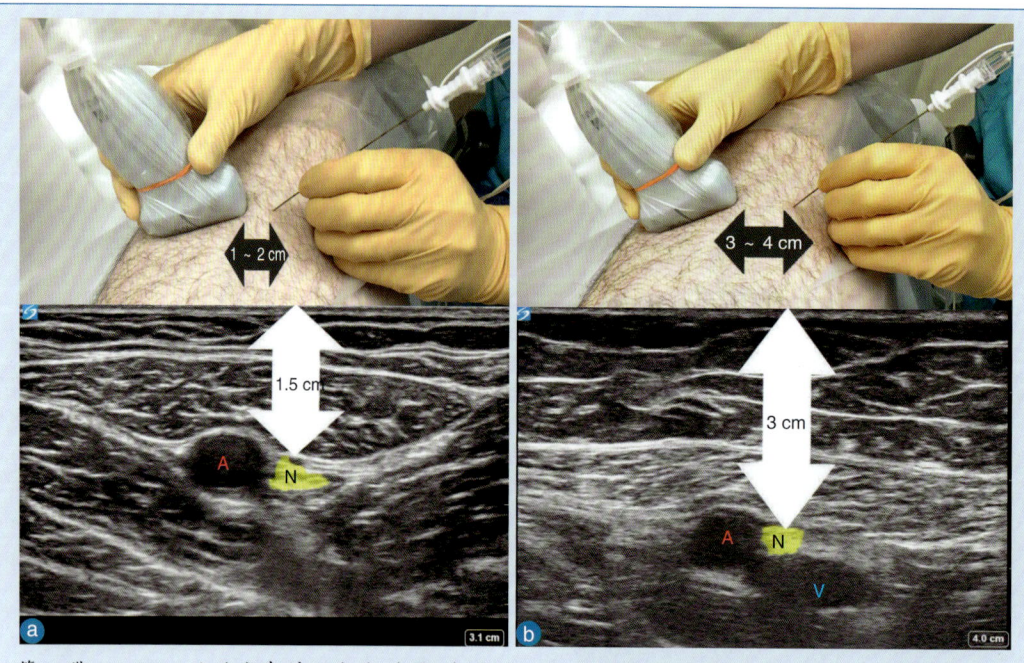

2例收肌管阻滞：1.5 cm处的浅表神经靶点（图a）和约3 cm处的深部神经靶点（图b）。在进行浅表目标神经阻滞时，应从探头外侧1~2 cm处进针。对更深目标神经阻滞时，穿刺点可以在探头外侧3~4 cm处。在离探头更远的地方进针到达深部组织，允许穿刺针与皮肤之间存在一个合适的角度能够更好地反射超声波，使神经阻滞时穿刺针的显影更清晰。A：动脉；N：神经；V：静脉。

图1-8　调整进针位置

因此，操作者可以放心地调节穿刺针尖位置。平面外进针技术是一种用针尖瞄准神经或血管的有效方法。这两种技术都有各自的优缺点，操作者需根据目标区域或者目标神经选择合适的穿刺入路。

平面内进针技术

平面内穿刺遵循以下3个步骤可以快速定位穿刺针并使其显影于平面内。

步骤1：观察自己的手。低头观察自己的手并

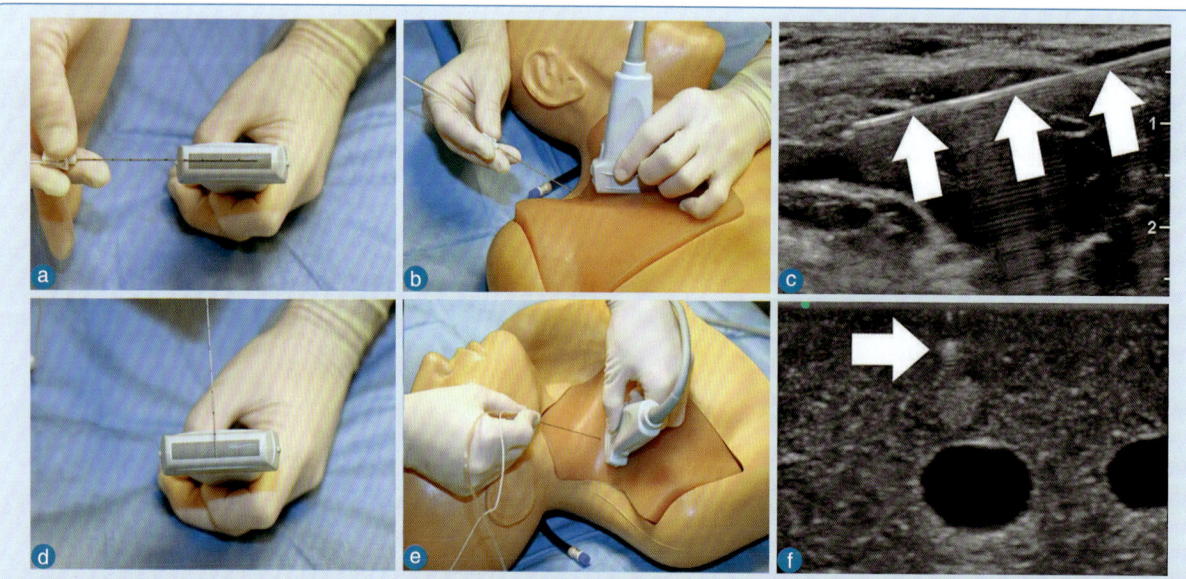

平面内进针技术：穿刺针-探头在空间上对齐（图a），穿刺针-探头在人体模型上（图b），平面内进针的超声图像（图c）；平面外进针技术：穿刺针-探头的相对位置（图d），穿刺针-探头在人体模型上（图e），平面外进针的超声图像（图f）。

图1-9　平面内和平面外进针技术

将探头和穿刺针平行。目光专注于超声屏幕时难以对穿刺针进行成像，校准超声探头和穿刺针位置的最快方法是将你的眼睛从屏幕上移开，低头观察自己的手，使穿刺针与超声探头精准对齐（图1-10）。通过观察持针与超声探头的手来调整两者位置可以有效地提高穿刺针在超声图像中的清晰度。

步骤2：滑动超声探头。在穿刺针上来回滑动探头，使穿刺针在超声屏幕上显示出来。如果穿刺针与超声探头已经正确对齐（步骤1），下一步是滑动探头（图1-11）。滑动比其他方式（如倾斜、旋转、加压）更容易找到穿刺针。如果穿刺针和探头是精准对齐的，将穿刺针显影的最有效方法是在针上来回轻微滑动探头，滑动探头也有助于在进针时保持目标结构的清晰度。

步骤3：将超声波束由后向前经过穿刺针。将超声波束对准针与探头由后向前运动。如果在第一步和第二步之后穿刺针仍然不可见，可以尝试移动探头由后向前移动远离穿刺针入口点。这使得来自探头的超声波束更多地朝向针的位置，进而增加了从穿刺针发出的超声波反射，增强了针在超声图像上的亮度（图1-12）。

使用平面内进针方法进行针可视化并不容易，

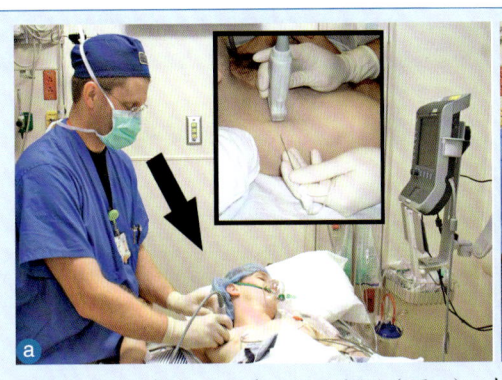
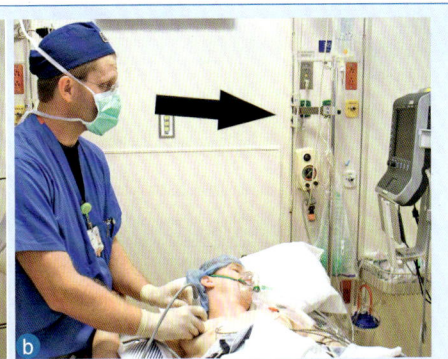

要快速地找到穿刺针，观察自己的手、针和探头（图a）。在抬头看超声屏幕（图b）之前，将探头和穿刺针对齐。初学者常犯的一个错误是只看超声屏幕就试图显影穿刺针。当穿刺针和超声探头基本对齐时，只需轻微的滑动探头就可以使针清晰显影。

图1-10　步骤1：观察自己的手

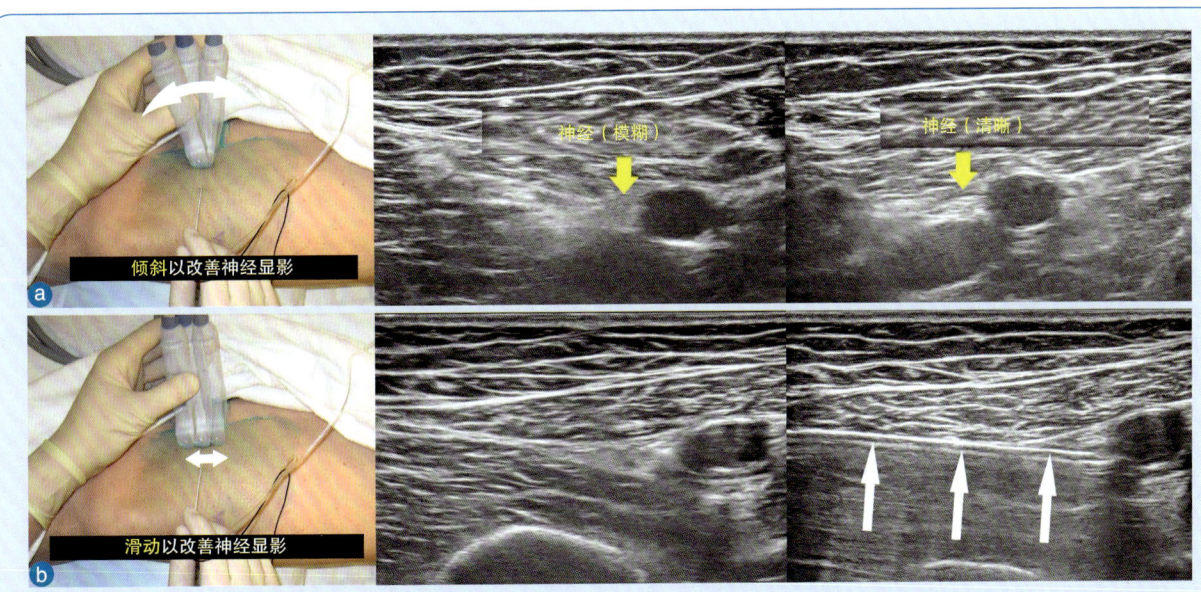

穿刺针像步骤1中描述的那样与探头对齐，在大多数情况下，只需在穿刺针上来回轻微滑动探头，即可显影穿刺针（图b）。虽然倾斜探头有助于改善神经显影（图a），但倾斜探头寻找穿刺针会降低目标结构的超声成像。这可以用一句话来概括："倾斜看神经，滑动看针。"

图1-11　步骤2：滑动超声探头找穿刺针

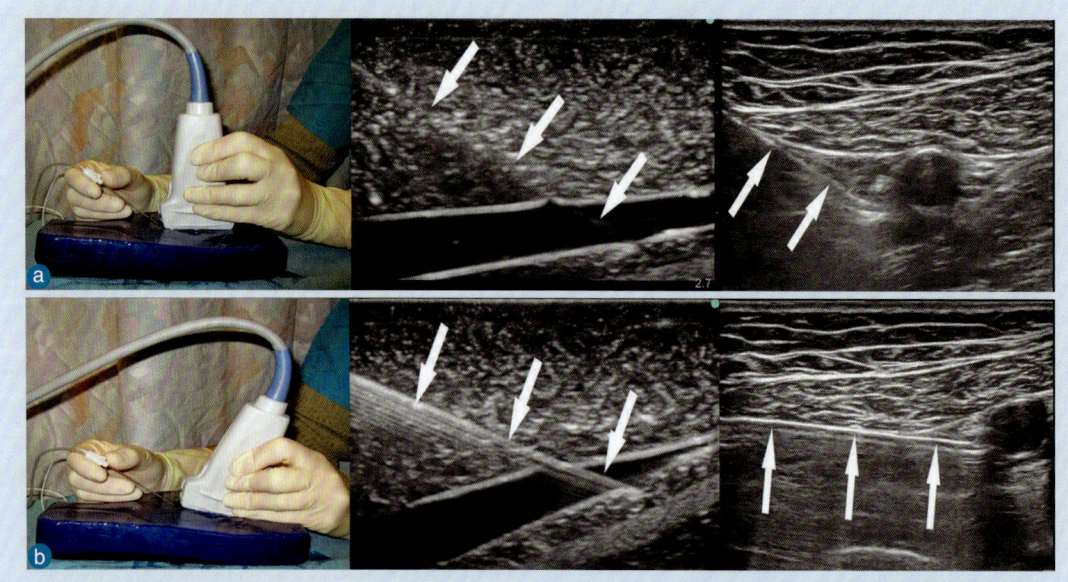

将超声波束射入针内,使其以陡峭角度插入的针成像。穿刺针与探头成角较小时,可以改善穿刺针成像。图 a 为探头垂直定位获得的图像;在图 b 中,探头是倾斜的。左边和中间的图像是使用耦合剂协助形成的,说明当超声波束进入穿刺针的角度改变时,穿刺针显影效果也会改变。在收肌管阻滞中使用该技术穿刺针显影得到了改善。

图 1-12　步骤 3:将超声波束由后向前经过穿刺针

但是遵循本节中的步骤将大大提高成功率。此外,按照上述方法练习可以缩短在床边进行区域麻醉所需的时间。平面内进针可视化的三步过程可以在模型上进行练习。其次是平面外进针穿刺技术,也可以用同样的方法来练习。

平面外进针技术

平面外进针技术与已经使用多年的异感定位技术和神经刺激定位技术非常类似。有些医师喜欢平面外进针,因为该方法能够使用传统技术定位神经,操作更舒适。然而,平面外神经阻滞并不能一直看到针尖,因此不能保证操作的安全有效。平面外进针技术对血管介入操作和深层神经阻滞特别有用。

平面外进针技术看似简单,但实际操作可能很困难。主要缺点是针尖在超声图像上显示为点状高回声。这个亮点可以是针尖(通常被认为是针尖,即使它不是),也可以是针轴。将超声图像中点状高回声误认为针尖是初学者常见的错误。在平面外进针技术中,针轴看起来和针尖没有什么不同,但针尖实际上可能在组织中的更深处。另一个缺点是有时针尖上的点根本看不见。与平面内进针一样,以较小的角度插入的穿刺针在超声图像上看起来更亮。因此,平面外进针时应尽可能使用较小的角度。由于针的超声波反射得到改善,屏幕上的点会看起来更亮。

良好的平面外进针法追踪穿刺针路径,可迅速找到穿刺组织。有三种技术可以跟踪针尖。

1. 滑动探头

穿刺针向平面外推进,直到在目标组织上方(浅层)看到一个点状高回声(图 1-13)。一旦看见这个点状高回声,立刻停止进针。然后探头前行(远离穿刺针)直到点状高回声消失。接下来,穿刺针再次向前移动,直到点状高回声再次出现,此时点状高回声应该更深且更接近于目标组织。继续推进探头,直到点状高回声再次消失。穿刺针再次向前移动推进。重复这些步骤,直到点状高回声靠近目标组织。当穿刺针和探头交替前进时,一定伴随点状高回声的出现与消失。这样,穿刺针尖端在接近神经或血管时就被确认了。

2. 倾斜探头

倾斜探头技术与滑动探头技术类似,它要求探头位置固定,适用于探头不能移动较远的致密组织(图 1-14)。穿刺针在平面外前进,直到在目标组织上方(浅层)可见一个点状高回声。一旦点状高回声出现,立刻停止进针。然后倾斜探头(远离针头),直到点状高回声消失,穿刺针继续向前移动,直到点状高回声再次出现。此时点状高回声应该更

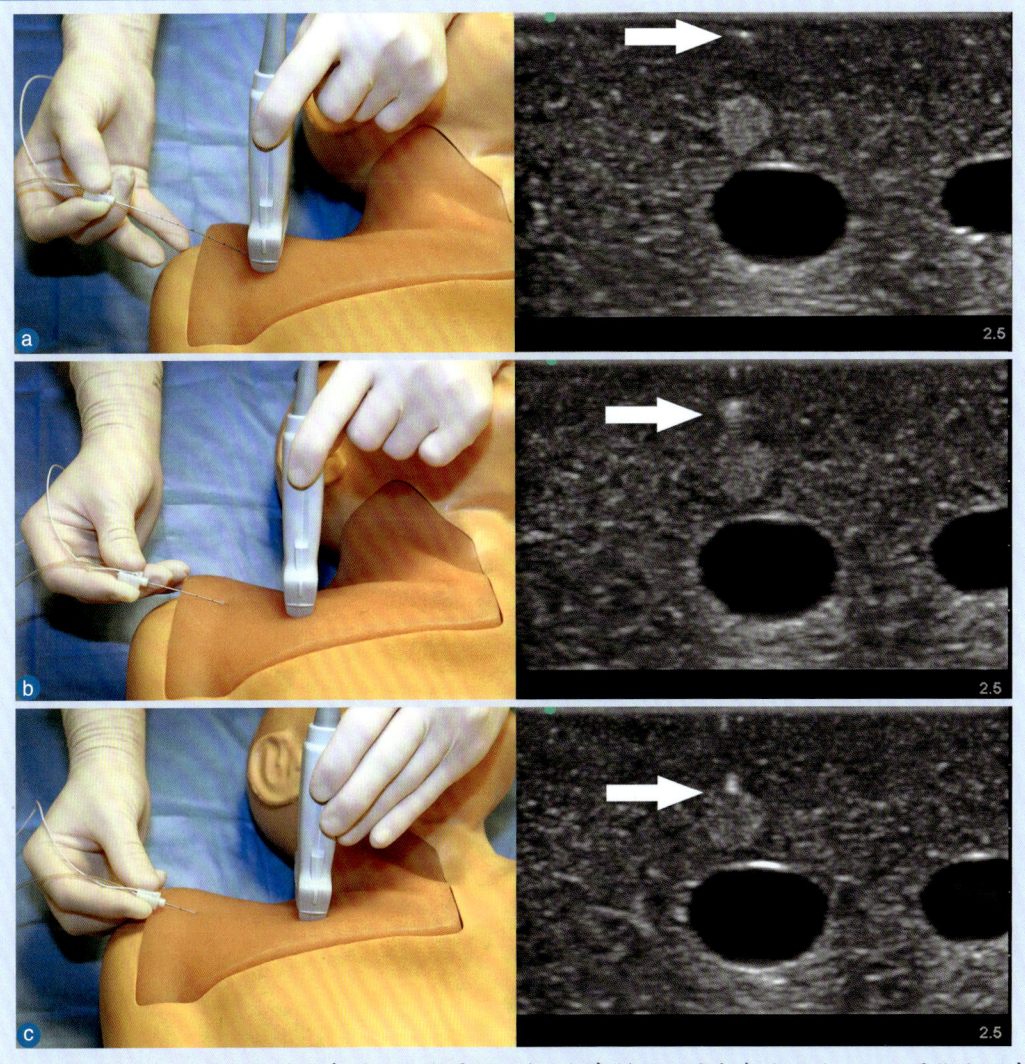

缓慢进针，小角度斜角向上进针（使穿刺针显影最明显）。当穿刺针经过光束平面时，仔细寻找点状高回声，出现点状高回声，立即停止进针（图a）。越过针尖将探头向前滑动。适当增加进针角度，再次进针，仔细寻找点状高回声的针尖。当针尖可见时立即停止进针（图b）。重复这个过程，直到针尖到达目标组织（图c）。

图1-13 滑动探头置于目标组织上方进行探测

深且更接近于目标组织。再次向前倾斜探头，直到点状高回声消失，继续进针。重复这个过程，直到点状高回声靠近目标组织。本质上，当穿刺针和探头交替移动时，伴有点状高回声的出现和消失。这样，针尖在接近神经或血管目标时就被确认了。这种技术对确认血管比神经更好；如果探头倾斜过大时，神经不易显示。

3. 调整针头

这种技术要求探头保持完全固定，穿刺针在平面外前进，直到在目标组织上方（较浅位置）可见一个点状高回声。一旦看到这个点状高回声，立刻停止进针。然后回撤穿刺针（但不是完全离体），点状高回声就会消失。增加进针角度再次进针，直到点状高回声再次出现（图1-15）。现在点状高回声应该更深且更接近目标组织。再次回撤穿刺针，使点状高回声消失，然后继续以更大的进针角度再次进针。重复这个过程，直到针尖更加接近目标组织。从本质上说，点状高回声必须随着穿刺针的前进和回撤而出现或消失。这样，穿刺针尖在接近神经或血管目标时就被确认了。

所有这些技术在寻找针上的点状高回声（高回声点）时都需要一个重要的条件：当针穿过组织时，点状高回声必须出现，然后消失，在针穿过组织时再次出现。如果这个点状高回声没有消失，就没有办法严格的确认这个点就是针尖。

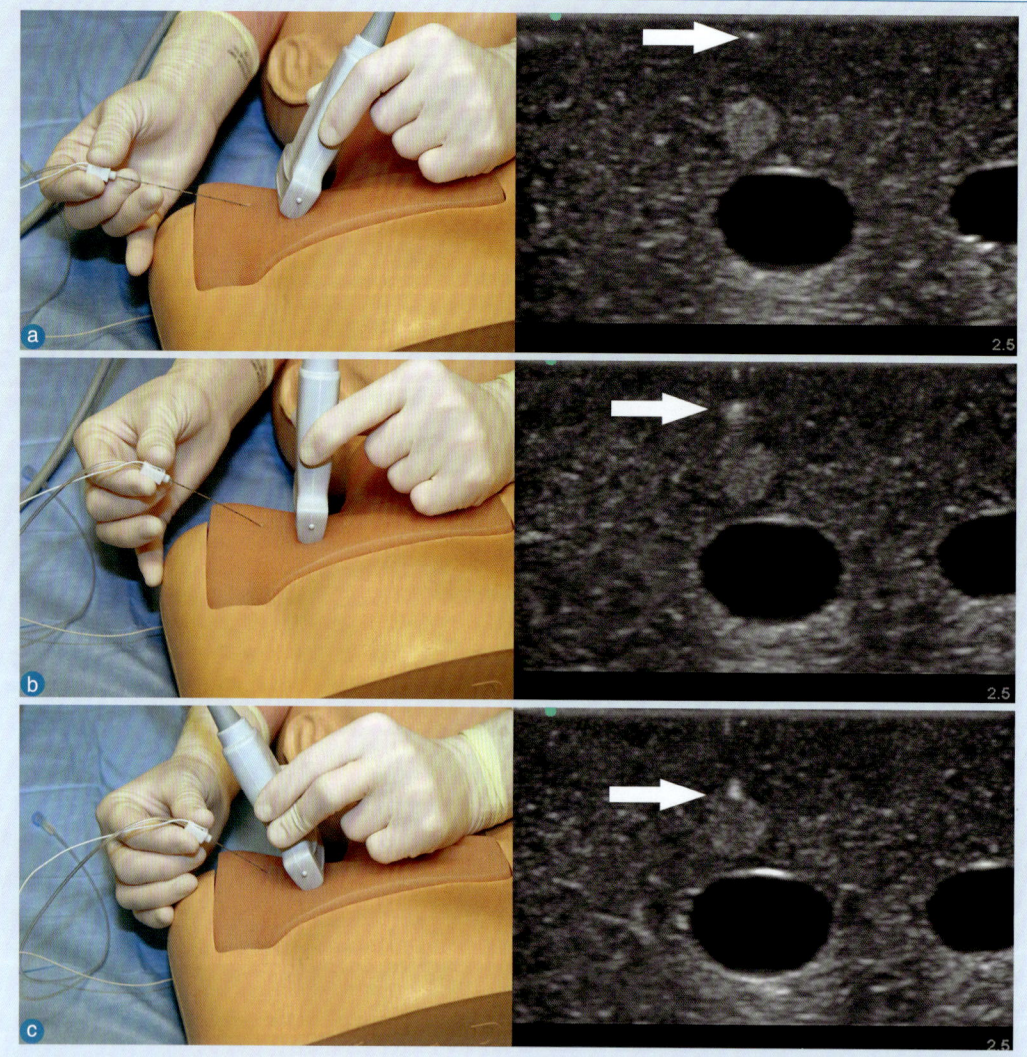

将探头置于目标组织上方,探头倾斜远离穿刺针。这增加了来自穿刺针的反射,并提供了使探头向针倾斜的空间。缓慢进针,小角度斜角向上进针。当针尖出现在屏幕上时,仔细观察针尖出现在屏幕上时的点状高回声。一旦看到点状高回声,立即停止进针(图 a)。倾斜探头,确保超声平面通过针尖平面。然后将穿刺针继续向目标组织推进。同样地,一旦穿刺针突破了光束的平面,立即停止进针(图 b)。重复这个过程,直到针尖到达目标组织(图 c)。

图 1-14 倾斜探头

可视化注射

排除血管内注射可能性的最佳标志是注射时可在超声下看到药液扩散。如果超声下局部麻醉药扩散不明显,应立即停止注射,并重新确认针尖位置(如果没有看到局部麻醉药的扩散,就应该假定针尖是在血管内)。

神经刺激技术

神经刺激术是在使用超声时确认已经到达神经周围的好方法。许多机构通常将神经刺激术与超声联合起来。神经刺激术与超声联合使用的作用与单独使用的作用不同,单独使用神经刺激是一种神经定位和确认穿刺针接近神经的方法。当它与超声一起使用时,目标神经已经被可视化,神经刺激术只能作为对神经的确认。随着时间的推移及超声和识别神经目标经验的提高,神经刺激术可能不再是必要的。

超声引导下在肌肉组织中进针时,可以关闭神经刺激仪,以减少肌肉的直接收缩,提高患者的舒适度。当穿刺针接近神经时,打开神经刺激仪并将电流设置为 0.8 ~ 1.5 mA,此时可探及适当的抽搐。适当的抽搐和神经刺激在其他区域麻醉文献中有更充分的讲解。本节的重点是理解临床实践中的超声

第一章 超声引导神经阻滞基本原理

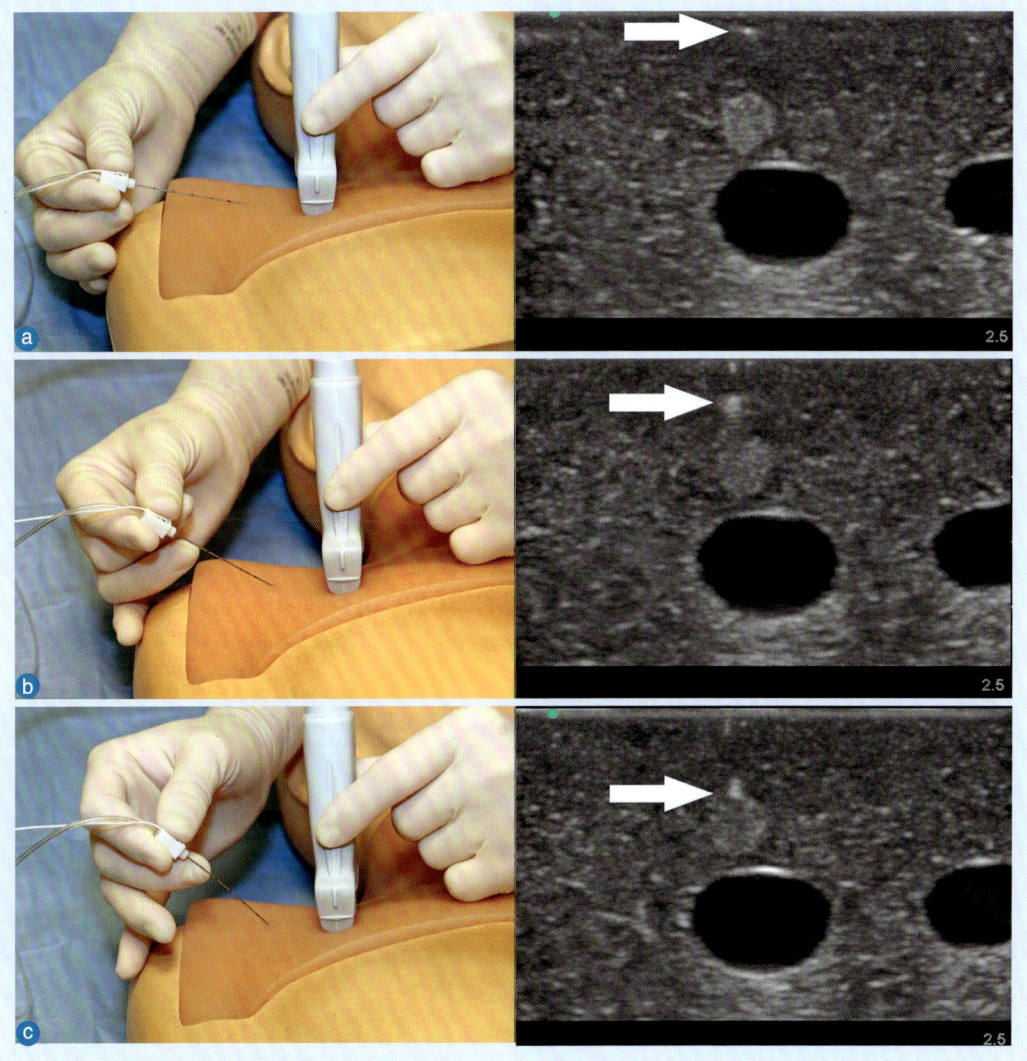

把超声探头固定在目标上方。穿刺针在探头中央以较小角度缓慢进针。当针尖在屏幕上显示为一个点状高回声时，立即停止进针（图a）。回撤穿刺针，调整针尖方向，增加进针角度。继续进针，直到看到针尖，然后再次停止进针（图b）。以更大的进针角度重复这个过程，直到针尖到达目标组织（图c）。穿刺针在进针过程中可分段显示。

图 1-15 调整针头

引导区域麻醉。关闭神经刺激器，以减少肌肉的直接收缩，提高患者的舒适度。当针接近神经时，刺激器被打开并设置为 0.8～1.5 mA，并寻求适当的抽搐。适当的抽搐和神经刺激在其他区域麻醉文献中有更充分的讨论。

神经刺激术的经验转移到超声的使用

已经有神经刺激术经验的医师在完成超声引导下进针技术上有许多优势，可有助于采用超声进针和神经定位。除了可以从神经刺激仪引导的区域麻醉中获得的解剖学知识，还必须结合超声设备、控制和物理学的基本知识。例如，当使用神经刺激术进行腘窝入路坐骨神经阻滞时，了解表面解剖学和

认识腓总神经或胫神经的抽搐就有助于成功定位。当使用超声时，肌肉、血管和神经的相对解剖位置的知识必须转化为超声屏幕上的识别。此外，与神经刺激仪相比，超声需要不同的穿刺针入点，探头沿神经动态运动，以形成三维图像。

建议从神经刺激术逐步转移到超声。

（1）了解超声设备（见本章开头讨论）。

（2）熟悉解剖学和超声解剖学（具体的神经阻滞将在后面章节讨论）。

（3）同时使用超声和神经刺激仪，穿刺针进入神经时，将神经刺激仪电流设置为 0.8～1.5 mA。当穿刺针接触到神经时，观察穿刺针接触神经时适

当的抽搐。通常穿刺针必须非常靠近神经才能引起抽搐。

（4）具有一定经验后，通过设置神经刺激仪来确认神经。不要打开神经刺激仪。只有在针接近神经后才打开刺激仪。这种方法通常能提高患者在手术过程中的舒适感，因为电流的缓慢增加可以温和地刺激受神经支配的肌肉。

（5）熟悉超声操作后，可以在不确定图像或神经位置时才使用神经刺激仪。

（6）不要经常使用神经刺激，但可以适时使用。

从神经刺激仪过渡到超声需要的时间取决于操作者个人。如果在穿刺针前进过程中，屏幕上的一些组织移动是唯一的目标，而非清晰的穿刺针图像，那可能需要改进学习方法。本章前面概述了几种使穿刺针显影的方法。我们建议有技巧地让穿刺针显影，在看到针尖之前不要将针推进到神经附近。

在神经周围选择理想的穿刺路径

文献中及在国内和国际会议上专家们对在神经周围选择理想的穿刺路径是一个争论的问题。通常，完全相同的区域麻醉在不同患者身上实施时，进针的点也可能不一样。主要考虑的是安全第一，其次是神经阻滞的速度和效果。在进行神经阻滞时要考虑患者因素、麻醉因素和特定的阻滞因素。

患者因素包括术前存在的情况，如神经病变、术前存在的神经损伤和包括使用抗凝血剂在内的药物。神经阻滞的好处必须与出血或神经损伤的风险相权衡。

在实施神经阻滞之前，需要考虑的麻醉因素包括实行神经阻滞的原因。如果神经阻滞是术中唯一使用的麻醉技术，那么就必须确保神经阻滞的效果，局部麻醉药需要在非常靠近神经的地方推注。如果将神经阻滞作为一种止痛技术与全身麻醉联合使用，由于对神经阻滞起效速度和阻滞效果不那么重视，可以采用较为保守的给药或者置管方式。

区域因素包括阻滞的位置及目标深度。斜角肌间神经根有时被鞘包围。在任何情况下，穿刺时都不应试图进入斜角肌间区域的黑暗无回声圈。由于腘窝神经周围有多层筋膜，最好将穿刺针插入深筋膜（神经旁鞘）处，通常位于胫骨和腓骨之间。较深的血管阻滞如锁骨下动脉阻滞，通常不具备浅表血管阻滞时清晰可见的超声图像，因此可能更加重视动脉周围的区域而不是特定的神经。

常见的伪像和误操作

信号缺失

当发生（探头）信号缺失时，探头下的某些区域不能很好地被显示出来（图1-16）。为了补救这种情况，要确保探头与患者接触良好，探头与患者之间有足够的超声凝胶。如果使用探头盖（见后面的讨论），要确保探头盖和换能器内部有足够的凝胶；凝胶的缺乏通常会导致图像质量不佳。如果使用简单的闭塞敷料，如Tegaderm，它可以直接黏在探针上，而不需要凝胶。

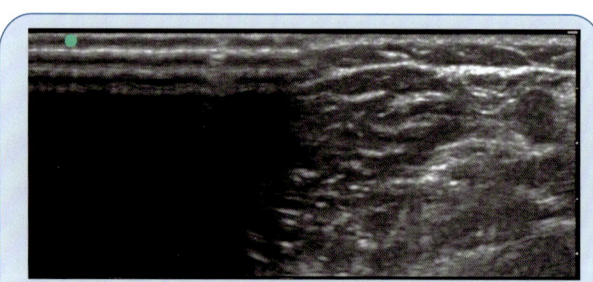

图1-16 当探头的底端没有完全与皮肤表面接触时，就会产生脱落痕迹

衰减

由于衰减，超声图像的深层区域不能很好地显示出来（图1-17）。补救措施是增加远端增益（TGC）或改变到较低的频率。

穿刺针显影不全

如果针不完全在平面上，穿刺针可能会显影不全。不对整个针进行成像会导致对针尖实际插入深度的错误理解。针尖可能比超声屏幕上显示的深（图1-18）。必须在屏幕上通过目视和向下看针及探头来确认针-探针对齐（回顾前面描述的平面内针成像的三步过程）。通常可以在针上旋转探头以获得针的完整视图。

不同的组织发射超声波的速度略有不同，因此，当针头从一种组织转移到另一种组织时，针头会出现轻微的"弯曲"（图1-19），因为返回到换能器的超声波在不同的组织中以不同的速度移动。这种

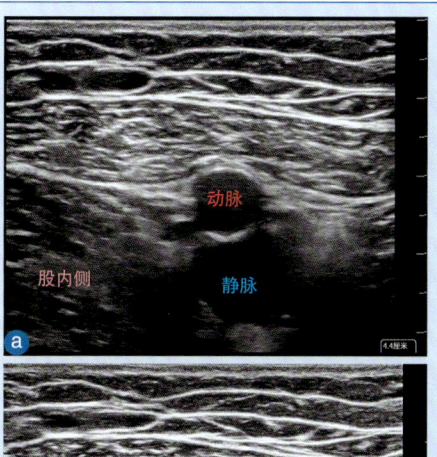

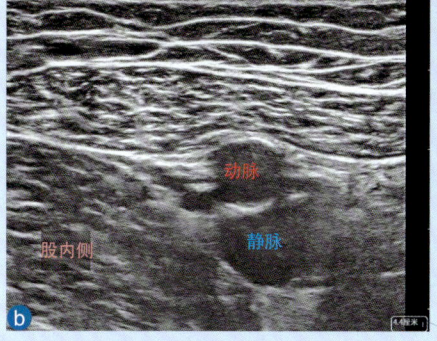

a. 远端视野较暗，股内侧肌的静脉和肌肉清晰度降低。b. 远端增益增加，使图像的远端部分可以被更好地看到。

图 1-17　当超声波穿透组织被散射和吸收时会发生衰减

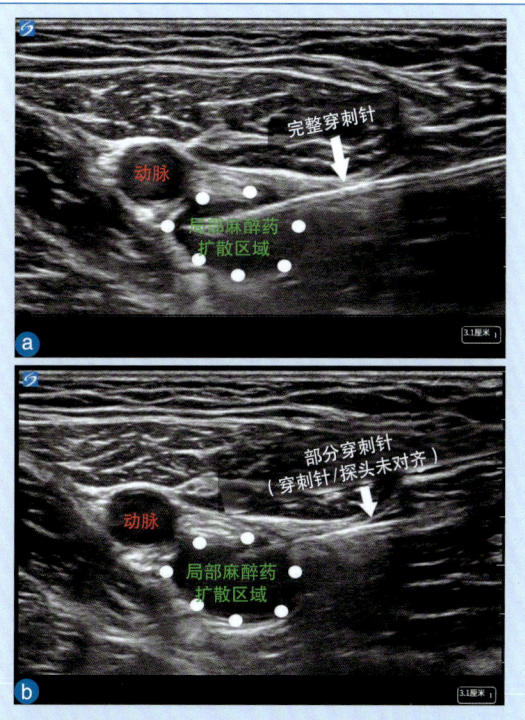

在两张超声图像中（图 a、图 b），针没有移动，但由于针和探头未对齐，在图 b 中针尖位置出现了差异。

图 1-18　针和探头对不齐是常见的情况，可能会导致错误识别针尖

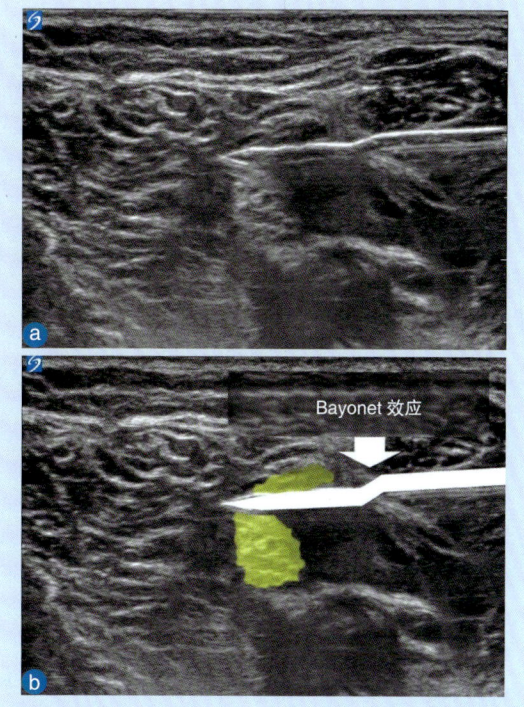

当穿刺针穿过不同组织类型，超声以不同的速度传播（如脂肪和肌肉）时，针看起来是弯曲的。神经周围的脂肪组织（较慢）和肌肉（较快）的不同传输速度会产生 Bayonet 效应。

图 1-19　Bayonet 效应

现象无法修复，人们必须简单地认识到它是一个效应（Bayonet 效应），而不是针真的弯曲了。

神经内的注射

在神经附近的注射会在神经周围产生一个暗色（无回声）的局部麻醉区域。有时候，针头靠得太近，会插入神经内部。在注射局部麻醉药的过程中，患者可能会或不会感觉异常。如果在注射过程中没有看到神经扩张，针很可能在神经外面。如果在注射过程中出现神经扩张（图 1-20），针可能是在神经内。此时，应立即停止注射，将针从神经中抽出。目前的想法是，如果注射在神经外膜下（神经束外），只有很小的机会造成永久性损伤。如果注射在周围神经下（神经束内），则延长神经病变的可能性增加。

混响伪像假影

当穿刺针完全在平面内时，其下方会有一个"声影"。超声波束在穿刺针的前壁和后壁之间来回反射，因此在穿刺针下方产生"声影"，这被称为混响伪像。混响伪像的出现表示针完全在平面内，这

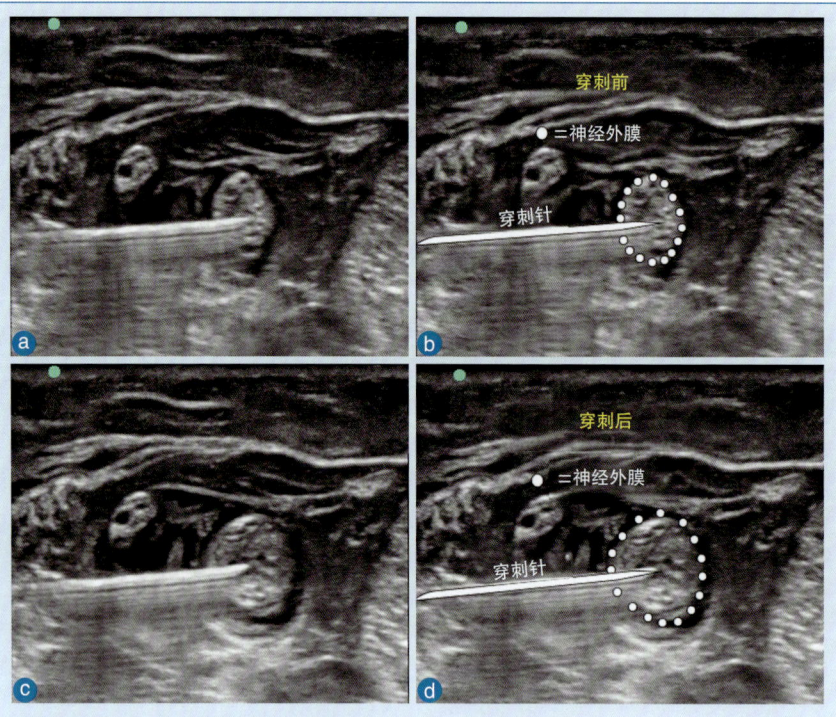

图 a、图 c 的超声图像是在胫神经内进行神经内注射之前和之后拍摄的。神经内注射引起明显的神经肿胀。在图 b、图 d 的标记图像中,神经周围的神经外膜被识别为小白点。

图 1-20 神经内注射

实际上是最完美的视野,除非穿刺针下方有重要结构受影响而变模糊(图 1-21)。

如果混响伪像模糊了穿刺针深处的结构,可以考虑使用"脱离"技术,即操作者不总是对穿刺针进行显影,而是故意使探头离开穿刺针,从良好的穿刺针显影图像中"脱离"(图 1-22)。这使得可能隐藏在良好的穿刺针显影图像下的结构得以可视化。这种技术可用于的另一种情况就是局部麻醉药扩散的可视化。通常情况下,局部麻醉药在超声和穿刺针显影的二维之外的其他平面扩散。甚至在动态注射期间,可以将探头从穿刺针上滑开以评估局部麻醉药的扩散情况。通过这种技术,往往可以将大剂量局部麻醉药注射在远离实际注射部位的地方。

患者体位

在对患者进行超声引导神经阻滞时,有几个重要的考虑因素。

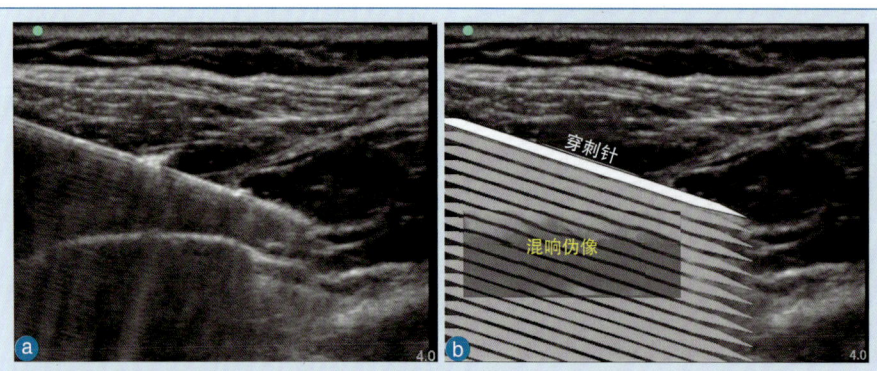

在进行椎旁阻滞时,穿刺针下方有一个明显的混响伪像(图 a)。图 b 的标记图像突出显示了混响伪像,穿刺针深处的超声图像受到多重混响的影响。

图 1-21 混响伪像

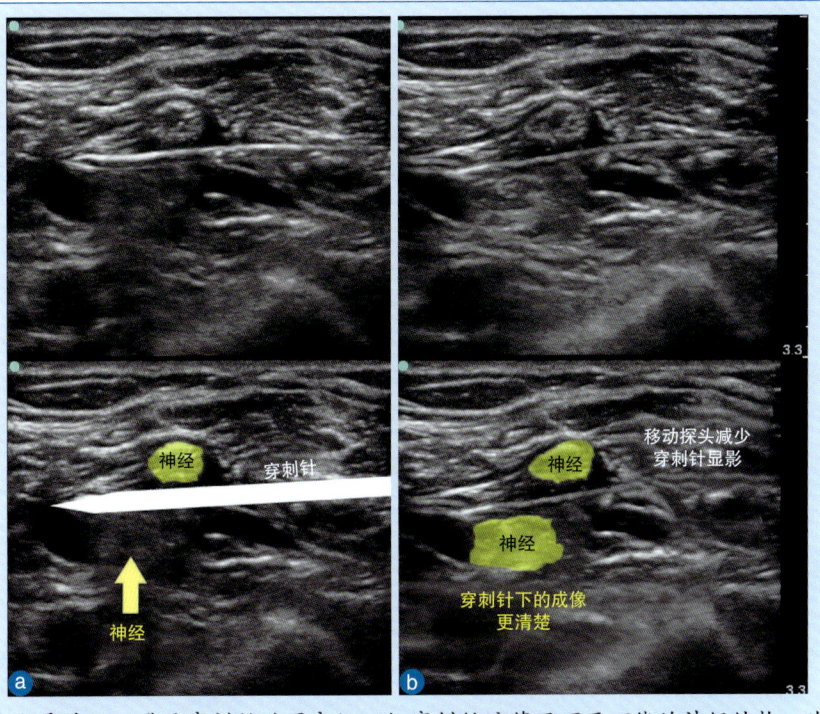

a. 显示了腘窝入路坐骨神经阻滞的穿刺针放置良好，但穿刺针遮蔽了下面可能的神经结构。为了确认神经并看到良好的局部麻醉药扩散，通过将探头从良好的穿刺针视野滑开从而使探头在穿刺针上"脱离"。b. 可以更好地观察穿刺针深处的结构，以及神经和周围无回声的局部麻醉药。

图1-22 脱离技术

（1）超声探头和进针位置：平面进针通常需要稍长的针（大多数成人阻滞使用10 cm的穿刺针），因此进针需要更大的空间。

（2）超声机位置：将机器放置在视线内，患者在操作者和超声机之间，以便查看患者、屏幕和穿刺针（图1-23）。

（3）患者的舒适度：①患者在进行神经阻滞期间能否一直保持体位。②对患者进行镇静麻醉能否安全。

（4）操作者进行操作的舒适度：①哪只手进针？大多数操作者是惯用手进针，非惯用手握住超声探头，必要时可改变两者位置继续操作（图1-24）。②在进行神经阻滞操作时，操作者的手臂和手能否放松（图1-25）。

本书的后续章节描述了各种阻滞的最佳患者体位，以及特殊情况下的备选患者体位。

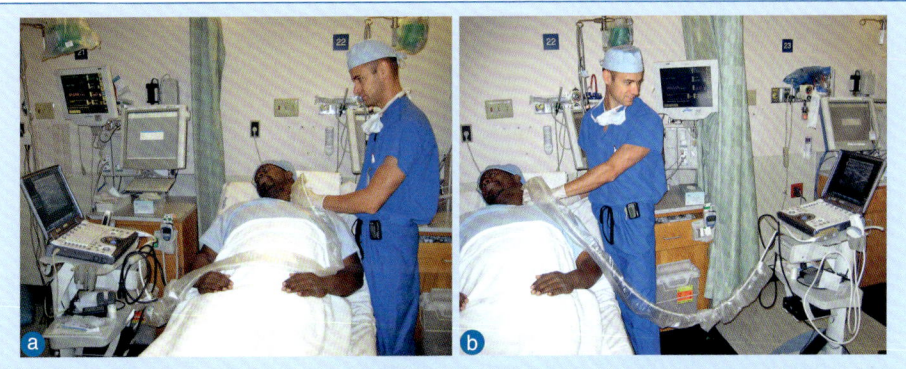

超声机、操作者的手和患者排成一排（图a），这样操作者就不必转身查看超声屏幕（图b）。

图1-23 超声机的位置

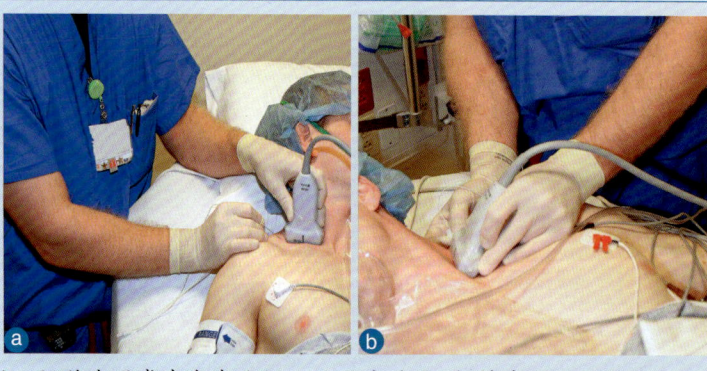

当患者右侧上肢阻滞时，操作者通常在患者头侧，用右手（图 a）持穿刺针。当患者左侧上肢阻滞时，操作者可以改变位置（图 b）。

图 1-24　操作者的位置可以变化，以便使用惯用手持穿刺针

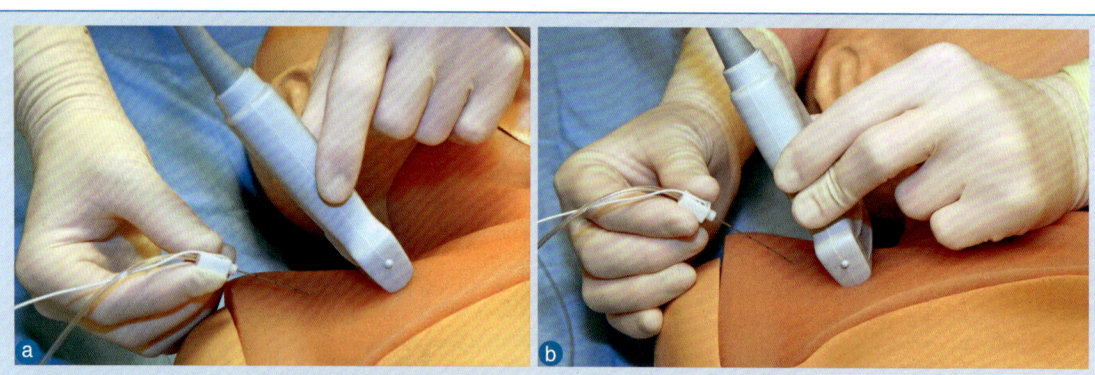

图 1-25　操作者的手悬空往往会疲劳并造成图像晃动（图 a），可以用小指及小鱼际放在患者身上维持稳定（图 b）

设备及准备

穿刺针型号及长度

比针的型号更重要的是针的长度。建议对大多数阻滞使用 100 mm（约 4 英寸）的针。这允许操作者根据目标深度，在距离超声换能器 1～4 cm 处置入阻滞针。通常情况下，这些针比传统上在神经刺激下执行相同阻滞的针更长。较长的针头允许更小的针头角度（从而提高超声波的可视性）。此外，正如前面三步过程所述，患者外部多余的针头长度可以让操作者更好地物理对准探头和针头以实现平面内技术。

市场上有几种高质量的回声针，但在这些针中只有少数能够在超声波下真正提高针的亮度。如果决定从标准阻滞针转向回声针，应测试几种品牌的针，并考虑增加的成本。传统上用于区域麻醉的大多数针头类型也适用于超声引导的区域麻醉。

区域麻醉针可能有帮助的特性：①易连接到局部麻醉药注射器上的延长管；②带有连接导线的绝缘阻滞针，如果需要，可以进行神经刺激；③钝头针，可用于避免神经穿透，并在针头穿过组织的过程中提供额外的触觉反馈。一般来说，大规格的穿刺针在超声波下更可见。

备皮

可以使用氯己定或酒精来进行穿刺针插入区域的准备。建议将氯己定和酒精联合使用，因为其具有杀菌能力并且使用方便。严格的无菌技术在针头进入部位很重要，可以避免感染。

探头覆盖

如果有连续留置导管，建议使用全悬垂和全探头覆盖，从而保证严格的无菌。对于单次注射神经阻滞，探头可以覆盖一层透明的黏性敷料；敷料可以直接放置在探头表面上（无须任何凝胶）。必须限制气泡出现，因为超声波不能很好地穿过空气（图 1-26）。

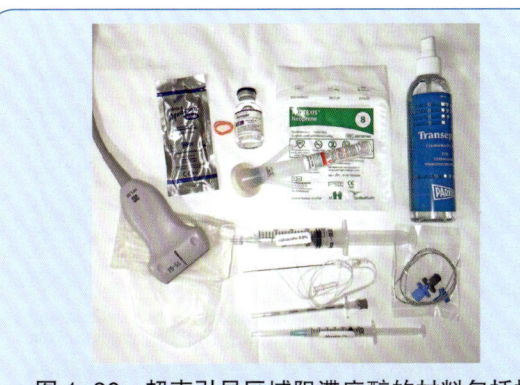

图1-26 超声引导区域阻滞麻醉的材料包括探头盖或透明黏性敷料、多用途瓶或无菌包中的凝胶、局部麻醉药、备皮材料、针头和导管、手套,以及探头清洁溶液或擦拭布

监测

标准监护仪被应用于神经阻滞过程:①脉搏血氧仪;②连续心电图(electrocardiogram,ECG)监护仪(单导联);③无创血压监护仪(non-invasive blood pressuremonitor,NIBP)。

镇静

一旦操作者通过超声引导实现了阻滞,与神经刺激引导相比,患者镇静程度可以大大减少。基本的镇静药物是咪达唑仑、芬太尼和丙泊酚。对于门诊手术,即使是中等持续时间的镇静剂(咪达唑仑和芬太尼)也会使患者更快从麻醉后恢复室(postanesthesia care unit,PACU)出院。通常,神经阻滞可以仅用10~50 mg异丙酚,也可以根本不用镇静剂。

术前核对

在进行阻滞前,应执行术前核对。术前核对包括以下内容。

(1)患者身份识别、有无过敏史及凝血功能异常问题。

(2)手术和手术侧确认。

(3)阻滞和阻滞侧确认。

(4)可用的监测仪、设备,以及抢救药物。

(5)正确的患者和超声位置。

超声引导穿刺成功的关键

无论进行何种神经阻滞,超声的基本技巧都能提高操作者在超声引导下进行区域麻醉的能力。这些被归纳为成功的七条规则。

1. 正确地设置机器

机器的位置应确保操作员、针、目标部位、操作员的手和机器都在一条直线上。确保操作员看到患者、针头、探头和超声波屏幕(图1-27)。想象一下打桌球的人沿直线击球时的情形,他(她)并不是站在侧面倾斜击球,击球者、球杆和母球是排成一条直线的。正确定位探头也非常重要。每个探头上都有一个标记,对应于屏幕上的标记或点。探头应该朝向对你最有意义的方向(图1-28)。

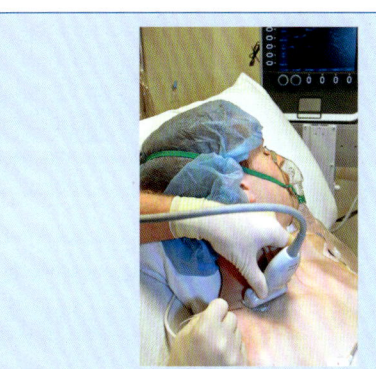

操作者、穿刺针、目标部位、探头和超声屏幕的对齐确保了操作的成功。

图1-27 正确的设置至关重要

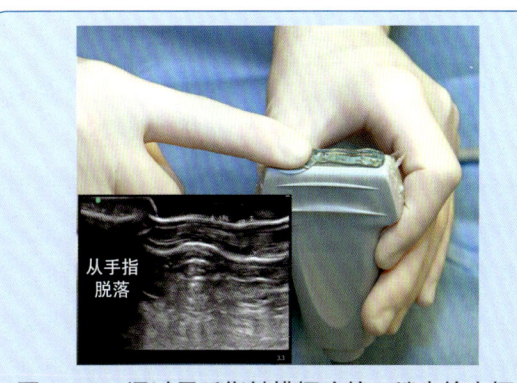

图1-28 通过用手指触摸探头的一端来检查探头的方向,并在屏幕上寻找变化

2. 在将针刺入皮肤前找到最佳的超声图像

找到目标神经后对其更好地成像。改善神经成像的最佳方法是倾斜探头,探头的倾斜可改善超声束从身体解剖结构的反射(图1-29)。这种倾斜通常并不剧烈;仅可能只需要5°~10°的细微移动即可显著提高成像质量(图1-11)。可以改善成像的其他探头运动包括沿着神经近端和远端滑动探头,并增加皮肤上的压力。评估周围结构以寻找危

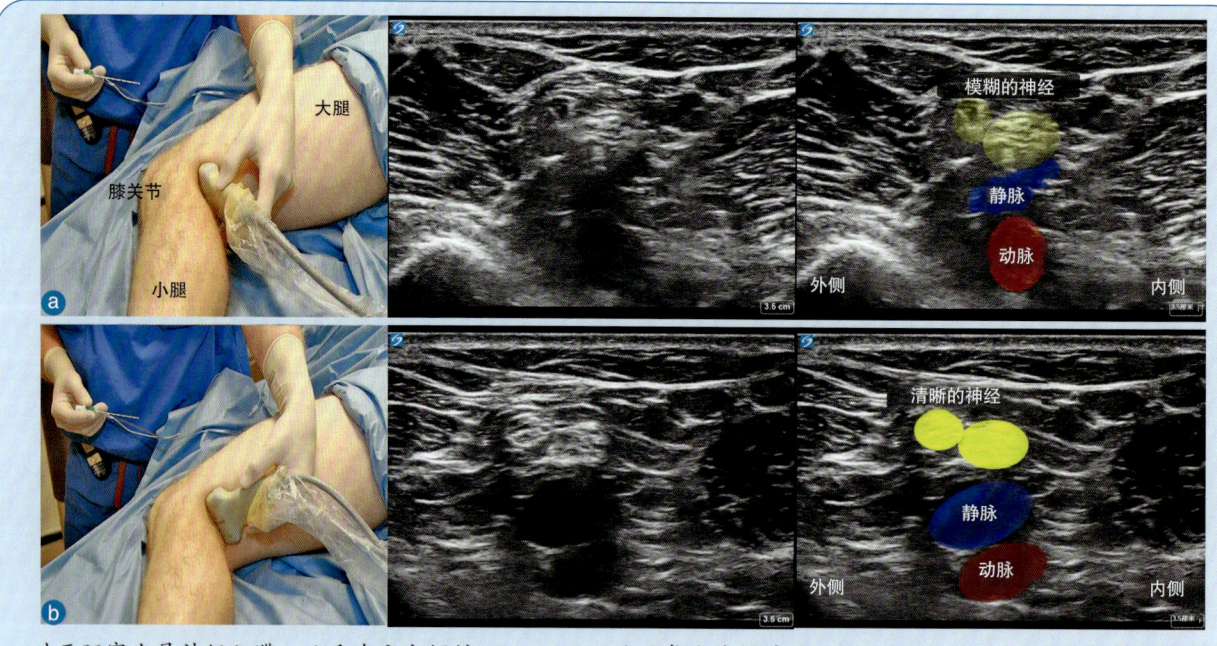

对于腘窝坐骨神经阻滞,从垂直方向倾斜 10°～20° 时通常能获得神经的最佳图像(图 b)。进针后在超声屏幕上定位穿刺针时,继续保持相同的角度。与其改变角度(倾斜),不如通过滑动的方式来显示针头。不要倾斜探头去找针,因为针或许是可见的,但神经也会在屏幕上消失(图 a)。

图 1-29　通过探头的倾斜移动尽可能地识别神经

险区域,如小动脉或静脉。最重要的就是在刺入穿刺针之前获得目标的最佳图像。

3. 牢固地握住探头

手越稳定,就越容易保持探头和针对齐。以下是固定探头的 3 个技巧。①靠近底座部位握持(离患者最近),允许你和患者接触;②放置在最宽的部位,以提高控制能力,同时减少手部疲劳;③用手指尖端握住它以改善细微的控制,并允许有微调(图 1-25b)。对于大多数超声引导过程,最好是用惯用手握住针,非惯手握住超声探头。有时,尤其是在上肢阻滞中这一操作会变得困难,需要摆好患者的位置和探头位置来完成阻滞。在这些情况下,我们可以站在距离床头更近的地方,仍然保持惯用手持针,非惯用手持超声探头(图 1-24)。如果舒适的话,可以用任意一只手进针,使位置的改变变得不那么重要。

4. 保持穿刺针与超声束垂直

为了能让穿刺针在屏幕上被观察到,超声波必须在针上被反射回来。如果针头以一个陡峭的角度进针,光束就无法很好地反射穿刺针,穿刺针在超声波屏幕上就不会清楚地显示。但如果针以一个平缓的角度进针,那么超声波束就会从针上反射回来,针就会在屏幕上清晰显示。用的探头越宽大,针的显示就越明亮,因为宽探头需要一个更平缓的进针角度。此外,如果可能的话,进针点应该从距离探头至少 1 cm 的地方开始。这会允许进针的角度更加平缓。

这是初学者常犯的错误。对于深层阻滞,应考虑在距离超声探头 3～5 cm 的地方进针(图 1-30)。

5. 保持针头斜角指向超声探头

几乎所有用于区域神经阻滞的针都有一个斜角或注射孔,与针杆相比,实际上这部分增强了对超声束的反射。如果斜角一直指向超声换能器,针尖通常会显得更亮。切记,注射麻药的是针尖,如果针尖进入了错误的组织,也会对组织造成损害(图 1-31)。

6. 必须在看到针时才能进针

平面内进针时一旦针头插入,应该立即被定位和观测到(回顾前面描述的平面内针成像的三步过程)。如果在针距离探头几厘米处进入(如推荐那样),可以将探头滑动到更靠近针的地方,像追踪神经那样。任何时候移动针都应该被直接观测到。许多人通过观察组织运动来推断针尖的位置。然而,这并不是一个足够反映实际针尖位置的标志。整个

第一章 超声引导神经阻滞基本原理

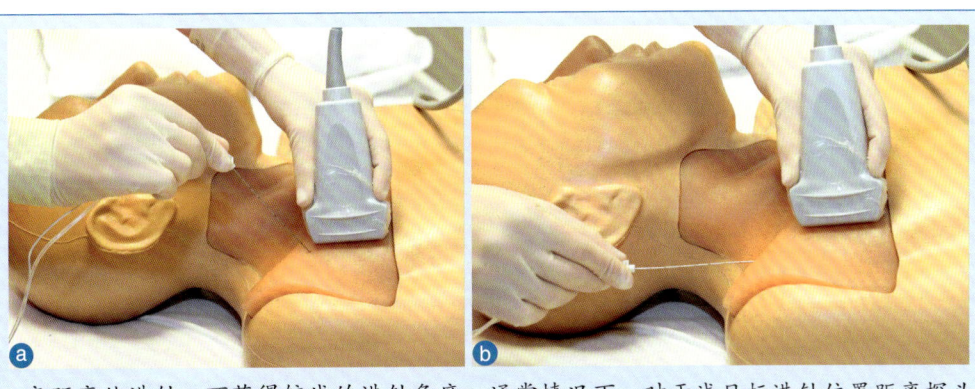

在离探头一定距离处进针，可获得较浅的进针角度。通常情况下，对于浅目标进针位置距离探头大概 1 cm（图 a），深目标的进针位置应该距离探头 3～5 cm（图 b）。

图 1-30 进针点和角度都很重要

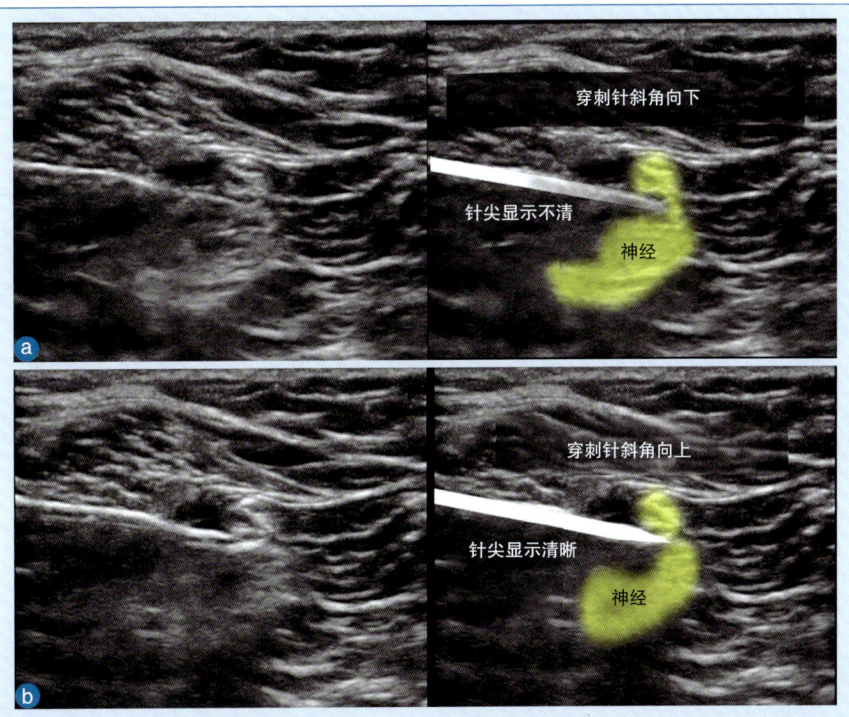

这可以改善针尖的反射，帮助操作者确定针的位置。图 a 显示一根穿刺针的斜角没有对准换能器，因此，可以看到针头是不清楚的。而图 b 则能显示出一个清晰的针尖接近目标神经。

图 1-31 将针的斜角对准超声探头

穿刺针都必须被观测到。缺少任何部分都不能接受。

7. 先向目标深部注射，再向浅层注射

如果采用多次注射技术，应试着先进行深度注射，再进行浅层注射（图 1-32）。这有 2 个好处。首先，如果无意中注入了空气，空气深处的结构将被遮蔽。如果第一次注药在目标的深处，注入的空气可能会隐藏目标下面的结构，但目标结构仍然可见。其次，目标组织（如神经）是可以移动的。深部注射可以将目标神经推向浅部，使二次注射更加容易，同时，浅部比深部更容易观测和定位到针。

周围神经置管原则

置管

将穿刺针进针至神经周围，就像单次神经阻滞那样。导管既可以"盲"置入（不使用超声），也可以在超声引导下置入。

盲置管

在周围神经定位后，放开超声探头，用一只手握住针，另一只手置管，不要用超声观察导管置入。

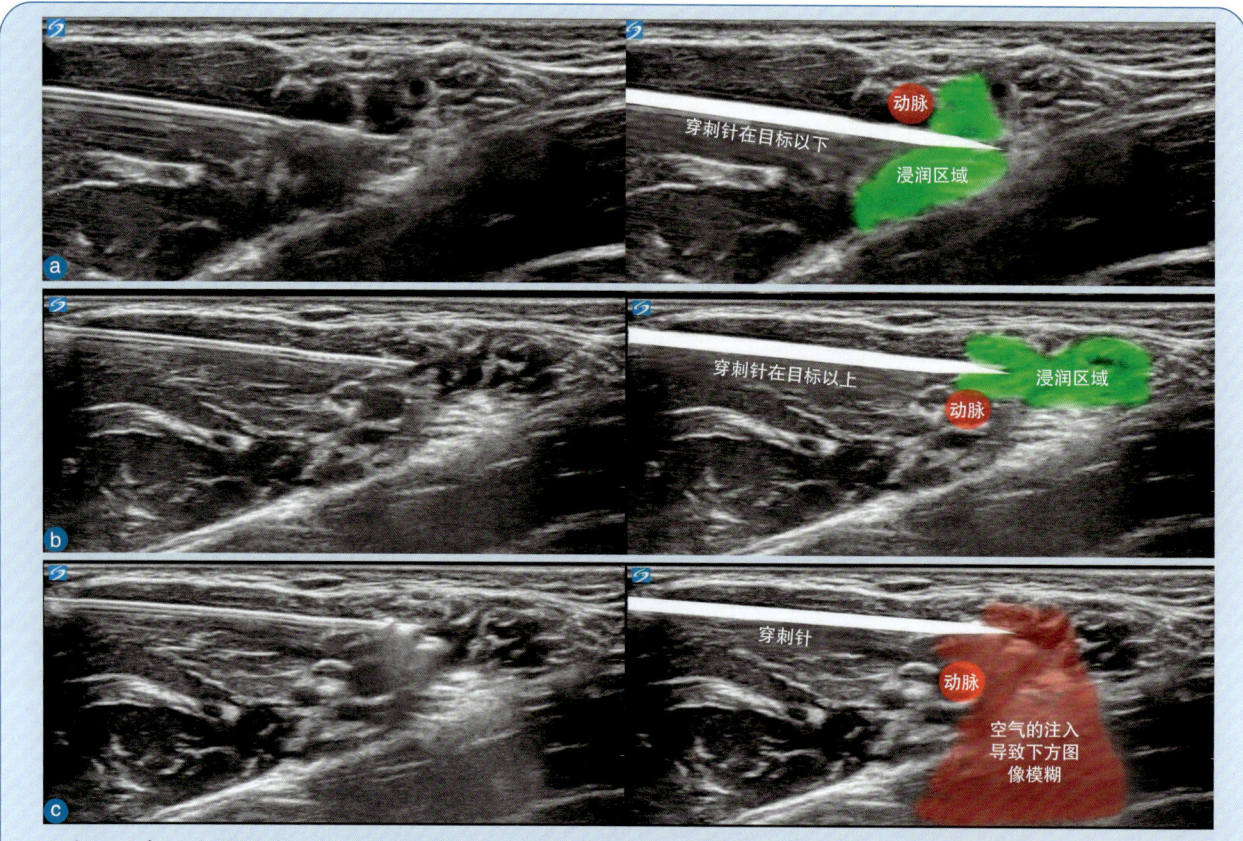

几乎用于每一个需要多次注射的神经阻滞,第一次注射部位都应该选择在目标的深处(图a)。这允许目标结构被推向更浅的部分,接下来的注射会变得更加容易。如果无意中注入了空气,空气深处的结构将被遮蔽(图c)。把最浅表的注射留到神经阻滞的最后(图b)。

图 1-32　先进行深部注射,再进行浅部注射

在置入导管 1~2 cm 后,再用超声获得神经、针和导管的图像,再在超声显示下给予试验剂量(1~5 mL 局部麻醉药)(图 1-33)。这时应显示局部麻醉药在神经周围有良好的扩散,并确认导管尖端在正确的位置。如果是一个人单独操作,这项技术是必需的。

超声引导下置管

让助手拿着超声探头。通常,由于助手的超声

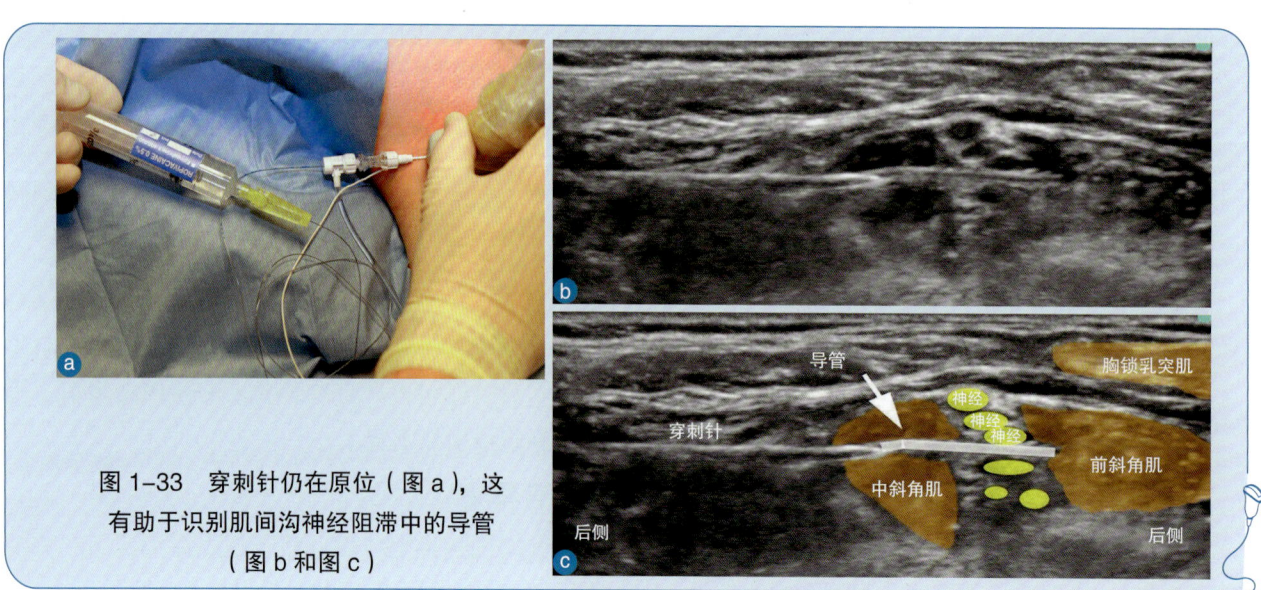

图 1-33　穿刺针仍在原位(图a),这有助于识别肌间沟神经阻滞中的导管(图 b 和图 c)

操作经验较少，因此将探头引导超过穿刺针后，让助手握住探头不动（提醒助手放松手部以便保持稳定）。一旦获得良好的视野，在直视下置入导管，并将导管尖端置于神经周围。通过试验注射（1～5 mL局部麻醉药）确定针尖位置（图1-34）。

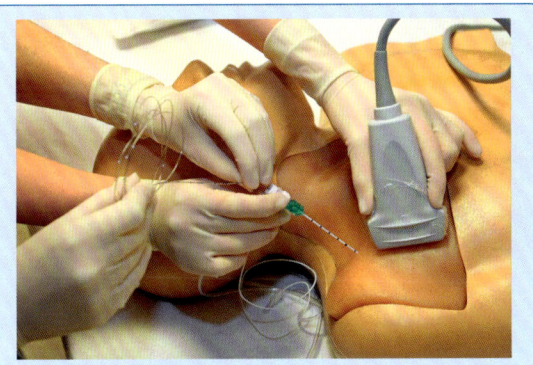

图1-34 如果导管长度只超出针尖1～2 cm，就能够更容易地找到导管尖端

首次放置导管后，应当进行一次扫描以检查穿刺针的位置。找到针尖，然后通过导管注射少量的试验剂量。在目标周围找到适当的局部麻醉药扩散。一旦导管位置确定，就可以拔针。在进行检查扫描时让助手握住探头，通过导管注射液体是很有帮助的。

如果是单人进行操作，可以用一只手拿着探头。对于持针的手，把针放在环指和小指之间，用拇指和示指置入导管。这样，导管就可以在直视下进行，无须任何帮助。这种技术需要一些练习和良好的协调（图1-35）。

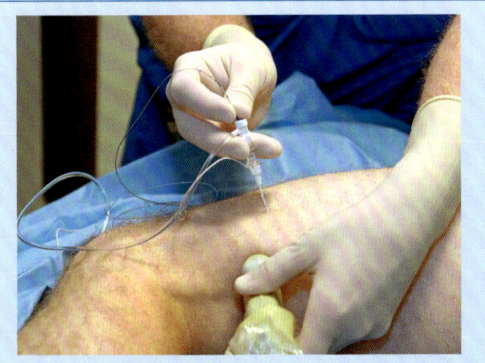

穿刺针可以用环指和小指夹住，导管可以用拇指和示指夹住（类似于用筷子）。导管可由拇指和示指推进，针可由中指、环指和小指稳定。另一只手用超声实时对导管放置进行成像。

图1-35 在实时超声成像下，可以观察到导管离开针尖

确认局部麻醉药的扩散

（1）无论何时通过穿刺针进行注射时，都要观察黑色团块（无回声）局部麻醉药的扩散（图1-36）。如果没有看到局部麻醉药的扩散，那么针很可能不在平面上或血管内。如果在注射过程中没有看到局部麻醉药的扩散，立即停止注射，并再次确认针或导管尖端的位置。

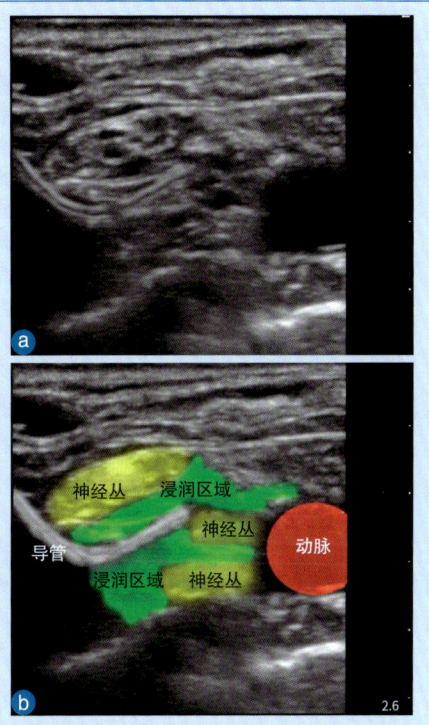

局部麻醉药的扩散被识别为神经周围扩大的暗区（图b标记的图像识别的结构）。因为流体是声波传导的重要介质，所以很少或没有反射（图a）。虽然有些研究者提倡用空气检查导管的位置，一般不会常规应用。如果需要调整导管位置，空气会影响接下来的超声成像。彩色多普勒有助于将局部麻醉药从导管中流出的过程可视化并帮助确定导管尖端位置。如果多普勒不起作用，可以考虑在多普勒显像下注射少量空气（1 mL）或带气泡的局部麻醉药，使流动过程更清晰可见。或者，在正常的二维成像下注入空气，我们通常会在空气和组织的界面之间出现明亮显像（高回声）。

图1-36 检查导管位置

（2）有时很难找到导管的尖端。可以使用试验剂量的局部麻醉药来定位导管。如果注射时没有看到黑暗（无回声）区域，可使用彩色多普勒超声成像。

成功置管后

考虑使用医用胶水来固定导管。医用胶水可以防止导管移位,也可以防止导管泄漏。在导管入口处使用医用胶水时,连续输注 2 天后,导管成功率显著提高。

患者通常会带着与组织黏在一起的导管回家,到目前为止还没有患者报告在家取出导管有困难。胶水通常只涂抹在穿刺部位的导管周围,而不是在整个封闭的敷料下。

根据手术部位选择神经阻滞

根据手术部位选择神经阻滞,见表 1-1。

表 1-1 根据手术部位选择神经阻滞

手术区域	手术使用的神经阻滞	术后疼痛阻滞（考虑留置导管）	可考虑的备选阻滞方法
上肢			
锁骨	肌间沟（集中注射在 C_5 神经根顶部）阻滞 + 颈丛阻滞	肌间沟	添加一个颈丛阻滞,以覆盖完整区域
肩部（如关节镜检查）	肌间沟	肌间沟 ± 置管	锁骨上或肩胛上
主肩（如肩关节置换）	肌间沟	肌间沟置管	锁骨上或肩胛上
肱骨近端	肌间沟或锁骨上	肌间沟或锁骨上	
肘部	锁骨上或锁骨下	锁骨上或锁骨下置管	
肩胛骨		肌间沟	肩胛背
腕	锁骨上或锁骨下或腋路	锁骨上或锁骨下置管	
手/手指	锁骨上或腋路	锁骨上或锁骨下或腋路	手臂远端阻滞或手术区浸润
下肢			
髋关节置换手术	腰丛 + 近端坐骨	股神经或 SIFI	股外侧皮和（或）闭孔
髋部骨折		股神经置管	SIFI/髂筋膜
股骨干	股骨 + 近端坐骨	股神经	
全膝关节置换术	腰丛 + 坐骨神经	内收肌管置管	股神经和（或）坐骨神经,选择性胫神经和（或）IPACK
门诊膝关节手术（如前交叉韧带修复）	股神经 + 腘窝入路坐骨 ± 闭孔	收肌管或股神经 ± 腘窝入路坐骨	股 ± 腘窝入路坐骨
膝以上截肢	股 + 近端坐骨	股 + 近端坐骨	
膝以下截肢	近端坐骨或腘窝入路坐骨 + 内收肌管	近端坐骨或腘窝入路坐骨 + 内收肌管	股神经阻滞可替代内收肌管阻滞
胫骨/腓骨或脚踝	腘窝入路坐骨 + 内收肌管	腘骨入路坐骨 + 内收肌管用于内侧手术	选择性胫神经阻滞或选择性腓神经阻滞（用于侧位手术）
脚/脚趾	腘窝入路坐骨 + 内收肌管用于内侧手术	腘窝入路坐骨 + 内收肌管用于内侧手术	踝关节阻滞
颈/胸			
颈动脉手术	颈丛	颈丛	
开胸手术		椎旁或硬膜外	肋间

续表

手术区域	手术使用的神经阻滞	术后疼痛阻滞（考虑留置导管）	可考虑的备选阻滞方法
胸腔镜手术		椎旁或硬膜外	肋间或前锯肌平面
乳房	椎旁	椎旁	前锯肌平面
肋骨骨折		椎旁或肋间	前锯肌平面
腹部			
上腹部		肋下TAP或硬膜外	腹直肌鞘或椎旁或肋间
下腹部		TAP或硬膜外	腰方肌
腹股沟	髂腹下–髂腹股沟	髂腹下–髂腹股沟	椎旁或TAP或腰方肌

注：IPACK：膝关节囊后方浸润；SIFI：腹股沟韧带上髂筋膜；TAP：腹横肌平面。

第二章

超声引导下上肢区域麻醉

肌间沟神经阻滞

简介

在臂丛根部水平的斜角肌间沟处进行阻滞，可使肩和锁骨完全麻醉（图 2-1～图 2-3）。臂丛常由 C_5～T_1 神经根组成。当在 C_5 或 C_6 水平的斜角肌间沟注射局部麻醉药时，C_5 和 T_1 神经根之间较大的物理距离导致尺侧保留。尺侧保留后，第四指和第五指的感觉及运动功能将保持完整。因此，肌间沟阻滞在肱骨中部远端手术中不太有用。

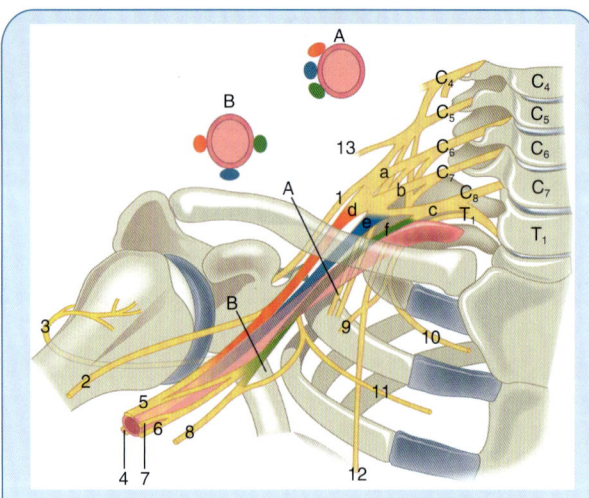

a：上干；b：中干；c：下干；d：外侧束（红色）；e：后束（蓝色）；f：内侧束（绿色）；1：肩胛上神经；2：肌皮神经；3：腋神经（来自后束）；4：桡神经；5：正中神经；6：尺神经；7：前臂内侧皮神经；8：臂内侧皮神经；9：肋间臂间神经；10 和 11：肋间神经；12：胸长神经；13：肩胛背神经。横断面 A 和 B 显示外侧束、后束和内侧束的水平排列。

图 2-1 臂丛神经的解剖

解剖

肌间沟阻滞是在神经根水平进行的。在这个水平，神经丛位于两块肌肉之间：前斜角肌和中斜角肌（图 2-4）。肩关节手术需要阻滞的最重要神经根是 C_5、C_6 和 C_7 神经根。

C_5 和 C_6 神经根形成臂丛的上干。C_7 神经根形成中干。当 C_6 和 C_7 神经根分别形成上干和中干时，它们之间存在自然分离。

肌间沟中的神经根可以表现为单个低回声（暗）或无回声（黑）圆圈或几个低回声圆圈。通常，超

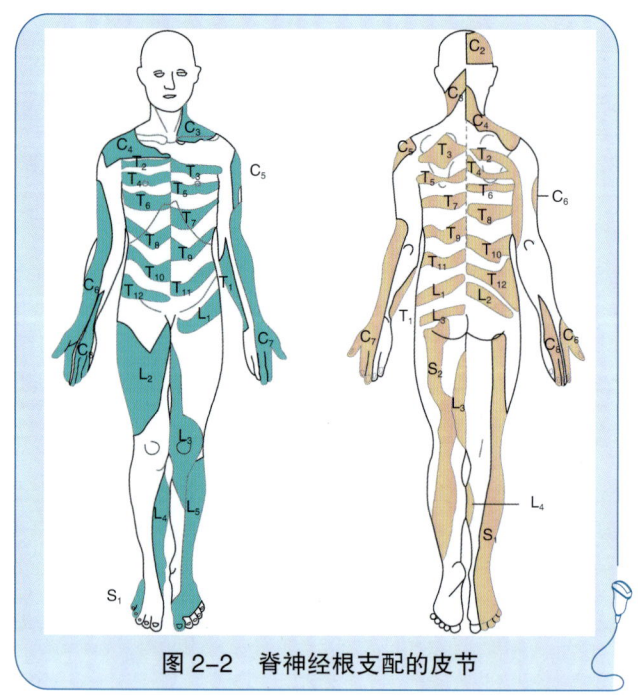

图 2-2 脊神经根支配的皮节

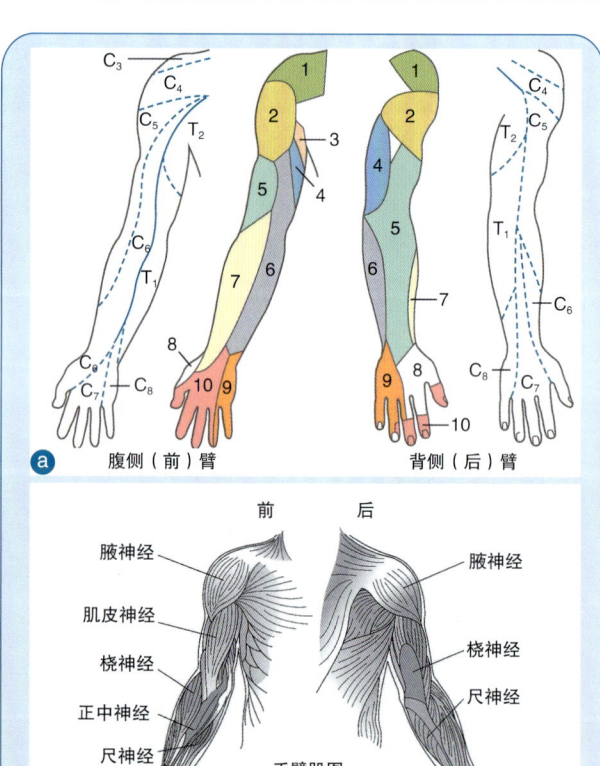

1：锁骨上神经（颈丛）；2：腋神经；3：肋间臂神经；4：臂内侧皮神经（来自内侧脊髓）；5：前臂后皮神经（来自桡神经）；6：前臂内侧皮神经（来自内侧束）；7：前臂外侧皮神经（来自肌皮神经）；8：桡神经；9：尺神经；10：正中神经。

图 2-3 上肢皮神经分布示意图（图 a）和上肢肌肉神经分布（图 b）

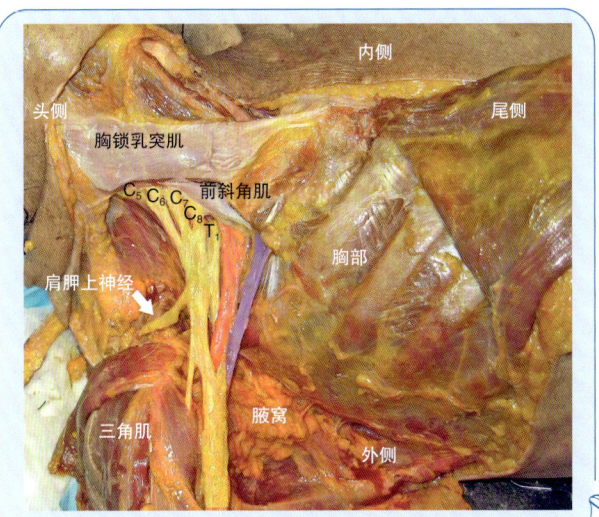

图 2-4 臂丛（黄色）位于前斜角肌后方。锁骨下动脉和静脉分别以红色和紫色突出显示

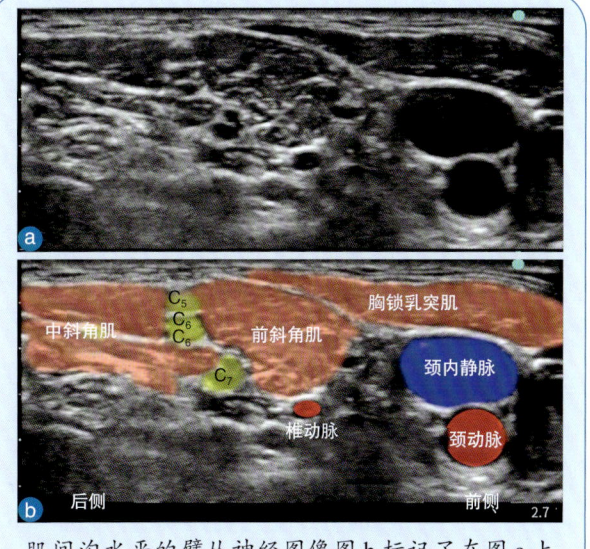

肌间沟水平的臂丛神经图像图 b 标记了在图 a 上看到的结构。注意，每个低回声环不是一个独立的神经根。神经根从颈椎穿出后迅速分开。

图 2-5 肌间沟平面的臂丛神经

声波新手使用时会错误地认为每个暗圈都是一根神经。然而，单个神经根可以由几个束组成，这些束看起来像几个暗圈。例如，C_6 神经根通常表现为两束（暗圈），C_7 神经根通常呈现为三束或更多束（图 2-5）。为了识别和确认特定的神经根，可以从头部追踪臂丛神经根在其各自横突结节之间出现的位置（图 2-6）。当探头从经典的斜角肌间图像向头侧移动时，可看到 C_7 的横突被可视化。C_7 横突很容易辨认，因为与其他颈椎不同，它只有一个后结节，没有前结节。在这个节段，C_7 神经根在结节旁显示为一个单一的暗（无回声）圆圈。在神经根前方，彩色多普勒超声可显示和确认椎动脉（图 2-7）。

在肌间沟水平，典型的外观是"三圈"或"红绿灯"神经根构型。下面 2 个圆圈是 C_6 神经的 2 个束。如果这 2 个圆圈被追踪至头部，他们将被视为合并

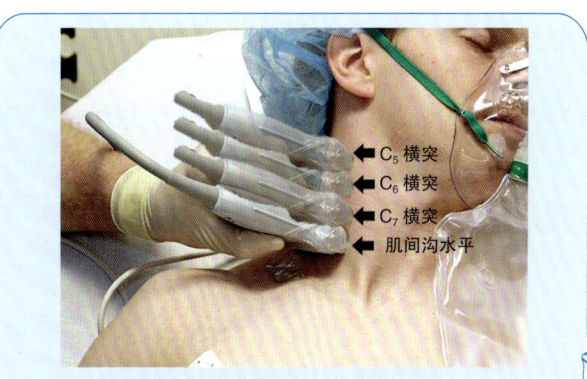

图 2-6 在肌间沟水平和 C_5、C_6、C_7 颈神经根扫描时超声探头的相对位置

成一个单一的暗无回声 C_6 神经根。在这个层面上，可以看到 C_6 横突的前后结节（图 2-8）。通常 C_6

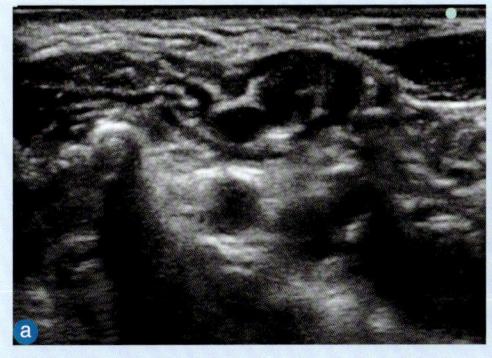
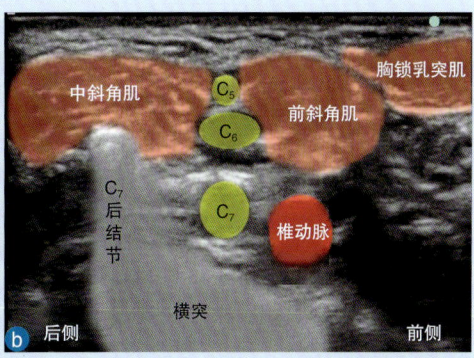

为了识别神经根，可以从头开始扫描神经根，直到神经根在相应的横突处进入脊柱。C_7 横突易于识别，因为它没有前结节。椎动脉通过颈椎横突孔上升到 C_7 水平。彩色多普勒超声可用于确认椎动脉。

图 2-7 C_7 横突、C_7 颈神经根和椎动脉

横突有一个突出的前结节（颈动脉结节）。探头向头侧进一步移动将显示 C_5 神经根在 C_5 横突处进入脊柱。C_5 横突既有前结节又有后结节，与 C_6 横突相似，但比后者小（图 2-9）。

肩胛上神经

肩胛上神经起源于 C_5 神经根或上干。它提供了肩袖的一些肌肉和肩关节的大部分感觉神经。在进行肩关节手术肌间沟阻滞时，重要的是沿着臂丛在肩胛上神经起源附近进行神经阻滞，特别是在使用少量局部麻醉药或连续导管技术的情况下。通过使用大剂量局部麻醉药，沿着臂丛使其扩散更大，而识别肩胛上神经的分支点可能不那么重要。选择性肩胛上神经阻滞也是可能的，本章稍后将对此进行描述。

膈神经

膈神经位于前斜角肌的臂丛附近（图 2-10）。由于膈神经位于神经丛的前面，建议所有平面内进针都从神经丛的后面开始。将针头放在神经丛后面可避免直接损伤膈神经。即使使用少量的局部麻醉药，大多数肌间沟阻滞也会导致膈神经麻痹和某种程度的半膈肌麻痹。对患有限制性或严重阻塞性肺病或任何严重肺病的患者实施肌间沟阻滞时应谨慎。

肩胛背神经和胸长神经

穿过中斜角肌的针也会对穿过腹部肌肉的较小神经造成损伤，如肩胛背神经和阻滞神经（图 2-11）。这些神经是臂丛的分支，表现为明亮的高回声椭圆形，中心为低回声。为了帮助识别这些小分支，可以将探头向头部移动，沿着神经追踪臂丛神经根。肩胛背神经和胸长神经通常在进入脊柱之前插入 C_5 和（或） C_6 神经根。在肌间沟或锁骨上神经阻滞及中斜角肌穿针时，应尽量识别肩胛背神经和胸长神经并避开它们。肩胛背神经阻滞对肩胛骨手术是有用的。肩胛背神经阻滞已被描述，类似于肌间沟神经阻滞。为了进行阻滞，按照肌间沟神经阻滞的

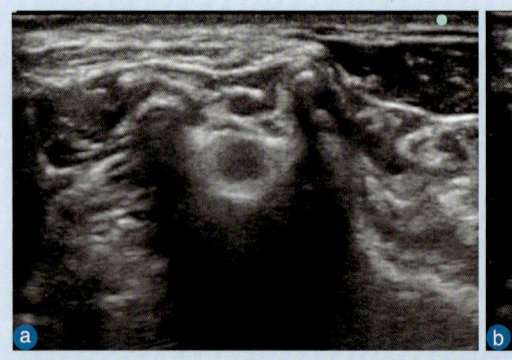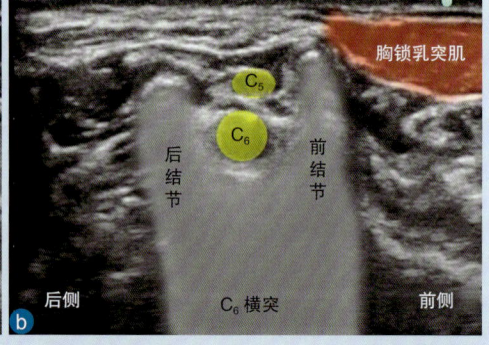

C_6 神经根位于 C_6 横突的前结节和后结节之间。前结节（Chassaignac 结节）通常是颈椎前结节中最浅的，因此在体形消瘦的成年人中可触及。

图 2-8　C_6 横突和 C_6 神经根

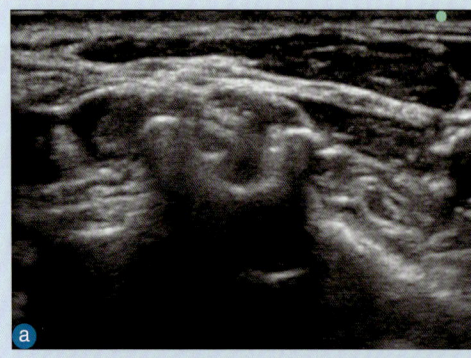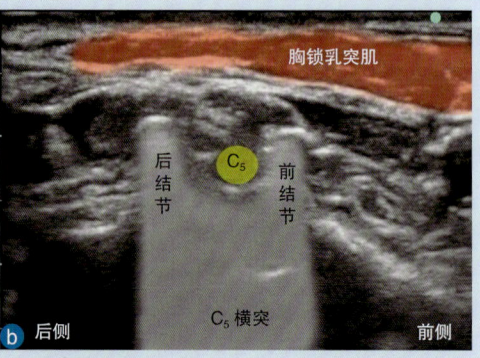

C_5 神经根在 C_5 横突处进入脊柱。C_5 横突有明显的前、后结节。C_5 神经根在 C_5 横突处进入脊柱。C_5 横突有明显的前、后结节。

图 2-9　C_5 横突和 C_5 神经

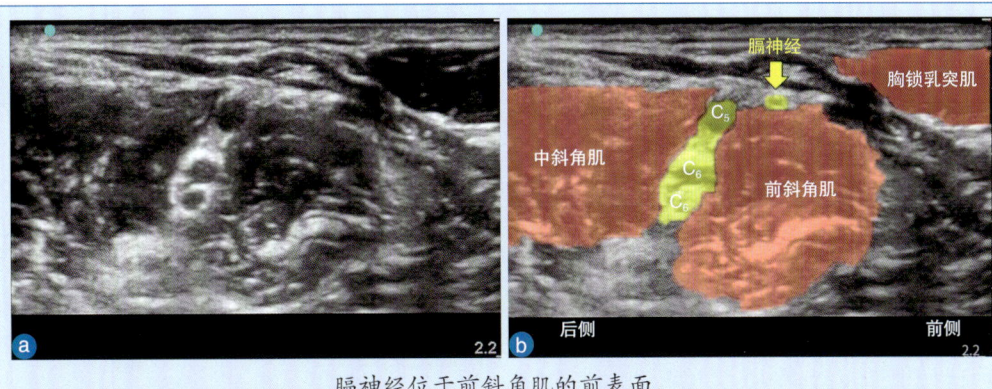

膈神经位于前斜角肌的前表面。

图 2-10 肌间沟水平的膈神经

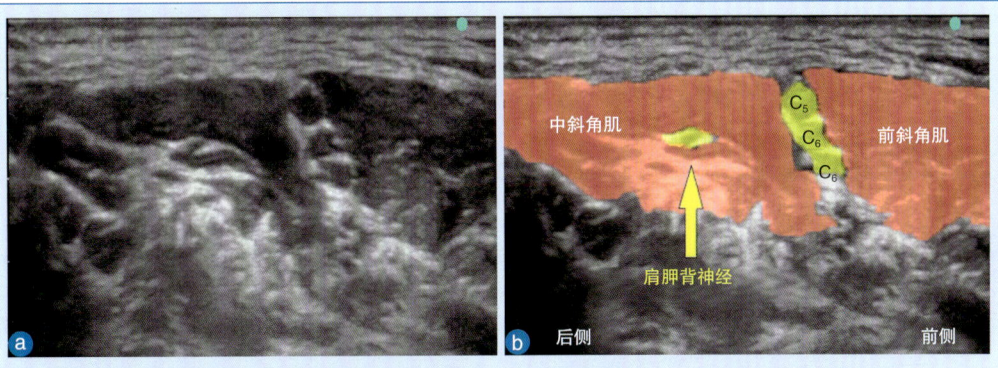

穿刺针在穿过中斜角肌之前，应识别该区域的肩胛背神经，避免对其造成直接伤害。

图 2-11 肩胛背神经位于中斜角肌内

描述进针，但不完全进到肌间沟，而在中斜角肌腹部肩胛背神经附近注入少量的局部麻醉药（5 mL）（图 2-12）。这种阻滞可以在保留大部分同侧臂丛神经功能的同时，也为肩胛骨手术带来镇痛效果。如果肩胛骨手术不能单独识别肩胛背神经，可以考虑在肌间沟水平注射局部麻醉药，并将注射点集中在 C_5 神经根附近。

临床应用

肌间沟臂丛神经阻滞可用于肩部手术，包括肩关节镜检查、肩袖修复、涉及锁骨中段至远端的手术、肩部操作和全肩关节置换术。连续导管可常规放置在肌间沟中，以延长镇痛时间。

技术

1. 超声细节

（1）监测仪：心电图、无创血压监护仪、脉搏血氧仪。

（2）备皮：氯己定和酒精。

（3）探头：高频线性探头（10 ~ 15 MHz）；

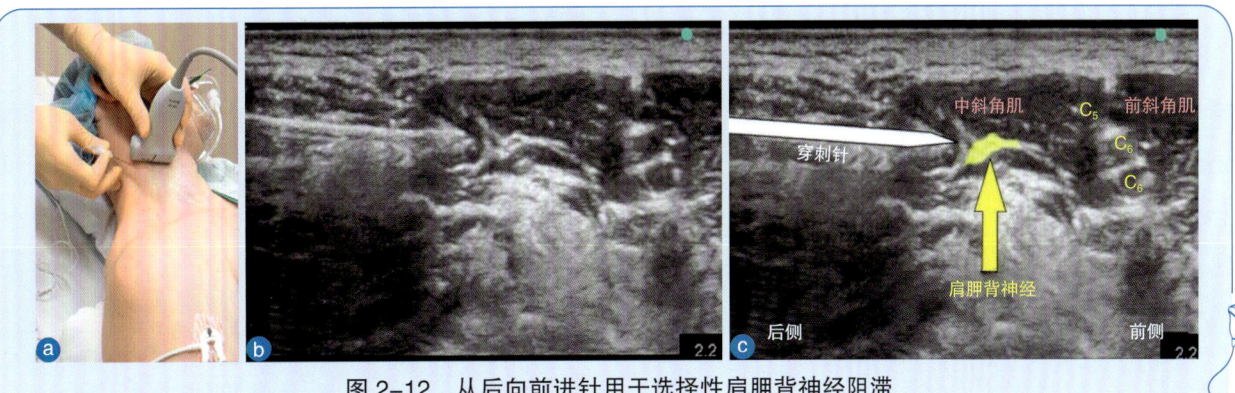

图 2-12 从后向前进针用于选择性肩胛背神经阻滞

80 kg 成人的预期目标深度为 1~2 cm。

（4）患者体位：患者呈 45° 坐姿，头部朝上，头下垫一个枕头，移开探头以暴露手术侧的颈部。患者面部转向对侧。可在同侧肩下放置一个枕头或折叠的毯子，为从后侧进针创造更多空间（图 2-13）。

（5）局部麻醉药的选择：通常需要 10~30 mL 的局部麻醉药。为了达到手术水平的麻醉和长效镇痛，使用 0.5% 罗哌卡因或丁哌卡因。对于时间较短的手术，可选择使用 1.5% 甲哌卡因或 2% 利多卡因。如果仅为术后镇痛需要神经阻滞，则可以使用较低浓度的局部麻醉药（如 0.2% 的罗哌卡因）。

（6）针：100 mm（约 4 英寸），短斜面神经阻滞针头。

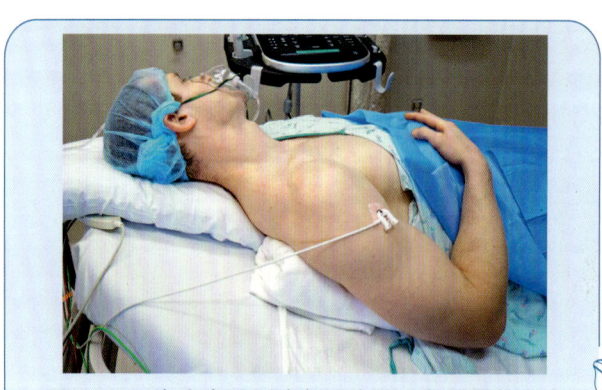

图 2-13　在患者同侧肩部下方用一条折叠的毛巾暴露锁骨上神经阻滞的位置

2. 扫描技术

（1）利用锁骨上超声图像来定位臂丛神经。神经丛与动脉（锁骨下动脉）毗邻，有助于在锁骨上水平定位臂丛神经。

（2）将探头放置在锁骨中点的上面。

（3）探头应该垂直置于颈部，探头方向朝向胸腔。不要将探头平放于颈部（图 2-14）。

（4）定位搏动的锁骨下动脉。动脉呈低回声（黑色）圆圈，呈搏动性。动脉位于第一肋骨或胸膜的高回声线上。如果最初看不见动脉，可在锁骨内侧或外侧平行滑动探头寻找，注意不要把颈动脉误认为是锁骨下动脉。

（5）神经位于动脉的外侧和后方，或者偶尔位于动脉的上方。臂丛表现为"一串葡萄"——包裹在高回声筋膜中的低回声圆圈。

（6）一般臂丛位于锁骨上窝，将神经放在图

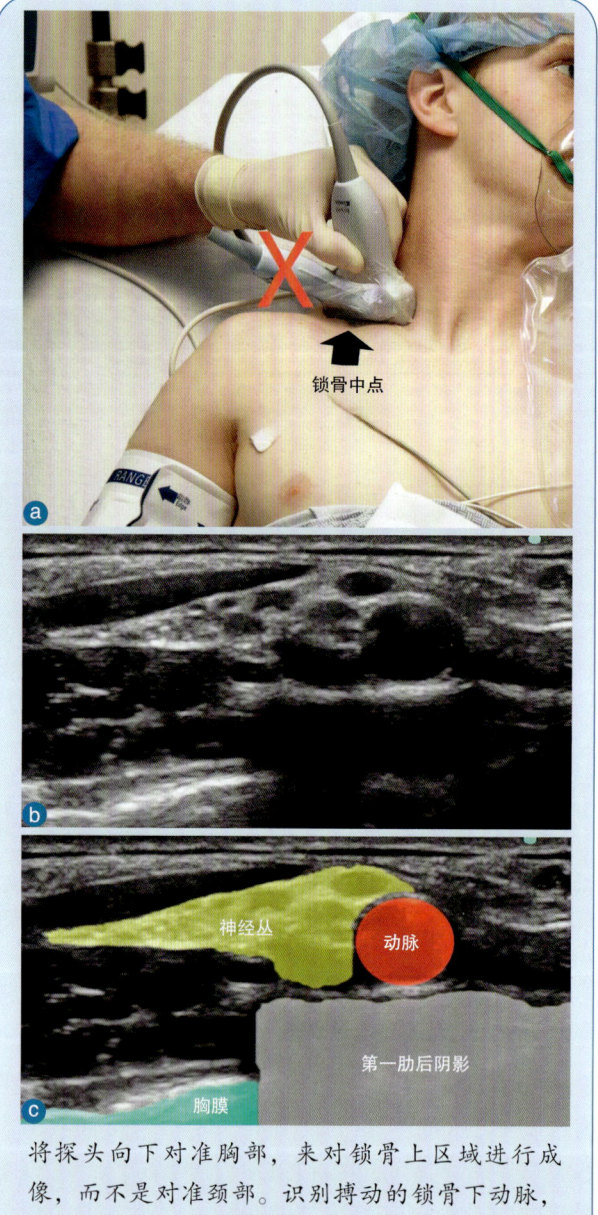

将探头向下对准胸部，来对锁骨上区域进行成像，而不是对准颈部。识别搏动的锁骨下动脉，臂丛神经即位于动脉的后外侧。

图 2-14　标记锁骨的中点，用于快速识别锁骨下动脉的位置

像的中间，并将探头滑动到颈部，保持探头垂直于皮肤。继续追踪臂丛神经最浅的部分，当探头朝颈部移动时，保持神经显示在屏幕上（图 2-15）。

（7）当探头向头端移动时，锁骨下动脉逐渐消失。臂丛的起始部位最初应该出现许多小圆圈（多束状）。然后，在肌间沟水平，出现了 3 个黑圆圈。这些圆圈通常排列在前斜角肌和中斜角肌之间（图 2-15e）。

（8）当看见臂丛被明亮的高回声筋膜包围时出现 3 个深色圆圈，停止滑动探头。从上到下的 3

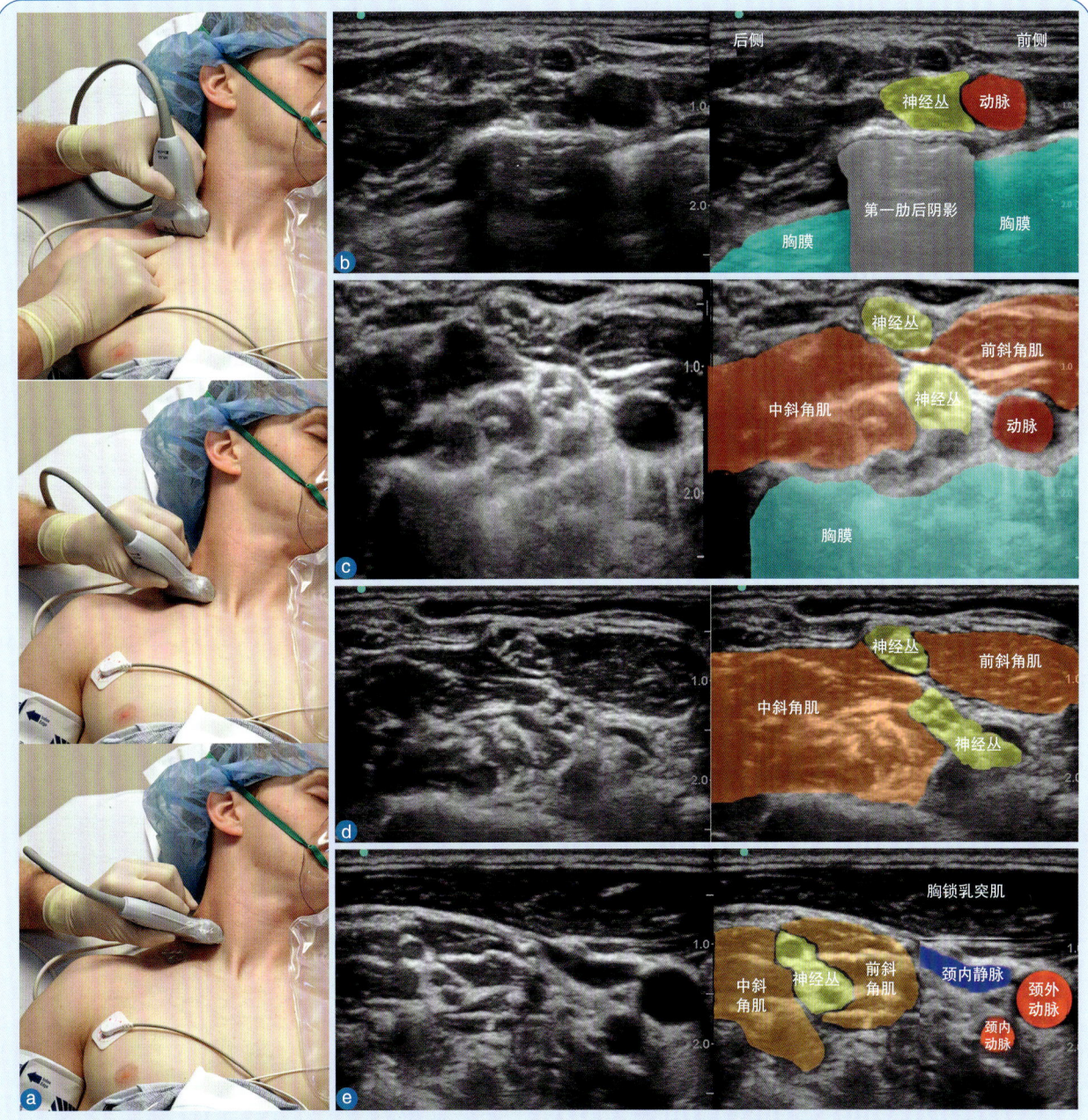

a. 显示了从锁骨上臂丛到肌间沟内臂丛的探头位置。用探头追踪颈部的多条神经，当神经出现3个堆叠在一起的圆圈时停止（图e）。b、c. 位于第一肋骨上的血管是锁骨下动脉。d、e. 两张图像是颈部上方获得的，前内侧的血管是颈动脉的内和外分支和颈内静脉。

图2-15 扫描肌间沟时探头位置及对应的超声图像

个圈分别是C_5神经根和2个不同的C_6神经束。

（9）通常，完美的肌间沟图像只出现在锁骨上视野颈部上方几厘米处。不要担心探头可能会放在距颈部很远的位置。当超声图像显示肌间沟内最清晰的3个黑圆圈时进行阻滞。

（10）平面内进针，从臂丛神经的外侧和后侧开始，朝向内侧和前方（图2-16）。

（11）将针进到神经丛最浅的部分（C_5神经根上方）或神经丛的最深处（最下C_6束下方）。换句话说，通过观察3个圆圈的浅层或下方，可以找到一个很好的注药点（图2-17）。建议深入到这3个圆圈的下面，以确保局部麻醉药扩散到臂丛神经（椎前筋膜）较浅的筋膜下。

（12）从安全角度出发，针不能在这个位置的臂丛神经的任何低回声神经束之间穿刺。不能选择在C_6的2个神经束之间进针。这就是为什么我们

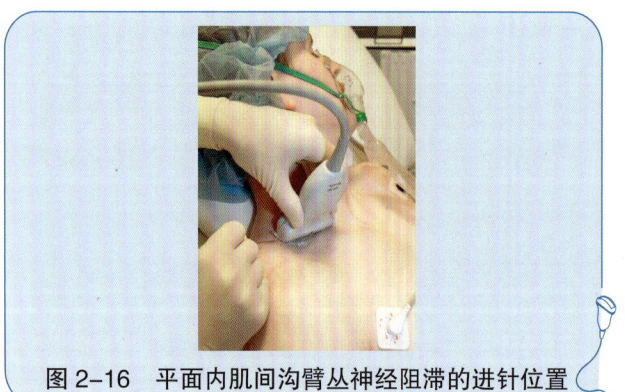

图 2-16 平面内肌间沟臂丛神经阻滞的进针位置

在肌间沟水平特别强调神经根的意义。

（13）单次注射局部麻醉药的理想分布是包含臂丛附近的任何地方（3个圆圈）。简单来说是将局部麻醉药注入在3个圆圈的上方、后面或下方（图2-18）。

（14）如果药液在神经丛周围扩散效果不满意，针可以重新进行定位。最终的目的是将局部麻醉药注入臂丛神经附近的任何地方，而不需在前后两侧都注入局部麻醉药。

替代技术

肌间沟阻滞的平面外入路已详细阐述，穿刺针的位置与标准平面内入路相同。在平面外进针时，将肌间沟和臂丛放置在超声图像的中间位置。然后使用第一章"如何显影神经和穿刺针"中介绍的技术，从超声探头的中间开始进针（图2-19）。

置管

导管放置可以按照与阻滞臂丛神经相同的步骤进行，除此之外还需绝对的无菌技术、一个大号的针、放置后固定导管的东西。导管放置可以选择平面内或平面外技术。将针尖置于C_5上方或C_6的2个神经束下方（图2-20）。同样，针不应该穿透肌间沟3个圆圈之间的任何地方。一旦针尖到达位置，就应将导管推进肌间沟内。由于皮下组织疏松和阻滞部位比较表浅，导管置入失败是很常见的。使用手术胶和适当的敷料来固定导管可延长使用时间（图2-21）。

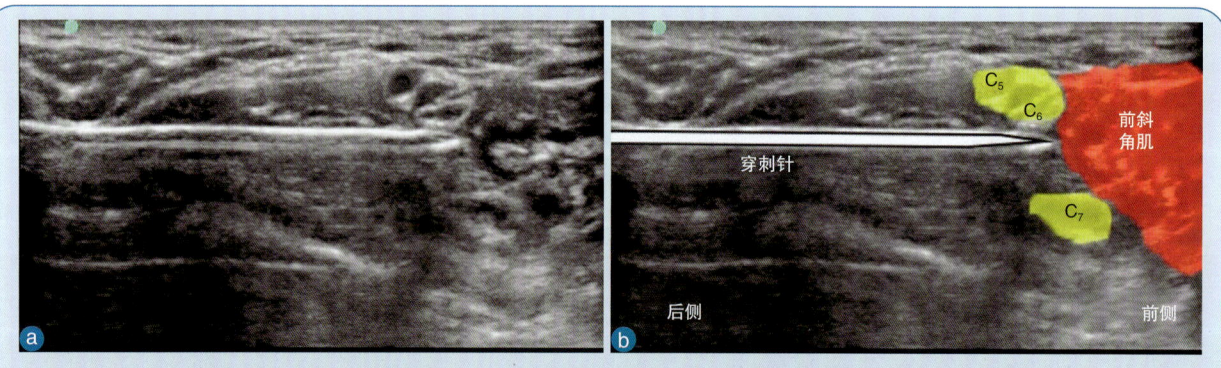

在探头后2cm处进行穿刺，可以使穿刺角度更加平坦，有利于穿刺针的显影。

图 2-17 肌间沟神经阻滞时的进针路线

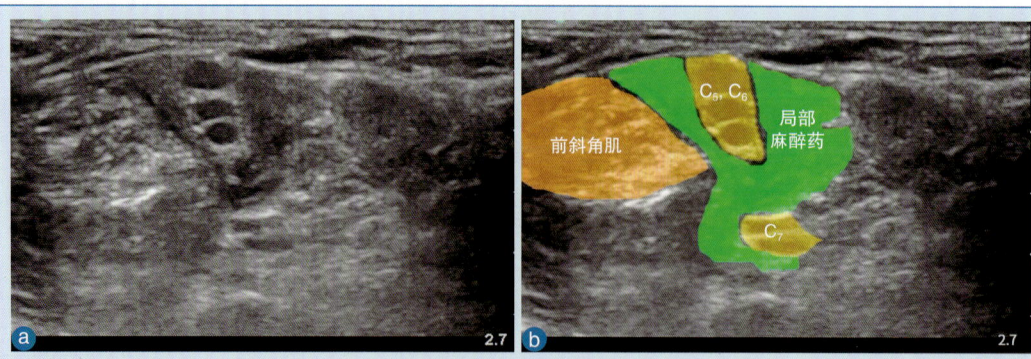

绿色部分代表局部麻醉药。观察到C_5、C_6神经根之间有明显分离，而C_7神经根分离较小。在这个图像中，局部麻醉药从前到后扩散至上述神经根的周围，但是，仅将局部麻醉药在肌间沟后侧扩散也可以形成有效的阻滞，不要将穿刺针穿刺至神经根之间。

图 2-18 肌间沟阻滞的局部麻醉药扩散

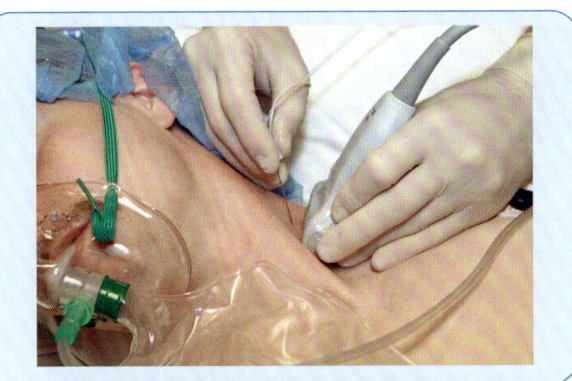

图 2-19 肌间沟神经阻滞的平面外入路

并发症

由一侧膈神经阻滞引起同侧膈肌麻痹是一种常见的副作用。其他副作用包括霍纳综合征、血肿、神经阻滞失败、感染和神经损伤。

要点

（1）如果肌间沟水平的臂丛难以识别，可以先在锁骨上水平找到臂丛后，然后在向上扫描，跟随神经滑至颈部。

（2）小剂量（3～5 mL）局部麻醉药可用于减少膈神经阻滞和同侧膈肌麻痹的严重后果。然而，使用少量局部麻醉药会减少神经阻滞的持续时间。如果有明显迹象表明患者可能不能忍受膈神经麻痹，可以考虑使用肩胛上神经阻滞。

（3）在不到 5% 的病例中，臂丛神经发生了变异。这意味着 C_5、C_6 或 C_7 神经根可能不在前、中斜角肌内，而可能在前斜角肌内。如果是这种情况，需要单独阻滞神经根。如果要放置导管，需要将导管放置在 C_5 或 C_6 神经根周围（图 2-22）。

（4）一些小动脉可能在这个水平覆盖臂丛。彩色多普勒成像可以识别这些动脉，以便在进针过程中避开它们（图 2-23）。

（5）保持导管进入部位远离同侧肩关节和手术野。找到臂丛后，旋转探头 10°～20°，使其后缘靠近头侧。这使导管入针部位更偏向头侧，从而远离手术野。这种旋转通常不会影响臂丛神经的超声图像（图 2-24）。

（6）将枕头或垫巾移至对侧，以最大限度地增加可用于进针部位的面积。

（7）对体形偏瘦的患者进行扫查时，可在同侧肩部下方放置枕头或折叠的毯子，以便在进针和操作时提供更多的空间（图 2-25）。

（8）如果在肌间沟处臂丛神经没有出现经典的 3 个圆圈，可以考虑如前所述：向头端扫查以辨认单个神经根。在横切面上、下追踪神经将有助于确定臂丛神经的准确部位，并可能有助于进行一次安全、有效的注射。

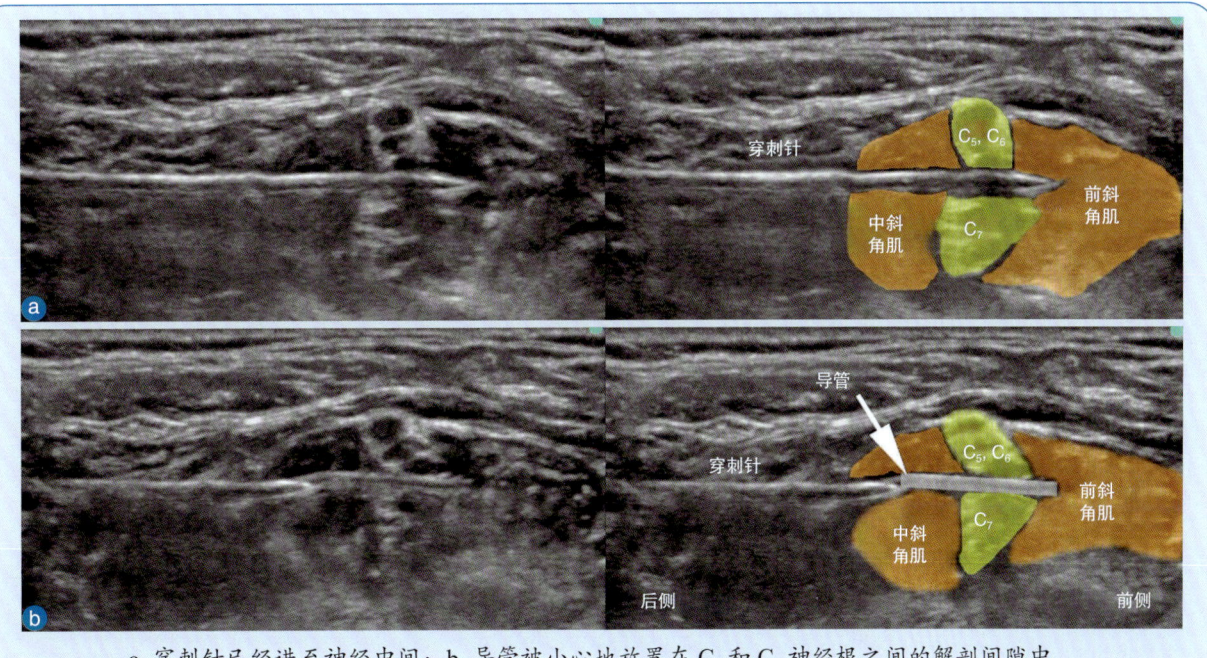

a. 穿刺针已经进至神经中间；b. 导管被小心地放置在 C_6 和 C_7 神经根之间的解剖间隙中。

图 2-20 肌间沟导管放置

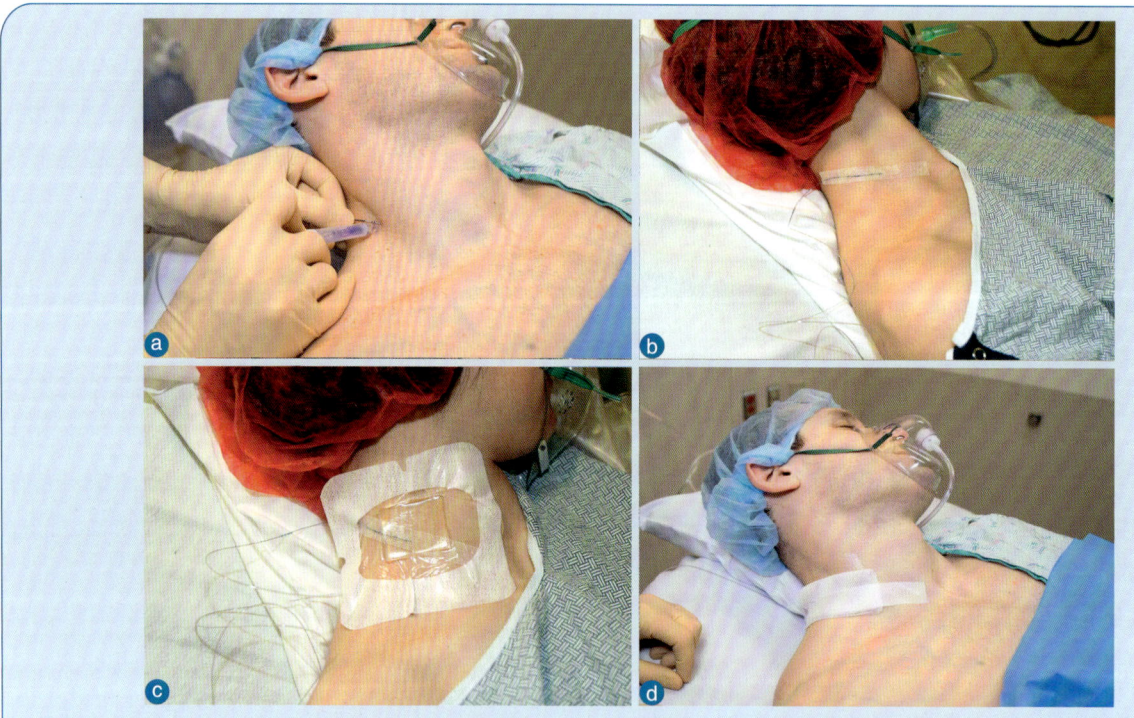

在穿刺部位（图a）滴一滴手术胶水，用胶布条（图b）粘住，然后使用透明敷料固定（图c）。两块较小或较窄的敷料可能比一块较大的敷料固定效果更好。一个实用的技巧是在敷料固定后（图d），用纱布或用垫纸和胶带覆盖敷料。这可防止手术纱布粘在敷料上，并在手术结束后将其拔掉。

图 2-21 肌间沟导管的固定

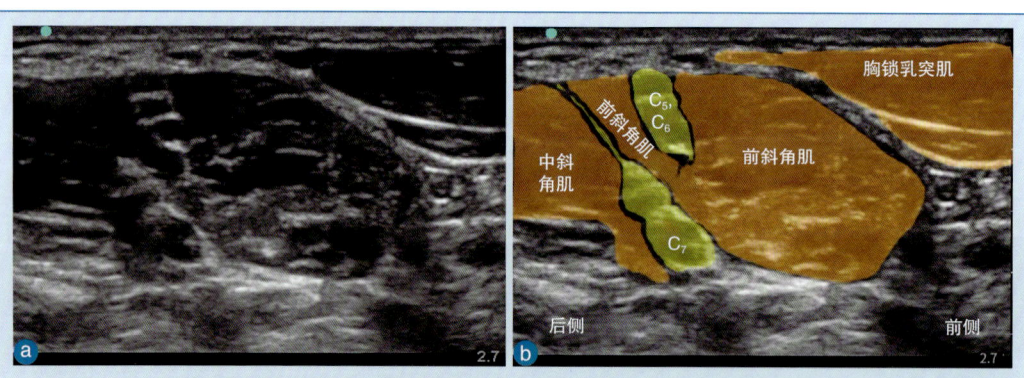

C_5 和 C_6 神经根位于前斜角肌内，而 C_7 神经根位于肌间沟内。

图 2-22 臂丛神经的变异

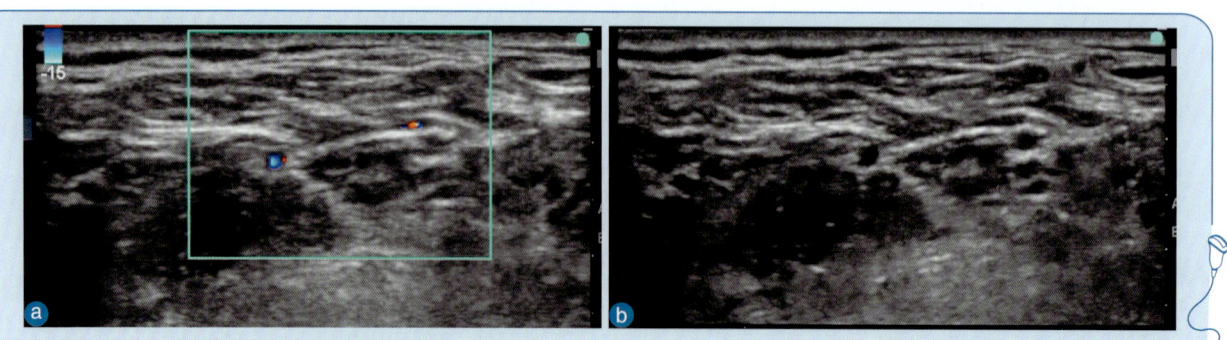

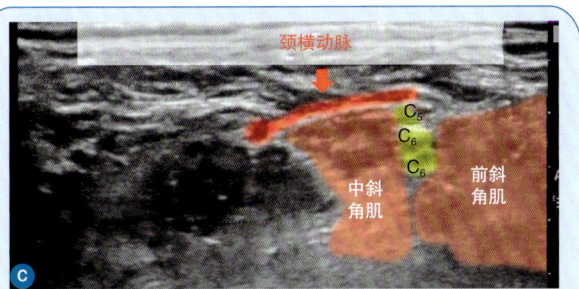

图 2-23 彩色多普勒成像（图 a）：用于识别颈部众多小血管。无彩色多普勒成像（图 b）：血管与臂丛神经成像相似。图 c 为动脉、神经和肌肉的标记图像

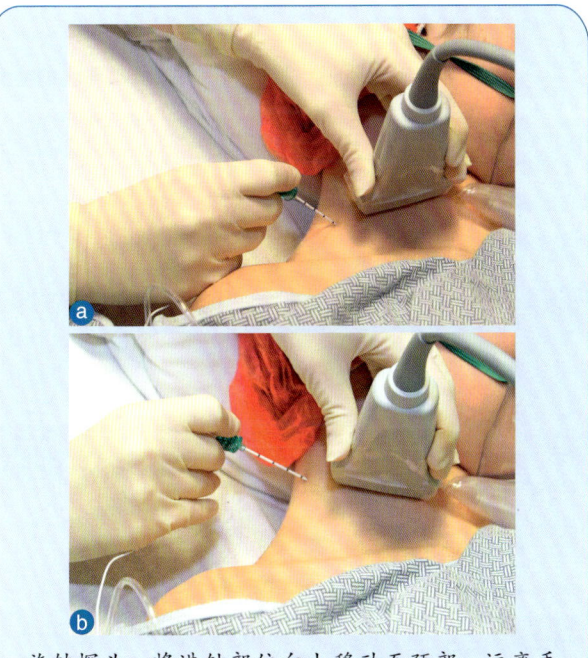

旋转探头，将进针部位向上移动至颈部，远离手术野。通过这种调整，可以将导管固定在手术视野外。

图 2-24 置管时穿刺针的进入位置

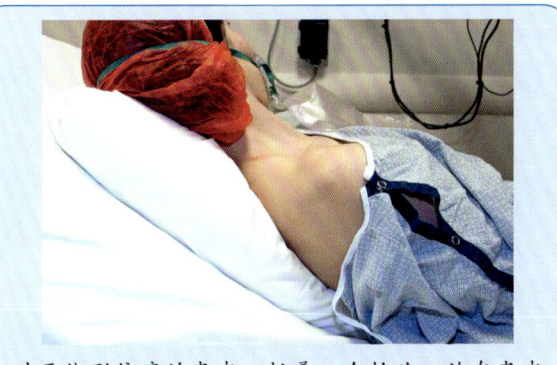

对于体形偏瘦的患者，折叠一个枕头，放在患者的肩部下面，以便创造更多的进针空间。

图 2-25 患者体位

肩胛上神经阻滞

简介

对不需要膈神经阻滞的患者，肩胛上神经阻滞可作为肌间沟臂丛神经阻滞的替代阻滞。肩胛上神经阻滞可与腋神经阻滞结合，称为肩部阻滞，以提供术后镇痛。然而，肩胛上阻滞对于全肩关节置换术或肩袖修复术后的镇痛非常有用，并且对于不能忍受肺损伤的病态肥胖或术前存在肺功能障碍的患者尤其有用。

解剖

肩胛上神经是臂丛神经上干或第 5 神经根的一个分支。它沿神经丛上干的外侧边缘穿过中斜角肌，沿臂丛神经向外侧延伸，深入锁骨上水平的肩胛舌骨肌（图 2-4）。肩胛上神经穿过肩胛上窝、肩胛骨的肩胛上切迹，并支配很大比例的肩部感觉。该神经没有皮支，也不支配整个肩关节的感觉。

临床应用

肩胛上神经阻滞可作为肩关节镜手术或肩关节置换术的镇痛阻滞。如果因相关的肺功能不全而不宜使用肌间沟臂丛神经阻滞，肩胛上神经阻滞可用作肩关节手术的替代阻滞。

技术

1. 超声细节

（1）监测仪：心电图、NIBP、脉搏血氧仪。

（2）备皮：氯己定和酒精。

（3）探头：高频线性探头（10～15 MHz）；80 kg 成人的预期目标深度为 0.5～1 cm。使用面积尽可能小的传感器（例如，25 mm 宽的传感器、曲棍球杆传感器），以免锁骨在肩胛上神经阻滞期间限制探头运动。

（4）患者体位：患者坐姿直立。在同侧肩部下方放置一个枕头，为针头从后向前移动创造空间，类似于肌间沟臂丛神经的定位（图 2-25）。要求患者将同侧手臂伸向对侧，就像试图触摸对侧大腿一样。这使得锁骨向前下方移动，从而有更多空间对肩胛上神经进行成像（图 2-26）。

（5）局部麻醉药的选择：通常需要 5～10 mL 的局部麻醉药。因为这主要是一种镇痛阻滞，所以

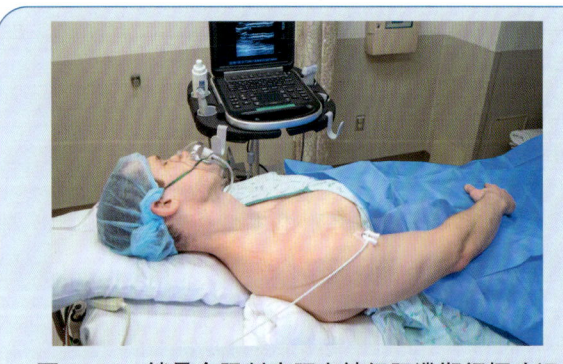

图 2-26 锁骨会限制肩胛上神经阻滞期间探头运动,为了给探头运动提供更多的空间,让患者用同侧的手向下伸向对侧

首选长效局部麻醉药(罗哌卡因或丁哌卡因 0.25%~0.5%)。对于短时间阻滞,可使用 1.5% 的甲哌卡因或 2% 的利多卡因。

(6)穿刺针:100 mm(约 4 英寸),短斜面神经阻滞针。如果患者不能充分定位将针从后向前推进,则可使用较短的针。

2. 扫描技术

(1)将探头置于锁骨上窝,类似于锁骨上神经阻滞时探头摆放的位置。使用锁骨上超声图像定位臂丛神经,使探头平行于锁骨后方向下对准胸腔(图 2-27)。

(2)将神经定位在搏动动脉的外侧和后侧,并找到臂丛的最上/外侧点。肩胛上神经将在这个最外侧的点被发现。

(3)为了确认肩胛上神经,考虑从肌间沟水

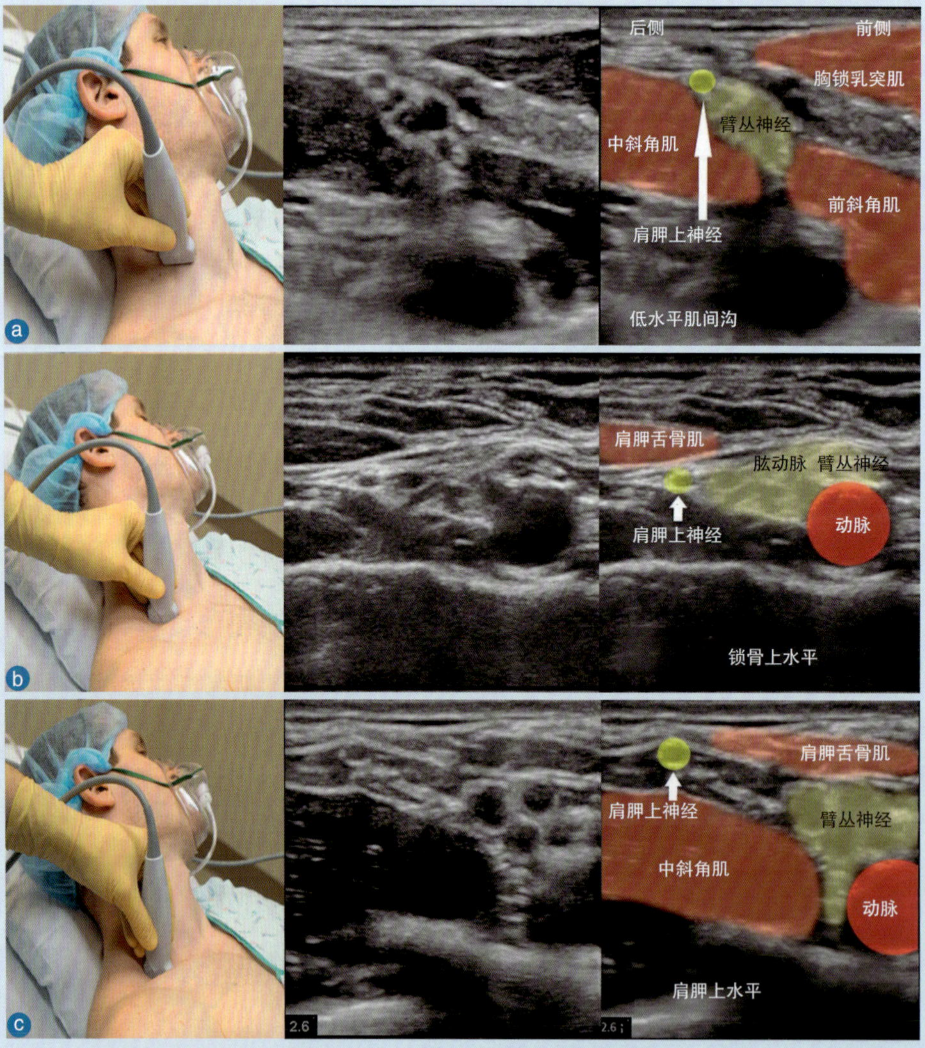

在较低的肌间沟水平,可以看到 C_5 神经根发出的低回声的肩胛上神经(图 a)。通过进一步追踪到锁骨上水平,可以在臂丛神经的后缘找到肩胛上神经(图 b)。如果进一步向外追踪神经,可以看到肩胛上神经从臂丛神经的剩余部分中分离出来(图 c)。

图 2-27 在臂丛神经的后侧浅层分出肩胛上神经

平向下扫描臂丛神经。通过良好的成像，可以看到肩胛上神经起源于 C_5 神经根，走行于锁骨上窝的尾部和外侧。

（4）在锁骨上水平，横向追踪神经。神经应从臂丛神经的后面和侧向穿出。

（5）通常，锁骨会限制超声探头的进一步横向移动。如果是这样，请尝试让患者将手臂向对侧大腿下压，以帮助移开锁骨。然后将超声探头方向对准锁骨下方（图 2-28）。

（6）当神经与臂丛神经分离时，它应该相对较浅（<1 cm 深）并位于肩胛舌骨肌下方（图 2-29）。

（7）神经将呈现为圆形低回声（暗）结构，具有高回声（亮）覆盖层。

（8）针应从后外侧向内侧和前方推进（图 2-30）。

（9）目的是将局部麻醉药注射在肩胛上神经深处，以确保药物注射在覆盖神经的筋膜下方。

替代技术

注射也可在肩胛骨脊柱上方的后面进行。对于这种方法，将超声探头放置在肩胛骨的脊柱上方，并通过超声图像识别肩胛骨上缘的肩胛上切迹。肩胛上神经和动脉在切迹内走行。与前面详述的近端入路相比，这种入路更深，更难成像。

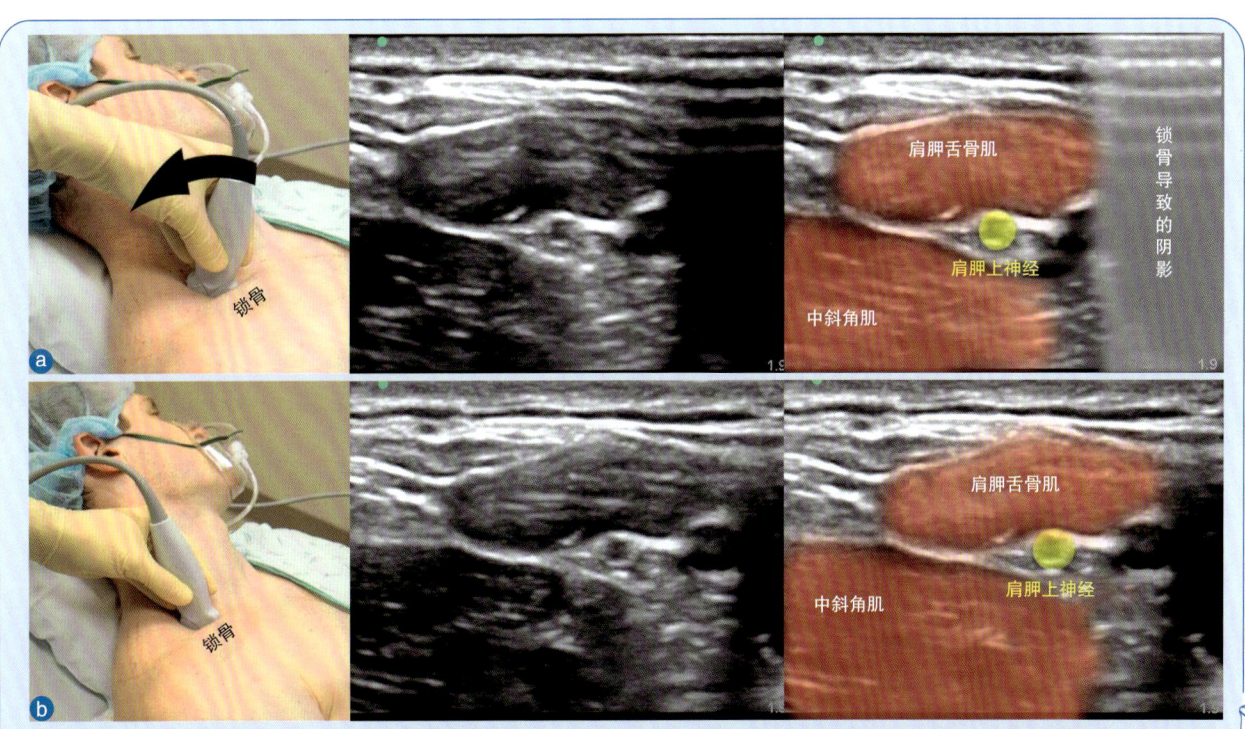

图 2-28　为了获得肩胛上神经的清晰图像，从锁骨上水平开始，横向滑动探头。锁骨限制了肩胛上神经的横向成像（图 a），因此倾斜超声探头以将超声波束对准锁骨下方（图 b）。小尺寸的超声探头在这里很有用

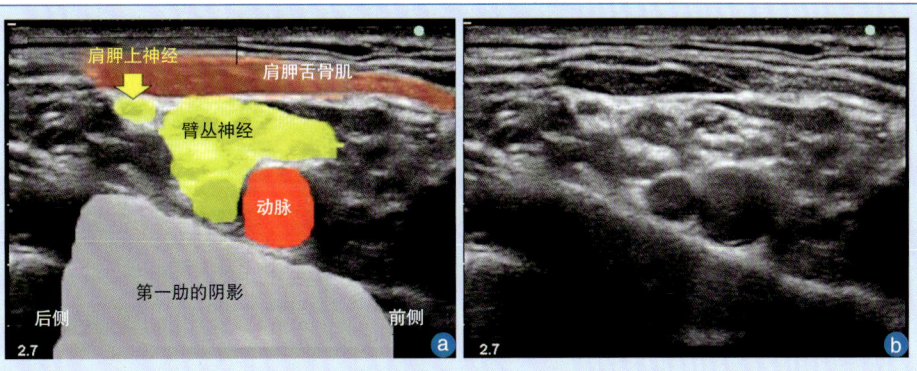

图 2-29　肩胛上神经成像与锁骨上神经阻滞的成像非常相似。为了更好地分离肩胛上神经，尽量在后侧成像

置管

当采用类似于神经阻滞的近端入路时,导管可能是有效的。对于置管,插入点通常从非常靠后的位置(背部)开始,以使留置导管部位远离手术区域(图2-30c)。

并发症

肩胛上阻滞的主要副作用是在进行大量注射或连续输注时对臂丛神经的部分阻滞。但仍然存在膈神经阻滞的风险,即使膈肌损伤的严重程度低于肌间沟神经阻滞。

要点

(1)如前所述,同侧手臂向下会使锁骨移动,为放置超声探头留出更多空间。

(2)在对肩胛上神经成像时,最好使用小型高频线性探头(25 mm宽),以免碰到锁骨。倾斜探头对准锁骨下方有助于神经成像(图2-28)。

(3)如果无法横向追踪神经,或者锁骨限制了超声探头进一步向臂丛神经侧向移动,则考虑在锁骨上超声视图中的臂丛神经浅侧点注射局部麻醉药。在锁骨上视图中,肩胛上神经位于神经丛的后外侧(图2-27)。

(4)如果肩胛下神经难以追踪,其可能位于肩胛舌骨肌下方的低回声结构中。

(5)当考虑此处或难以定位时,可以刺激此神经。抽搐应发生在冈上肌和冈下肌。在低电流下,抽搐会表现为手臂轻微侧向运动或外展。

颈丛神经阻滞

简介

以前,颈丛神经阻滞分为深层阻滞和浅层阻滞。现在使用超声成像可以建立一个完整的阻滞而不需要单独注射。此外,以前的针头在神经根附近盲目推进,增加了神经轴向注射的风险。超声引导下神经阻滞允许对颈部神经丛进行简单、安全的注射,其目标是感觉(浅层)分支和肌肉(深层)分支。

解剖

颈丛由$C_1 \sim C_4$神经根的分支形成。神经丛位于胸锁乳突肌深处的前中斜角肌上。在超声引导神经阻滞出现之前,在胸锁乳突肌下精确注射局部麻醉药是十分困难的,超声的应用发展了该区域神经阻滞技术。现在,通过超声成像,在斜角肌和胸锁

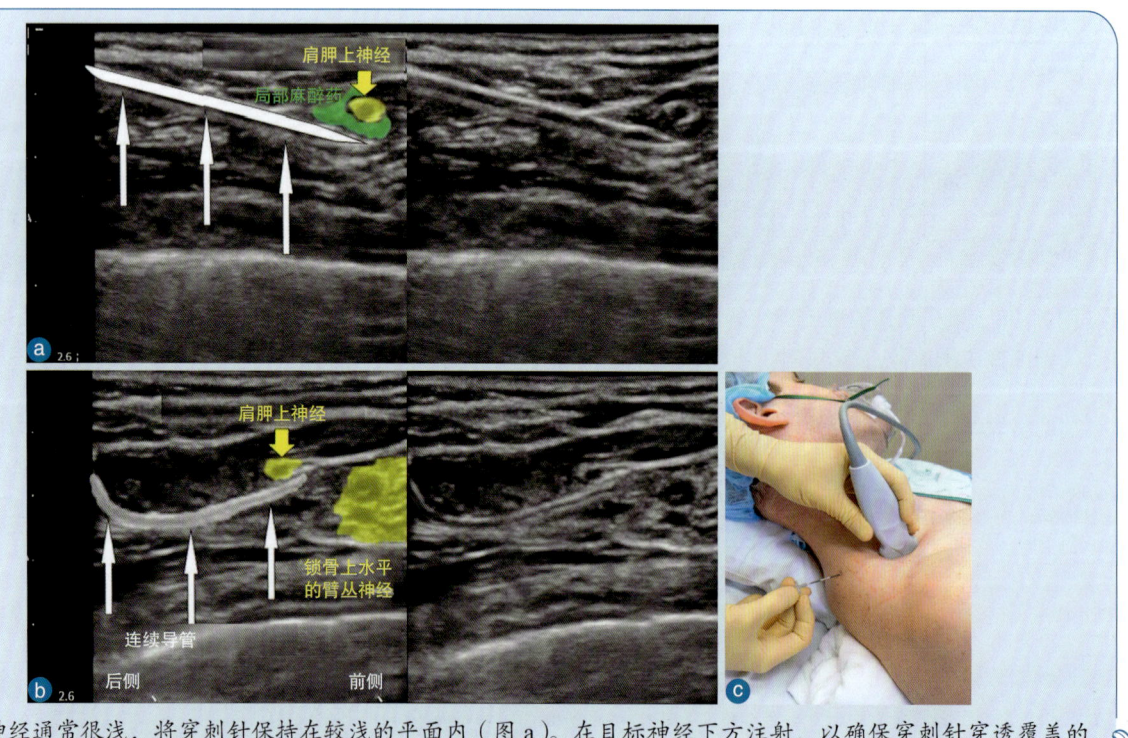

肩胛上神经通常很浅,将穿刺针保持在较浅的平面内(图a)。在目标神经下方注射,以确保穿刺针穿透覆盖的筋膜。导管可留在类似位置(图b)。

图2-30 穿刺针从后侧向前推进

乳突肌之间发现神经根和颈丛可以被明确定位。

临床应用

颈丛神经阻滞在围手术期有两个主要用途：颈动脉手术和锁骨手术。

技术

1. 超声细节

（1）监测仪：心电图、NIBP、脉搏血氧仪。

（2）备皮：氯己定和酒精。

（3）探头：高频线性探头（10～15 MHz）；80 kg 成人的预期目标深度为 0.5～1 cm。

（4）患者体位：仰卧位，头抬高 45°。

（5）局部麻醉药的选择：需要 5～10 mL 的局部麻醉药。对于长效镇痛，使用 0.25%～0.5% 的罗哌卡因或丁哌卡因。对于短时间阻滞，可使用 1.5% 的甲哌卡因或 2% 的利多卡因。

（6）针：50 mm（约 2 英寸）或 100 mm（约 4 英寸），短斜面神经阻滞针。

2. 扫描技术

（1）按肌间沟神经阻滞方法，在肌间沟水平定位 C_5 和 C_6 神经根。

（2）向上滑动超声探头，以可视化 C_6 和 C_5 横向过程（图 2-6～图 2-8）。

（3）在 C_5 水平，C_3 和 C_4 神经根与颈丛位于胸锁乳突肌及中斜角肌之间（图 2-31）。

（4）这是一种筋膜平面阻滞，神经并不总是可见的。能识别出胸锁乳突肌和斜角肌便足够了。

（5）在胸锁乳突肌和斜角肌之间进行平面内或平面外注射 5～10 mL 局部麻醉药，可以阻滞颈丛神经（图 2-32）。

并发症

颈部有许多重要的结构。针的可视化，无论是平面内还是平面外，都非常重要。膈神经起源于这些神经根，因此双侧颈丛阻滞是不合适的。进针过程中推注生理盐水有助于将神经推离针尖，并可以降低直接损伤神经的风险。

要点

（1）局部麻醉药易在胸锁乳突肌和斜角肌之间的平面内扩散，以覆盖整个颈丛。

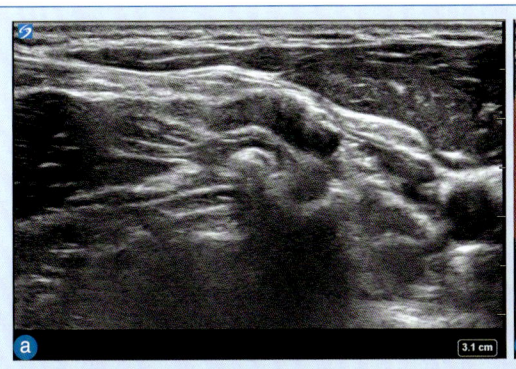
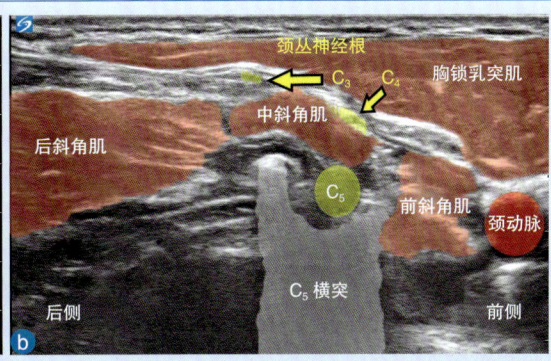

C_3 和 C_4 神经根与 C_5 神经根相比较小，超声下不易观察到。无论超声下是否可以找到，C_3 和 C_4 神经根都可在胸锁乳突肌和斜角肌之间的筋膜内找到。

图 2-31　颈浅丛在 C_5 横突水平的影像

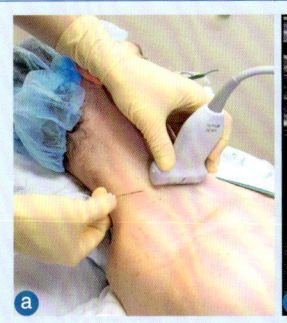
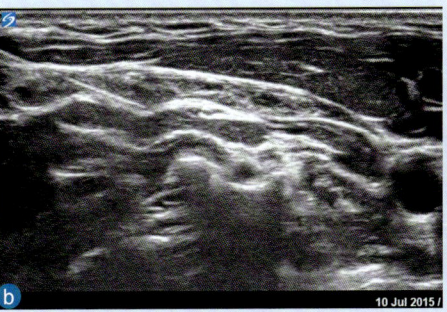
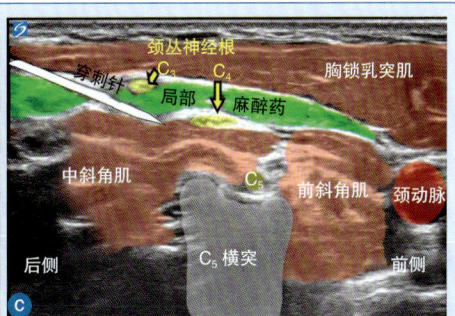

图 2-32　为了获得可靠的颈丛神经阻滞，将穿刺针穿刺至胸锁乳突肌和斜角肌之间并注射局部麻醉药。穿刺针轨迹与臂丛神经阻滞类似，从后侧向前推进

（2）为了提高大多数神经根被阻滞的可能性，在注射局部麻醉药时，考虑将针头沿头部到尾部的方向推进。

（3）或者可在 C_4 和 C_3 水平的肌肉之间进行 2 次注射。

（4）平面外进针法也是一种有效的颈丛阻滞技术。

锁骨上神经阻滞

简介

锁骨上臂丛阻滞是一项有效的神经阻滞技术。它通常麻醉肩部以下的整个手臂，因为臂丛神经在这个水平上非常紧凑。在超声引导下神经阻滞技术出现之前，由于该技术存在发生气胸的风险，医生不得不避免使用经典的锁骨上臂丛神经阻滞技术。现在超声下可以显示胸膜和神经，在操作正确的前提下，可以大大提高这种阻滞技术的安全性。

解剖

这种臂丛神经阻滞是在第一肋的水平进行的（超声下的一个关键标志）。在这个水平，神经丛从斜角肌之间穿出，由干或股组成。上干、中干和下干各分为前后两股。神经位于锁骨下动脉的外侧和后侧。沿着第一肋从外侧到内侧的关键标志分别是中斜角肌、臂丛神经、锁骨下动脉、前斜角肌和锁骨下静脉。第一肋弯曲着围绕在胸膜的上方。这种弯曲使得在进行锁骨上臂丛神经阻滞时，在都很难看到肋骨的多个部分。

临床应用

锁骨上臂丛阻滞可用于从肩部到手部的手术。在传统的描述中，锁骨上阻滞被认为覆盖了整个手臂。该阻滞技术的细微变化（如"要点"部分所述）可能会增加该阻滞技术应用到肩部的可能性。外科手术可能包括上肢整形外科手术以及动静脉瘘形成术。如果没有正确地进行阻滞，尺神经可能会被漏掉。患有严重的限制性或阻塞性肺病的患者应谨慎操作或选择替代方案（锁骨下臂丛神经阻滞），因为锁骨上臂丛神经阻滞导致膈神经麻痹的概率较高。膈神经（$C_3 \sim C_5$）沿着前斜角肌的前边界延伸，因此穿刺针应从后侧向前推进。此外，胸膜需要在第一肋的深处和（或）内侧被辨别出来。锁骨下动脉在这个区域有多个分支，超声引导将有助于避免无意中动脉内注射。

技术

1. 超声细节

（1）监测仪：心电图、NIBP、脉搏血氧仪。

（2）备皮：氯己定和酒精。

（3）探头：高频线性探头（10～15 MHz）；80 kg 成人的预期目标深度为 1～2 cm。

（4）患者体位：仰卧位，头抬高 45°，头底垫一枕头并偏向一侧，使术侧颈部完全暴露（图 2-25）。

（5）局部麻醉药的选择：通常，需要 15～30 mL 的局部麻醉药。对于麻醉和长效镇痛，使用 0.5% 的罗哌卡因或丁哌卡因。短时间使用可使用 1.5% 甲哌卡因或 2% 利多卡因。如果神经阻滞仅用于术后镇痛，则可以使用较低浓度的局部麻醉剂（如 0.2% 的罗哌卡因）。

（6）穿刺针：100 mm（4 英寸），短斜面神经阻滞针。

2. 扫描技术

（1）将探头置于锁骨中点的后方。

（2）探头应对准颈部，就像试图将超声波束深入胸部成像。不要将探头平放在颈部进行扫查（图 2-14）。

（3）定位锁骨下动脉搏动。动脉呈低回声或黑色圆圈，呈搏动性。动脉位于第一肋骨或胸膜的高回声线上。如果动脉最初不可见，可在锁骨内侧或外侧平行滑动探头。注意不要将颈动脉误认为锁骨下动脉（图 2-33）。

（4）神经位于动脉的后外侧，或偶尔位于动脉上部。臂丛表现为"一束葡萄"——包裹在高回声筋膜中的低回声圈。

（5）如果神经图像显示不清晰，旋转探头外侧部分并远离锁骨或使用倾斜运动来提高图像质量。通过在横截面上对神经进行更多的成像来帮助可视化（图 2-34）。

（6）在针插入之前，通过彩色多普勒成像寻找可能穿过臂丛神经或血管的进针路径（图 2-35）。

（7）平面内进针，从侧面开始并瞄准内侧

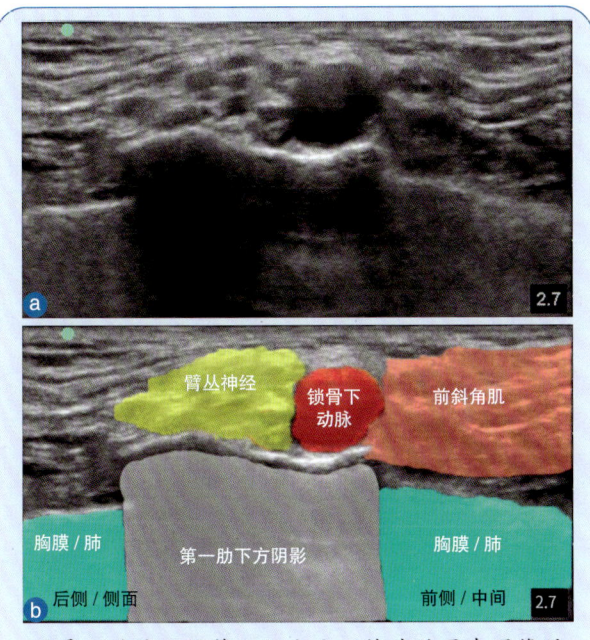

锁骨下动脉位于第一肋上方,将其放置在图像的中心,臂丛神经在其后侧。探头应避免过于靠近内侧,这可能会将颈动脉或锁骨下静脉误认为锁骨下动脉。

图 2-33 锁骨上臂丛影像

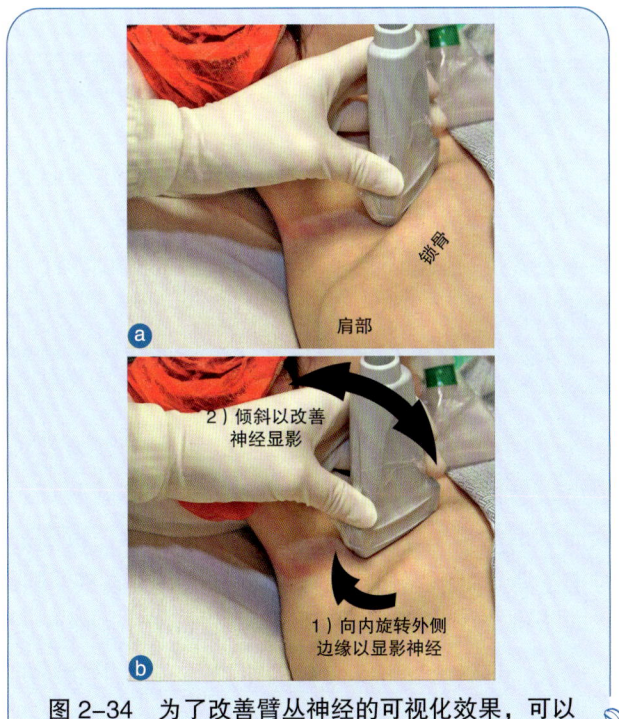

图 2-34 为了改善臂丛神经的可视化效果,可以旋转探头的外侧,远离锁骨。然后,可以倾斜探头(图 1-11)来进一步改善神经的成像(图 2-36)。

(8)缓慢进针,瞄准动脉和肋骨的交接处。进针应谨慎,因为胸膜和肋骨的显影识别可能会难

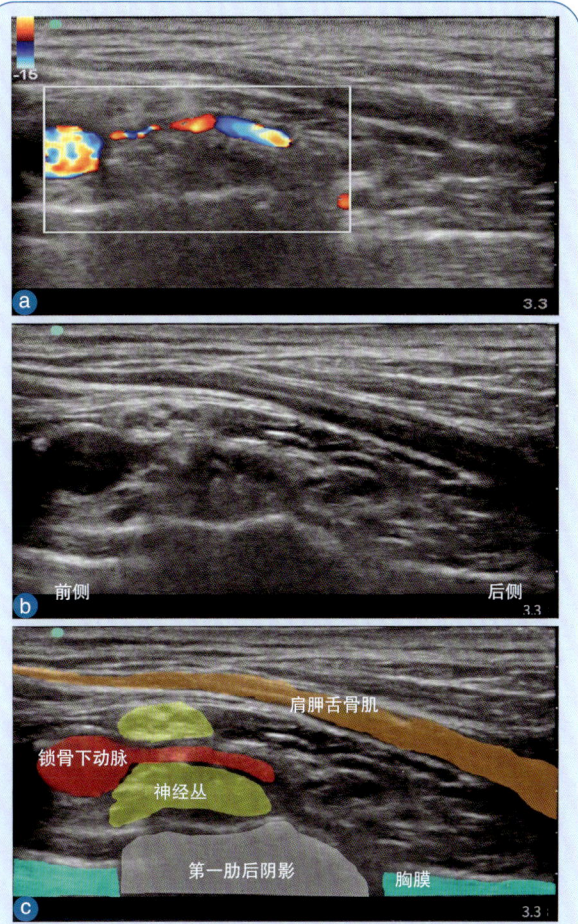

该区域有许多动脉,存在解剖结构变异的可能。如果没有彩色多普勒成像,动脉显影会不太清晰(图b)。颈横动脉在离开锁骨下动脉时(图a和图c)会将臂丛神经分为上部和下部。

图 2-35 锁骨上区域的彩色多普勒成像至关重要

以区分。为安全起见,确保针永远不要深入到肋骨或胸膜的高回声线。

(9)理想的局部麻醉药扩散是在臂丛下方向上推动神经丛。此时注射一半的局部麻醉药(图 2-36)。

(10)将针头重新定向到神经丛的最浅侧,并注射剩余的局部麻醉药。最终目标是用局部麻醉药完全包围神经丛(图 2-37)。

替代技术

将患者置于侧卧位,提供了从后侧接近神经丛的机会,但此种位置下,重力向下拉肩膀的好处可能不被重视。此外,当患者处于坐姿时,呼吸力学效果更好。

置管

在锁骨上臂丛神经放置导管进行阻滞可以使

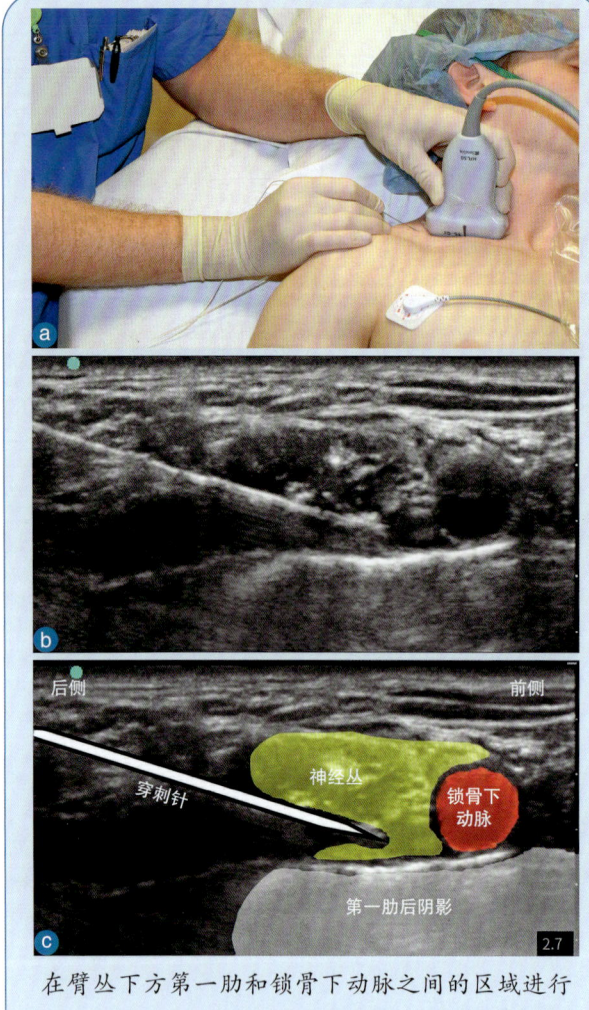

图 2-36 锁骨上区域的穿刺部位

在臂丛下方第一肋和锁骨下动脉之间的区域进行第一次注射。避免将针推进到第一肋骨的高回声边缘，因为在一些患者中，区分胸膜和第一肋骨时可能存在混淆。

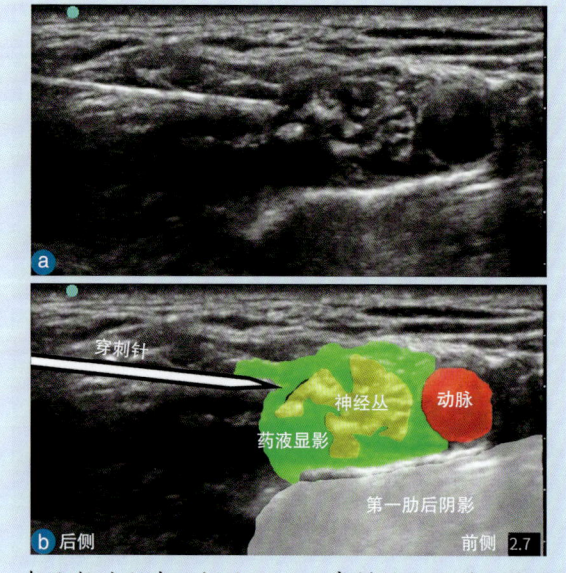

图 2-37 锁骨上超声图像显示第二针的位置

在注射过程中，探头可以从穿刺针上方移开向颈部滑动。可以观察到了注射过程中局部麻醉药在神经周围扩散的三维动态影像（见"脱离技术"和图 1-22）。

并发症

并发症可能包括膈神经麻痹、霍纳综合征、血肿、气胸、神经阻滞失败、感染和神经损伤。

要点

（1）如果锁骨上动脉分支不安全，请准备放弃锁骨上入路，改为替代方法（如锁骨下入路）。如果患者抗凝，考虑在可压迫区域使用其他阻滞（如腋路法）。

（2）将枕头移向另一边，以最大化针头放置面积。

（3）胸骨切迹到肩锁关节的距离中点为锁骨中点，可作为开始扫描和定位锁骨下动脉的起点。表面解剖学可以用来帮助识别锁骨下动脉，特别是对初学者。应识别颈静脉内侧切迹和肩锁关节外侧。这两个标志之间的中点和锁骨后部是初始探针放置的位置。这种方法增加了立即可视化锁骨下动脉的可能性（图 2-14）。

（4）单次神经注射和导管放置使用相同的患者定位和扫描技术。

（5）随着获取更多的经验，可以采用逐步分离技术。这有助于评估局部麻醉药的扩散，并提高锁骨上神经阻滞及其他神经阻滞的成功率。在神经

用与单次神经阻滞相同的技术来进行。该位置的神经非常表浅，单次阻滞成功率高，使其可以作为放置导管进行连续阻滞的一个选择。然而，在临床和已发表的文献中，锁骨下神经阻滞导管已被证明可为肘关节和远端手臂或手部手术提供更好的镇痛时间。我们可以根据手术部位来调整置管的位置；例如，如果手术在尺神经分布区，导管应放置在邻近神经丛的最下部。对于肩关节手术，在锁骨上臂丛神经上侧放置导管是延长镇痛的有效手段，且膈肌受累较少（图 2-38）。在锁骨上窝这一区域可活动，并且神经较为表浅，因此导管固定较困难。可以考虑在穿刺部位使用医用胶贴，以延长导管使用寿命。

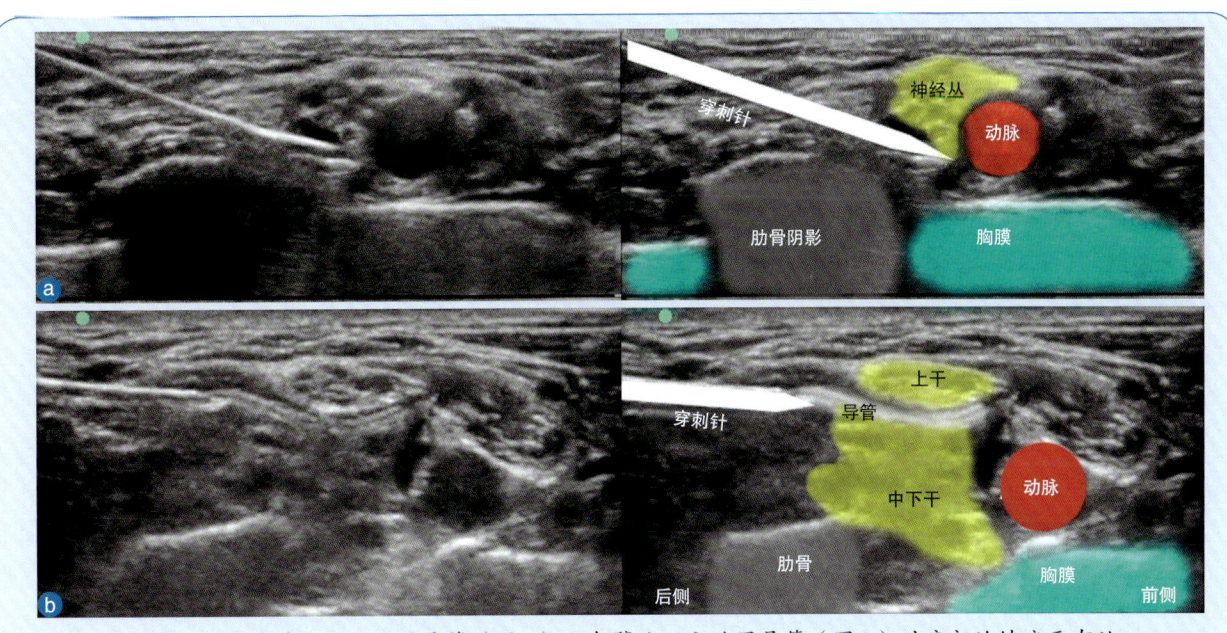

在锁骨上水平的臂丛上方放置导管（图a）比在臂丛下方放置导管（图b）对肩部的镇痛更有效。

图2-38 锁骨上导管放置

丛和肋骨之间的区域完成局部推注后，不要移动针头。在保持针头静止不动时，将探头向上滑动到颈部，以观察神经丛周围局部麻醉药的扩散情况。评估完局部麻醉药的扩散，将探头从颈部滑动以查看穿刺针。当穿刺针再次可见时，如果需要，可以注射更多的局部麻醉药，或者可以重新调整针的位置以实现更好的扩散。这种逐步分离技术允许医生评估目标神经周围适当局部麻醉药的扩散情况。对初学者来说，离开穿刺针的想法可能令人望而生畏。但对更有经验的使用者来说，评估局部麻醉药的扩散可以提高对神经阻滞成功的信心（图1-22）。

（6）如果在肩关节手术中使用锁骨上阻滞，则无须在肋骨附近进行更深的注射。将局部麻醉药集中注射在神经丛的上部（图2-29和图2-38）。这是上干（包括肩胛上神经）所在的位置。肩关节术后，肩胛上神经承载大部分疼痛感。

（7）在上臂内侧手术或延长止血带时间时，应考虑补充肋臂间神经阻滞。详见"肋间臂神经阻滞"。

锁骨下神经阻滞

简介

锁骨下神经阻滞可以有效为肩部远端手臂提供麻醉和镇痛。该阻滞的覆盖范围与锁骨上神经阻滞相似，但与超声引导下锁骨上神经阻滞相比有明显的益处，包括降低膈神经麻痹的风险，以及由于针穿过胸肌而更好地固定连续导管。然而，锁骨下阻滞也存在明显的挑战：①锁骨与针插入的部位紧密接近；②血管与相应神经伴行；③由于胸肌和乳腺组织的存在，导致阻滞深度增加。

解剖

锁骨下阻滞在神经索水平处进行。当从锁骨下方到腋窝进行扫描时，神经索可以位于动脉周围的不同方向。有3条神经索：外侧、内侧和后侧。最终，这些神经索将成为臂丛神经的末端分支。

锁骨下动脉作为腋动脉向远端延续。从锁骨下到腋窝的命名变化始于该动脉穿过第一肋骨。当动脉深入胸肌进入手臂时，它被臂丛包围。位于腋动脉尾部的是腋静脉。动脉和静脉在锁骨下区域都有许多分支。胸肩峰动脉常可见于胸大肌和胸小肌之间的表浅分支。该分支被用作胸壁神经（PECS）阻滞的标志（见第4章）。头静脉通常可以看到，其穿过腋动脉连接腋静脉。

临床应用

锁骨下神经阻滞可用于上肢手术，这些手术可延伸至肘部，远端延伸至手指。可在此区域行单次注射或放置连续导管。

技术

1. 超声细节

（1）监测仪：心电图、NIBP、脉搏血氧仪。

（2）备皮：氯己定和酒精。

（3）探头：中高频线性探头（6～15 MHz）；80 kg 成人预期目标深度为 3～4 cm。对于肥胖患者，低频曲阵探头（<6 MHz）可能有用。

（4）患者位置：患者取仰卧位，手臂向肩关节外展 90°，肘关节弯曲 90°。肩部外展是有帮助的，因为它使锁骨几乎消失（胡迪尼锁骨手法）。手臂外展使锁骨向背侧（后部）旋转，以便在针头向前推进至锁骨时为扁平的横盘提供更多的空间。对于手臂不能活动的患者（如四肢骨折、肩周炎），手臂可以保持侧内收，但可能需要调整进针路径（见"要点"）。

（5）局部麻醉药的选择：通常需要 30～40 mL 的局部麻醉药，分次给药。

（6）穿刺针：100 mm（约 4 英寸），短斜面神经阻滞穿刺针。

2. 扫描技术

（1）外展手臂，感受锁骨。锁骨应在手臂外展时向后移位。三角肌位于锁骨外侧。从上面看，锁骨和三角肌形成一个"V"形。

（2）锁骨和三角肌形成的"V"形底端为进针部位。将穿刺针放置于该点，可以使其以尽可能小的角度推进，从而显著提高穿刺针的可见度（图 2-39）。

（3）将探头放置于锁骨中点的旁正中平面上（图 2-40）。

（4）关键的初始超声标志是腋动脉。目的是在短轴视野下扫描动脉。从初始起始位置（锁骨中部），将探头从内侧到外侧或从头到尾滑动，以定位黑暗的搏动动脉。腋动脉位于静脉的头侧。腋动脉和腋静脉应在超声图像上并排定位（图 2-40）。

（5）如果动脉仍未成像，则使用彩色多普勒超声识别血流和（或）加深超声图像（图 2-41）。

（6）如果找不到腋动脉和腋静脉，则应找到浅表肌肉。覆盖动脉和静脉的两层肌肉：胸大肌（浅

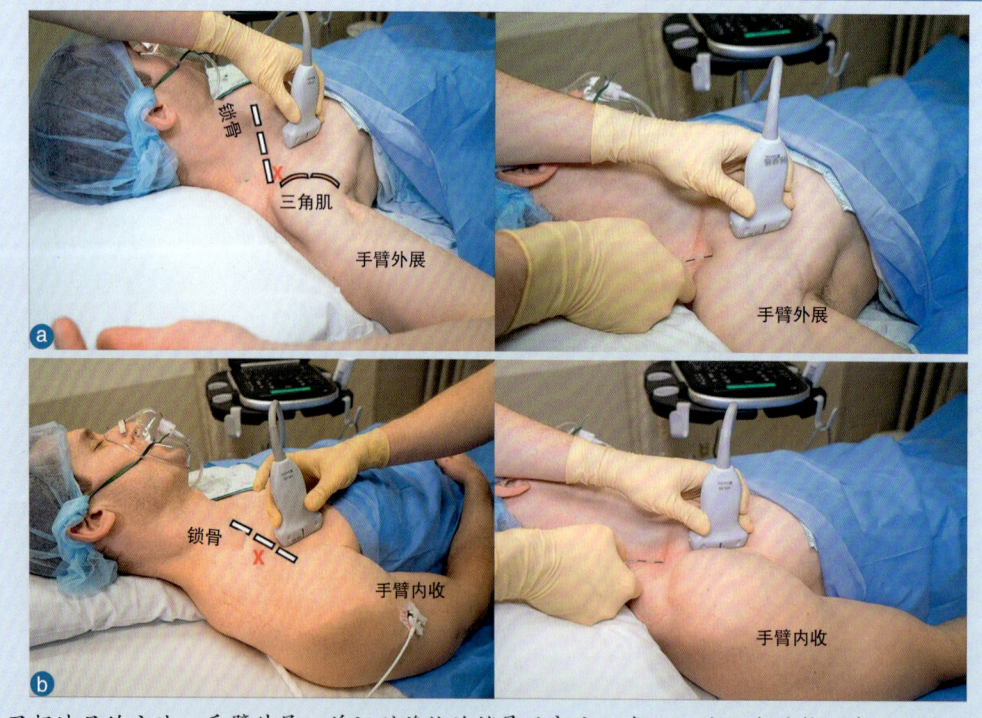

图 a 展示了胡迪尼的方法。手臂外展，并识别移位的锁骨后部和三角肌。这 2 个结构形成了一个"V"形。这个"V"形的底部是最佳的进针位置，穿刺针可以在该位置平缓地向目标区域推进。穿刺针在锁骨前方插入。
图 b 显示锁骨下入路的锁骨后神经丛（retroclavicular approach to plexus in the infraclavicular region, RAPTIR）。手臂内收，穿刺针插入锁骨后方。穿刺针同样可以在该位置平缓的向目标区域推进。

图 2-39　为锁骨下入路寻找理想的进针位置

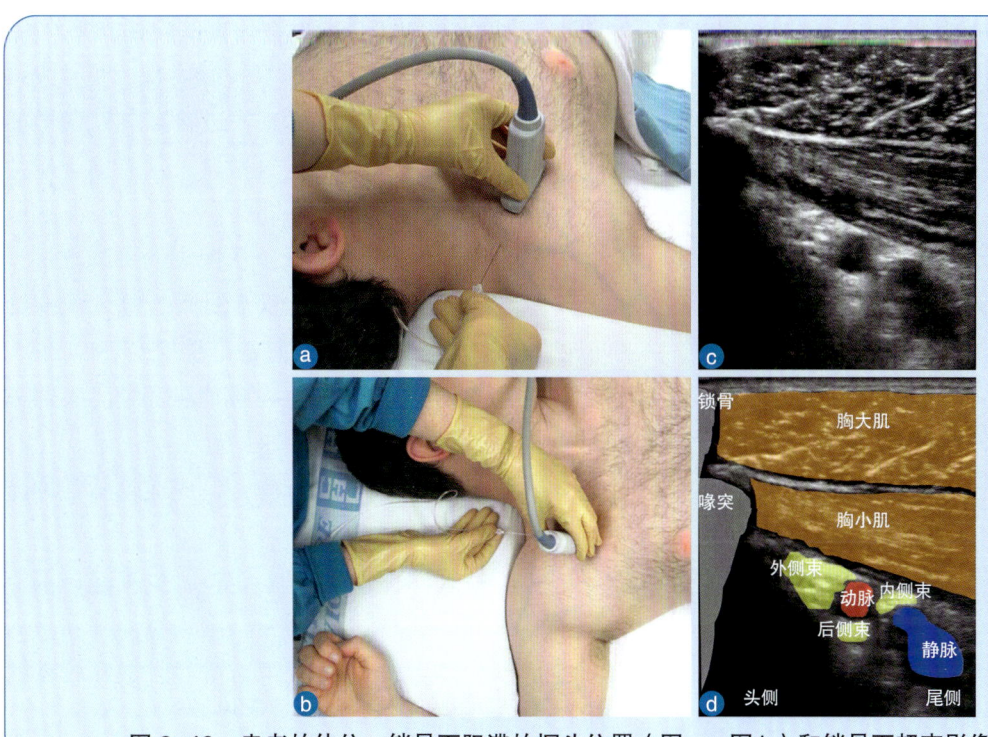

图 2-40 患者的体位、锁骨下阻滞的探头位置（图 a、图 b）和锁骨下超声影像（图 c、图 d）

层）和胸小肌（深层）。此外，动脉的头侧可见锁骨的阴影。

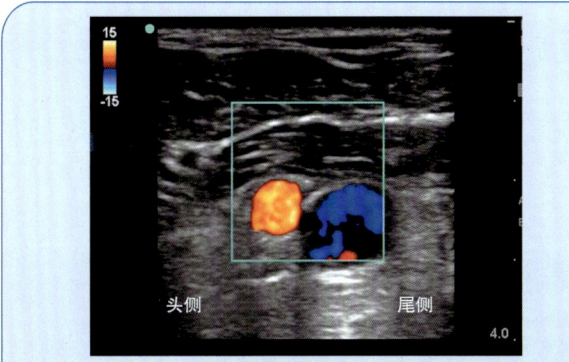

图 2-41 彩色多普勒成像用于锁骨下区域的血管识别

（7）动脉应在横截面上从内侧追踪，然后再从外侧追踪。当探针向内侧移动时，识别肋骨和动脉深处的胸膜。横向滑动探头，使胸膜和肋骨消失。完美的阻滞位置在图像中不会见到肋骨或肺。为提高安全性，如果胸膜和肋骨在阻滞期间显像，最好稍侧探头（图 2-42）。

（8）神经（臂丛神经）呈明亮的高回声组织，内部有小的低回声圆圈。神经的位置随着动脉从内侧到外侧的伴行而变化，因此不可能始终准确识别臂丛的每个部分。在内侧，神经通常与动脉相伴行，在外侧，臂丛神经处于更典型的解剖学位置：外侧、内侧和后侧（图 2-43）。

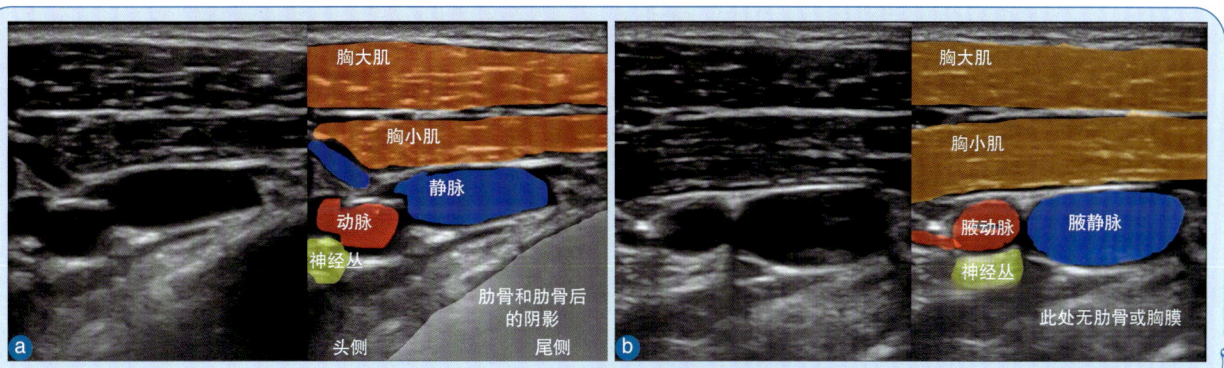

图 2-42 内侧（图 a）获得的锁骨下图像，超声下可见肋骨和神经深处的肺组织；外侧（图 b）获得的锁骨下图像，超声下肺组织不可见

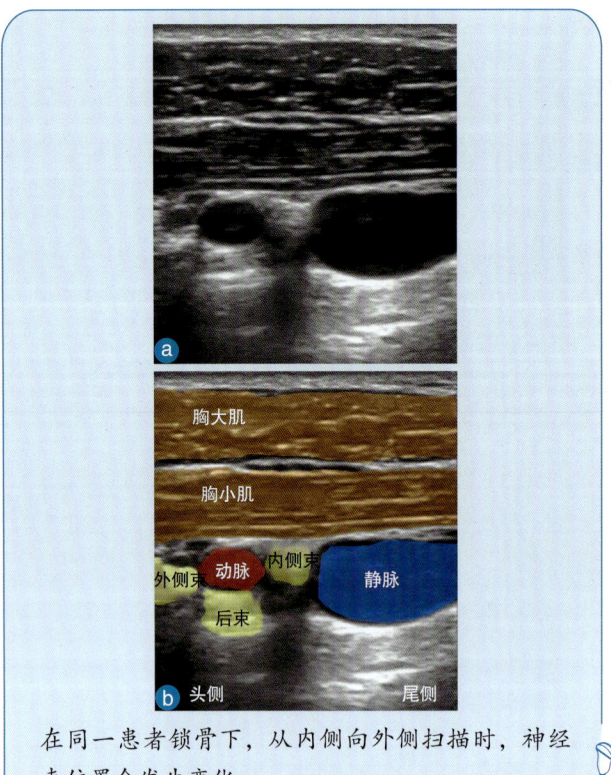

在同一患者锁骨下，从内侧向外侧扫描时，神经束位置会发生变化。

图 2-43　经典锁骨下外侧束、内侧束和后束体位

（9）由于后声增强，后索很难与伪影区分开来。后声增强是指在血管深处出现明亮的回声区域。这种明亮的反射可以掩盖或模拟后索的位置。

（10）旋转探头，使"V"形底部（见步骤1和步骤2）位于探头的头端。通过将穿刺针稍微横向对准，可以找到完美的进针轨迹。这有助于避免将针头对准肺部（图 2-40）。

（11）采取平面内进针，从探头的头端推进。由于手臂外展，锁骨移位，穿刺针可以插入离探针几厘米的地方，从而获得更好的可见性（图 2-44）。

（12）目的是将针定位在腋动脉深处。大部分局部麻醉药应置于腋动脉深处（图 2-44）。

（13）逐步注射局部麻醉药，应在动脉和神经周围观察。

（14）针可根据需要重新定位，以确保局部麻醉药在腋动脉周围扩散。通常，腋动脉深部和腋动脉浅部注射可导致充分的局部麻醉药扩散和较高的临床成功率（图 2-44）。

置管

置管可使用与单次神经阻滞相同的技术放置在锁骨下。为了获得最佳的上肢镇痛效果，留置导管应定位在腋动脉深处（后部）（图 2-45）。连续导管在这里是有用的，因为臂丛深度的增加导致导管

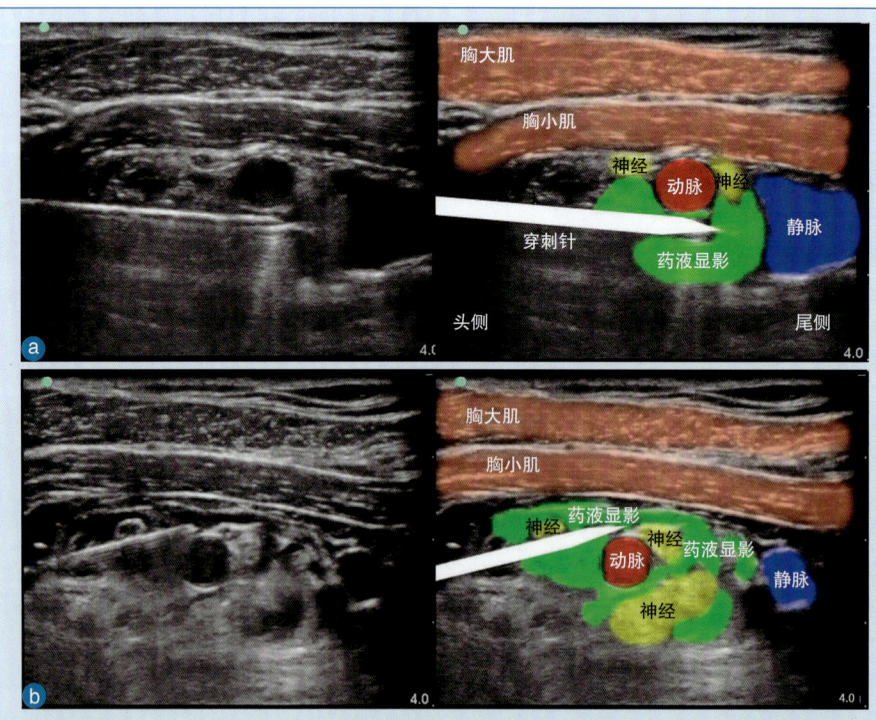

针尖方向应指向动脉深处（图a）。为了提高神经阻滞质量，重新调整针尖方向并在动脉上方进行第二次注射（图b）。

图 2-44　锁骨下进针路径

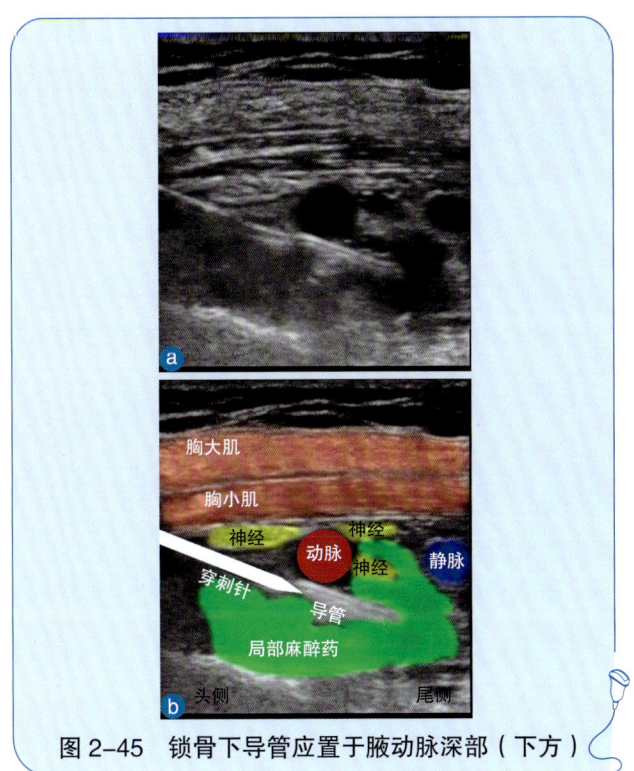

图2-45 锁骨下导管应置于腋动脉深部（下方）

在胸肌中有效地"隧道化"，从而提高寿命。此外，应考虑在穿刺部位使用手术胶固定，以延长导管的使用时间。锁骨下导管的连续输注速率通常为5～10 mL/h。

要点

（1）将患者肩关节外展90°并弯曲肘关节。这一体位使锁骨向上、向外移动，能为探头与锁骨之间进针提供更大的空间。

（2）从锁骨和三角肌形成的"V"形底部进针。

（3）尽可能使针头与超声束接近垂直，让手臂外展来创造更大的空间，针头进入位置距离探头几厘米。使用这种技术，针可以在锁骨前方进入。

（4）如果手臂无法外展，手臂可保持在患者一侧，针头可在锁骨后方（下方）推进。这被称为RAPTIR技术（锁骨后入路锁骨下臂丛神经阻滞）。这对肩部活动障碍或四肢骨折的患者很有用。将针头放置在锁骨后方，可以在神经阻滞期间实现良好的针头可视化，类似于用胡迪尼手法外展手臂。无论使用何种定位技术，目标都是以一个扁平的轨迹推进针头，从而实现良好的针头可视化。

（5）尽管最初描述该阻滞使用低频曲阵探头，但在大多数体重小于100 kg的患者中，可以使用标准高频线性探头。但对于较重的患者，应考虑使用低频曲阵探头。

（6）将局部麻醉药注射到腋动脉深处。通过这种方式，局部麻醉药会将相关解剖结构推得更表浅，由于针头插入角度更浅，因此针头可视性更好。首先，表面注射会导致相反的情况，局部麻醉药会将结构推得更深，因此，在随后的成像和针推进过程中更难看到针。其次，表面注射可能会引入气泡，使得位于空气深处的结构更难以观察到。

（7）神经阻滞药应注射在锁骨下区域的外侧。在内侧，由于胸膜更靠近腋动脉的后壁，使得气胸的可能性更大。此外，内侧探头位置导致锁骨和下方神经丛之间的空间更小。从侧面看，神经通常稍深一些，但在远离锁骨的地方有更大的置针空间。建议采用轻微侧向入路，以尽量保持胸膜和针头之间的距离。锁骨下超声图像的较深部分不应见到肋骨或肺。如果这些结构中的任何一个可见，则横向滑动或横向旋转探头。

（8）了解神经丛的解剖结构，以及神经索与上肢末梢神经和感觉支配区域的关系，使麻醉医师能够明智地选择将大部分局部麻醉药注射在哪里。例如，如果大部分手术发生在手臂的尺侧（内侧），则应在内侧索（动脉和静脉之间）放置更大剂量的局部麻醉药。

（9）需要考虑对上臂内侧手术和延长止血带时间而补充肋间臂神经阻滞。详见"肋间臂神经阻滞"。

腋神经阻滞

简介

腋神经阻滞是在臂丛神经末端分支的水平上进行的。在腋窝处，神经丛位于腋动脉周围，但单次注射不能完全地阻滞所有分支。因此，腋动脉和臂丛分支的可视化对腋神经阻滞的成功至关重要。肺和胸膜不靠近腋窝注射部位，气胸的风险可以忽略不计。阻滞的其他好处包括没有膈神经麻痹的风险（与锁骨上阻滞不同）、阻滞的整体表浅性和易操作性。因此，腋神经阻滞在肥胖甚至抗凝患者中非常有用。

解剖

腋神经是臂丛神经分支，臂丛神经末端分为正中神经、尺神经、桡神经、腋神经和肌皮神经。其神经丛毗邻腋动脉和静脉。该区域血运丰富，腋动脉和腋静脉均有多个分支。用超声波探头很容易压迫静脉，探头离开皮肤后轻轻放松通常可显露出这些静脉。神经位于外侧二头肌（喙肱肌）和内侧三头肌（大圆肌）之间。这里的神经是浅表的，最初的关键解剖标志是腋动脉。但是，每条神经与腋动脉之间的相对位置具有多样性，没有确切的位置。神经的传统位置描述如下：①正中神经位于腋动脉的上外侧；②尺神经位于动脉内侧；③桡神经位于动脉的后部或后内侧；④肌皮神经位于动脉远端和外侧，并穿过喙肱肌或二头肌。当超声探头施加压力时，这些神经位置是可变的，甚至可以相对于动脉改变。

为了最好的确认特定神经的位置，沿着手臂远端实时扫描神经是有效的。正中神经与腋动脉伴行，沿着上臂一直延伸到肘前窝。尺神经起始于紧邻腋动脉或静脉旁处，然后在上臂中点分成内侧和浅侧分支。接着它经过肱三头肌，向内侧上髁和肘部内侧鹰嘴突之间的尺骨沟行进。桡神经的位置通常在腋动脉的后部或后内侧。当神经向远端行进时，桡神经与深丛分离，进入肱骨螺旋沟。肱骨表现为高回声新月形反射，深部凹陷。这是一个可用于识别桡神经的关键特征，桡神经离开螺旋沟并在肱三头肌头部之间上升，并向近端走行以连接神经丛的其余部分。

在腋窝水平，肌皮神经通常已经离开臂丛，并位于二头肌和喙肱肌之间的筋膜平面中动脉的外侧，或穿透喙肱肌。当肌皮神经向远端追踪时，它通常表现为椭圆形或三角形。当探头从近侧移向腋窝时，神经通常会向腋窝动脉和臂丛的其余部分滑动。如果扫描继续向近端进行，深入腋窝，通常可以发现肌皮神经仍附着在神经丛的其余部分。

神经可以沿着上臂远端识别，然后追溯到腋窝，以确认其腋神经阻滞的位置。

临床应用

腋神经阻滞适用于上肢手术，并可延伸至肘关节及手指。这种阻滞是在可压缩区域进行的，如果担心抗凝或凝血导致出血，腋神经阻滞将优于不可压缩区域的阻滞（如锁骨上阻滞、锁骨下阻滞）。此外，由于此区域的臂丛神经远离膈神经，基本上不会造成同侧膈肌麻痹。

技术

1. 超声细节

（1）监护：心电图、NIBP、脉搏血氧仪。

（2）备皮：氯己定和酒精。

（3）探头：高频线性探头（10～20 MHz）；80 kg患者的预期目标深度小于2 cm。

（4）患者位置：患者仰卧，手臂在肩部外展90°，肘部弯曲。

（5）局部麻醉药的选择：通常需要20～30 mL的局部麻醉药，分剂量。

（6）针头：100 mm（约4英寸），短斜面神经阻滞针。虽然较短的针可以到达目标神经，但较长的针（100 mm）可以更容易对准探头和针。

2. 扫描技术

（1）将探头置于腋下的横向平面（图2-46）。

（2）确定腋动脉的位置，一个表浅的、低回声的、可搏动的圆形结构。如果未探及腋动脉，可向头部或远部移动探头以确定血管的位置。

（3）腋动脉深处是肱三头肌或大圆肌。大圆肌通常呈椭圆形，在腋动脉深处形成一条明亮的条纹。如果未发现大圆肌，则将探头向更贴近腋窝处滑动，大圆肌是一个可靠的结构，可以更好地提高神经阻滞的成功率。在大圆肌筋膜上进行注射可以使局部麻醉药可靠地在腋动脉下内侧扩散。大圆肌通常被错误地标记为"联合肌腱"。肌腱是将肌肉插入骨骼的，而不是肌肉的覆盖物（图2-46）。

（4）神经呈现高回声的椭圆形结构，具有明亮的边界（神经外膜），呈蜂窝状。神经偶尔表现为低回声。观察动脉旁的正中神经和尺神经，它们通常位于腋动脉的同一水平面或稍浅。值得注意的是，神经的位置经常会有很大的变化，它们在这个确切的区域可能是可见的，也可能是不可见的（图2-47）。

（5）确定了正中神经和尺神经的位置后，在腋动脉内侧深部或后方位置确定桡神经的位置。桡神经的位置通常很难确定，有时会与后部增强混淆，后者是一种超声波伪影，使动脉深处的区域显得明亮。

（6）一旦确定了腋动脉后，扫描近端和远端，

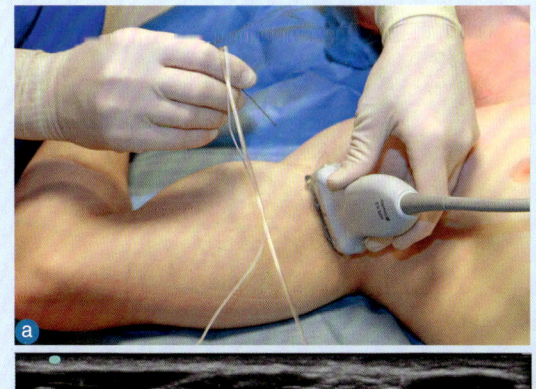
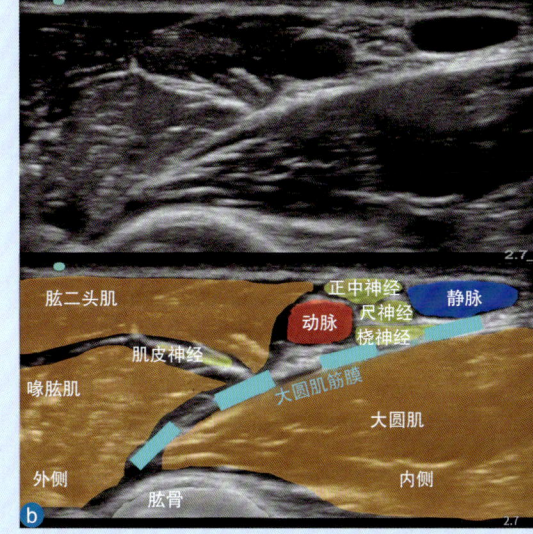
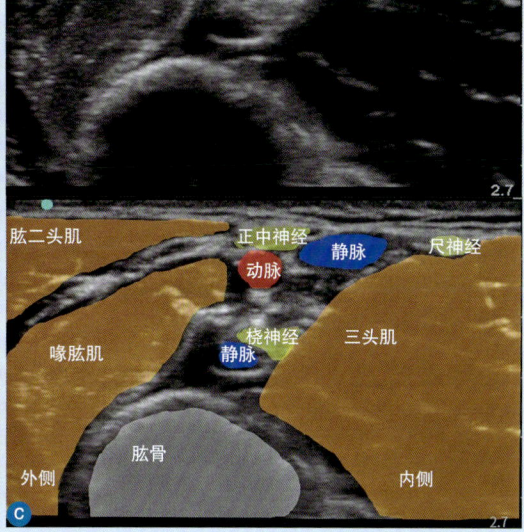

腋路臂丛神经阻滞时，患者仰卧位，手臂外展（图a）。臂丛神经和腋动脉在内侧成像，以便能看到大圆肌和筋膜层（图b）。如果将手臂成像稍稍向外侧，大圆肌和筋膜层将不可见，解剖结构不易再现（图c）。

图 2-46　腋路臂丛神经阻滞的患者体位和超声图像

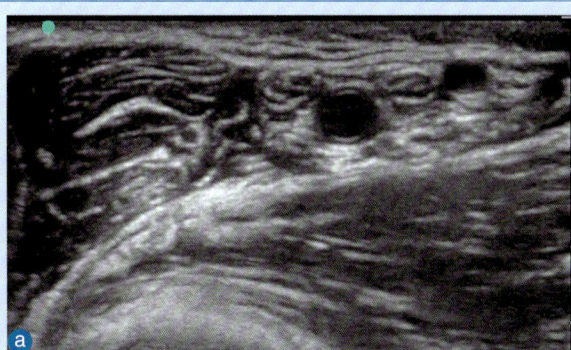
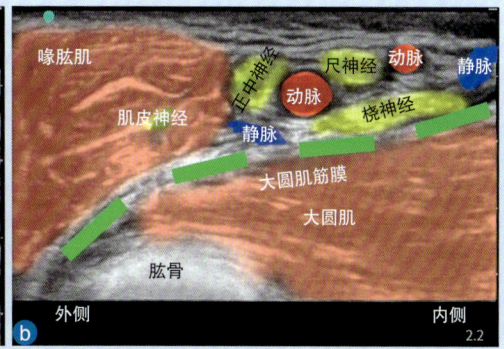

腋动脉和大圆肌筋膜是主要的识别标志。注意这个区域有许多血管。该区域的血管解剖变异较大。

图 2-47　腋路臂丛神经阻滞的超声解剖

以评估针道是否有细小的动脉或静脉分支。此外，用探头向下按压，然后放松压力以识别相应的静脉。彩色多普勒成像可用于识别预期针道区域内的所有血管（图 2-47）。

（7）只要大圆肌位于动脉深处，可以在腋窝的任何地方进行阻滞。

（8）将探头稍微向外侧滑动，以识别喙肱肌和肌皮神经。肌皮神经通常在喙肱肌内呈椭圆形或三角形结构。

（9）如果无法识别特定的神经，可以向腋动脉深部注射，然后再注射到腋动脉浅部，通常可获得可靠的临床阻滞效果。

（10）识别神经和血管后，应将针从探头的外侧（上）边缘插入平面内通道。针应穿过喙肱肌，最初应指向肌皮神经（图2-48）。

（11）针应继续前进，直到尖端刚好位于肌皮神经附近。注射3～5 mL局部麻醉药，观察其在神经周围的扩散。

（12）通常，针头可以简单地向内侧重新定向，以瞄准腋动脉下方的区域，而无须额外通过皮肤重新将针头插入。针头在动脉后方的一个小的重定向将以桡神经为目标。在腋动脉下方注射5～10 mL，到达桡神经。当注射到大圆肌上时，这个体积将继续向内侧扩散，到达尺神经。如果扩散不充分，继续将针推进至动脉下方血管内侧。当针头经过动脉时，减少探头上的压力以识别腋静脉，腋静脉通常位于动脉的正后方（图2-48）。

（13）回撤穿刺针然后向腋动脉前（浅）面的正中神经和尺神经推进。神经位置是可变的，但其目的是使局部麻醉药散布在动脉前方（表面）的神经组织周围。动脉内侧通常有大静脉走行，所以在进针和注射局部麻醉药时要格外小心。

（14）一旦针头位于腋动脉上方（表面），再注射5～10 mL局部麻醉药，观察正中神经和尺神经周围的扩散情况（图2-49）。

平面外进针技术

在平面外进针法中，穿刺针应该垂直于探头进针。虽然穿刺针与探头保持相同方向的定位，穿刺针始终处于可视化状态，但垂直进针可能会更容易实现阻滞定位，特别是对于没有太多超声经验的医师和进针平面显示不清的情况下。

可通过前面步骤（1）～（10）来确定腋动脉及臂丛神经分支的位置。

（1）将腋动脉置于超声屏的中间。

（2）在距探头2 cm的地方插入一根约50 mm（2英寸）的针头。使用这种技术，将不会可视化整个针头。而是在针前进过程中，只能看到针的横截面，该横截面显示为白点。

（3）可以适当调高增益或稍微倾斜探头，以尝试确定针尖的位置，而不是像肋间神经阻滞所描述的那样，只观察穿刺针的横断面。

（4）针尖应该向前推进至腋动脉两侧的深度，并在拔针时进行递增注射。目标是使局部麻醉药在动脉周围浸润。

（5）瞄准动脉外侧或内侧，针通常可以刚好前进到动脉的侧面，以免误穿动脉。

（6）先进行回抽。确认回抽无血后分次注射15～30 mL局部麻醉药，每次5 mL。

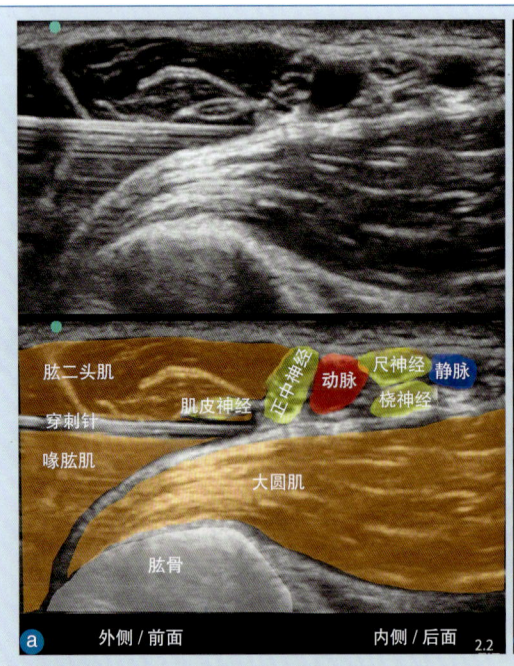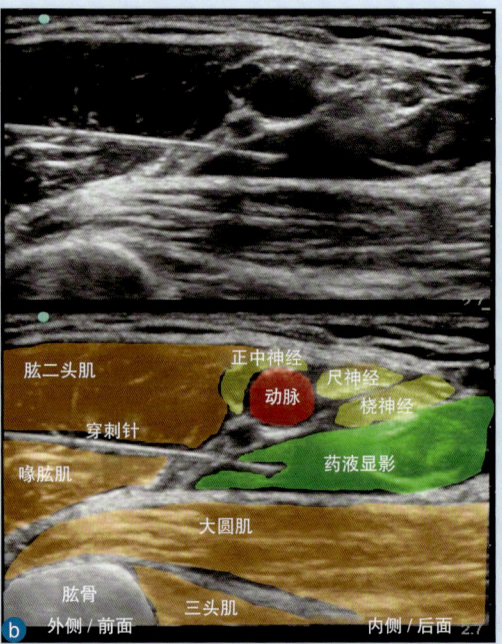

图2-48　腋路臂丛神经阻滞针向肌皮神经推进（图a）。向前进针，将局部麻醉药注射至腋动脉深处，但在大圆肌筋膜上方（图b）

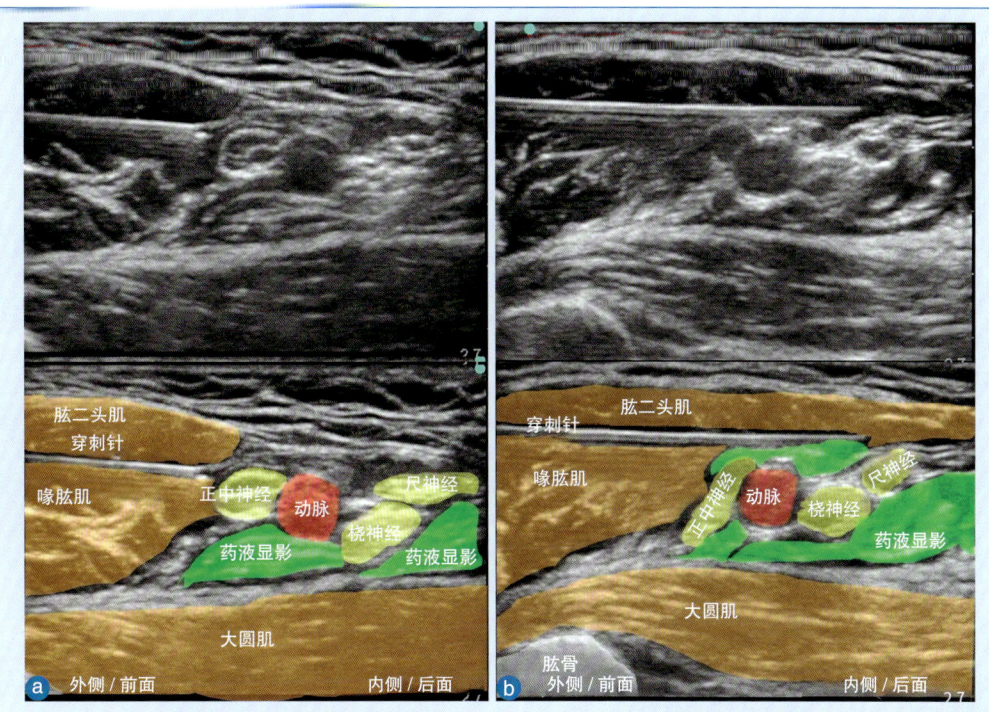

图 2-49 腋路神经阻滞进针（图 a）和注射至动脉表面（图 b）

（7）腋动脉和神经周围应出现低回声的局部麻醉药"圆环图"。调整针头并注射小剂量，直到看到动脉和神经周围的局部麻醉药。

置管

留置导管的放置应采用与单次注射相同的技术。导管放置在供应大部分手术伤口的神经旁。由于神经通常在腋窝区域分开，因此首选其他部位（如锁骨下）留置导管以获得更有效的长期镇痛。

要点

（1）各种动脉和静脉的位置多变，彩色多普勒超声成像对识别所有血管的位置很有价值。

（2）神经的位置同样多变。对于可靠的腋神经阻滞，将一半的局部麻醉药放置在动脉上方，一半放置在动脉下方。这种技术类似于动脉穿刺，但是超声可使其定位准确，同时不损伤动脉。

（3）在大多数临床情况下，不需要确切知道具体神经。例如，正中神经和尺神经可以互换位置。对于大多数手术，所有的 4 个分支都需要覆盖。在极少数情况下，仅在 1 条特定神经的分布中放置大部分局部麻醉药，这样反而更加有效。

（4）为了识别正中神经，需要沿着腋动脉向下延伸至肘部的皮肤皱褶。正中神经伴随腋动脉一直到肘部（图 2-50）。

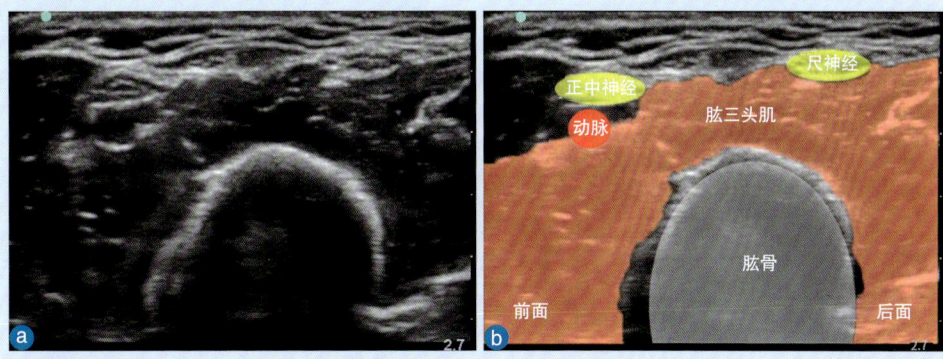

通过将探头沿着手臂向下滑动，尺神经位于肱三头肌浅层的动脉内侧。正中神经继续向远端延伸，并准确的位于腋动脉。

图 2-50 沿着手臂远端进行腋窝扫描以确认神经

（5）要识别尺神经，可以从肘部的尺神经沟开始，向近侧扫描，直到神经与腋下的神经丛连接，或从腋下向远侧、向下扫描，并在尺神经向内侧移动远离动脉时追踪尺神经，开始向尺骨沟行进。神经在肱三头肌上浅层走行（图2-50）。

（6）桡神经是最难准确定位的神经。如果不容易看到，则在超声机上加深视野，直到可以看到动脉下方的肱骨横截面。向内侧滑动探头，使其保持在手臂的横向平面上，直到肱骨的内侧边缘位于屏幕正中。上下扫描肱骨的内侧边缘，寻找桡神经离开桡神经沟的起始段。当桡神经在肱三头肌的2个头部之间上升到与腋动脉相邻的常见位置时，可以向近端追踪桡神经（图2-51）。

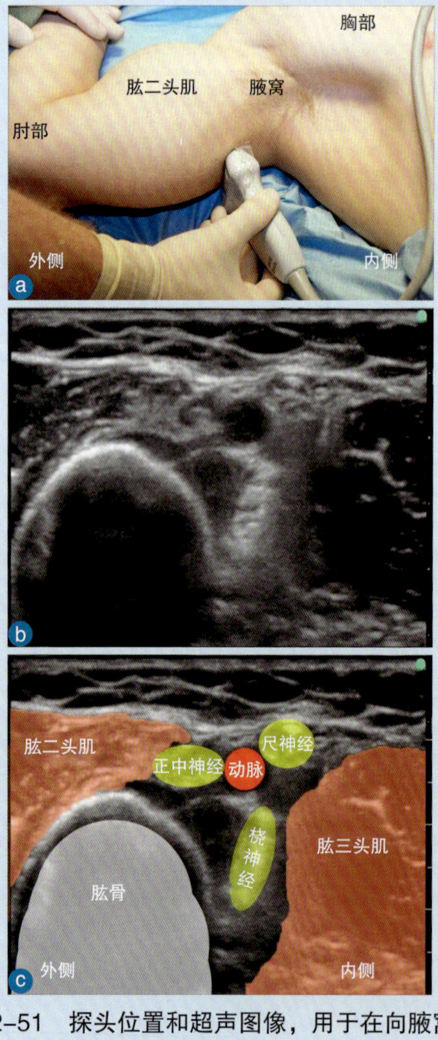

（7）小心靠近神经靶点和腋窝动脉的小血管，特别是可塌陷的静脉。缓慢进针并间断回抽，注意是否有回血是很重要的。

（8）对于腋神经阻滞，注射需要保持在肱筋膜下方，而对于肋间臂阻滞，则需要保持在肱肌筋膜上方（图2-52）。

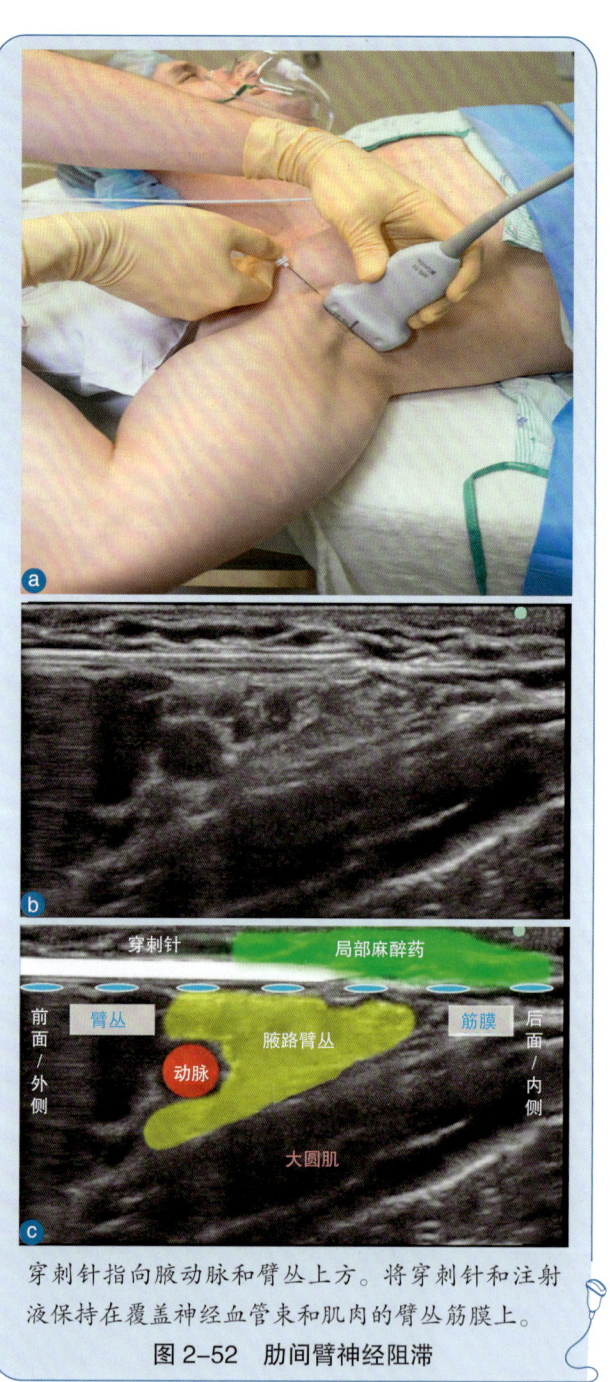

穿刺针指向腋动脉和臂丛上方。将穿刺针和注射液保持在覆盖神经血管束和肌肉的臂丛筋膜上。

图2-52 肋间臂神经阻滞

图2-51 探头位置和超声图像，用于在向腋窝扫描时识别从肱骨桡神经沟出来的桡神经

肋间臂神经阻滞

简介

肋间臂神经感觉支配区为上臂内侧皮肤。这种阻滞方式很少单独进行，通常与其他上肢阻滞复合

进行。这条神经有显著的解剖学变异，阻滞肋间臂神经的临床效果有时意味着上肢区域麻醉的成败。对于肘关节内侧手术（如尺骨移位）或需要长时间上臂止血带手术，阻滞这一条神经是非常重要的。当进行这种阻滞时，目的并不是识别具体位置的神经（它很小）；相反的是，需要把麻醉药放在神经走行的正确平面内。传统上，这种阻塞是在腋窝皮肤内进行的，超声在这里的使用是具有争议的。然而，由于这是对其他超声引导的神经阻滞的补充阻滞，超声设备是可行的，因此使用超声引导来确保在正确的平面上注射似乎是合适的。

解剖

肋间臂神经通常被描述为来自 T_2 和 T_3 的肋间神经，但最近的研究表明，在一些尸体标本中，也有来自 T_1 和 T_4 肋间神经的参与。这些来自肋间神经的浅支连接并支配腋窝和上臂内侧的皮肤。

临床应用

肋间臂神经阻滞用于肘关节，特别是肘关节内侧的手术。它也有助于上臂手术，如动静脉瘘或皮肤移植。这种阻滞最常与锁骨上、锁骨下或腋路神经阻滞联合使用，以提供感觉阻滞。可用于上臂止血带应用持续时间超过 10 分钟且未镇静的患者。对于重度镇静患者，此阻滞可用于延长止血带时间（＞30 分钟）的手术。

技术

1. 超声细节

（1）监护：心电图，NIBP，脉搏血氧仪。

（2）备皮：氯己定和酒精。

（3）换能器：高频线阵探头（10～20 MHz）；80 kg 患者的预期靶深度小于 1 cm。

（4）患者体位：患者仰卧位，手臂在肩膀处外展 90°，肘关节屈曲。这和腋路神经阻滞的位置是一样的。

（5）局部麻醉药的选择：浸润通常需要 5～10 mL 的局部麻醉药。因为这是单纯的感觉阻滞，可以使用长效局部麻醉药，如 0.5% 的罗哌卡因或 0.25%～0.5% 的丁哌卡因。

（6）针：100 mm（约 4 英寸），短斜角神经阻滞针。

2. 扫描技术

（1）患者仰卧位，手臂外展 90°。超声探头放置在腋窝折痕处的腋动脉位置。

（2）用平面内技术将针放在探头的头侧，对准后方（图 2-52）。

（3）针应该停留在覆盖在肌肉和腋窝血管上的臂筋膜表面。

（4）针在浅表脂肪组织推进，间断注射约 1 mL 的局部麻醉药，在臂筋膜上方平面局部扩散。

（5）继续推针，在腋窝动脉后 3～5 cm 处注射局部麻醉药，以确保良好的覆盖。

（6）因为这种神经很小，通常有几个分支，所以我们的目标不是定位神经本身，而是使局部麻醉药（5～10 mL）渗透到神经所在的表面组织中。

要点

（1）不是每次上肢手术都需要进行肋间臂神经阻滞，只在必要时使用（见"本节临床应用"）。

（2）穿刺点的位置可与腋神经阻滞时的位置相同。

（3）肋间臂神经阻滞通常与锁骨上、锁骨下或腋路神经阻滞联合使用。

肘部和前臂神经阻滞

简介

臂丛终末分支可用于肘部和前臂的神经阻滞、修复或术后止痛。前臂和手的神经支配是非常复杂的，包括可能从腋下近端臂丛发出的皮神经。此外，不同人之间正常的解剖变异，使得仅通过阻滞该水平的末端分支来实现对前臂或手特定区域的精准麻醉更加困难。然而，这些阻滞方式可用于侵入性较小的手术（如腕管松解术）和保留运动镇痛。

解剖

在肘部水平，尺神经位于内侧和深部。注意避免尺神经被肘关节韧带紧紧束缚。尺神经穿过肱骨内上髁和尺骨鹰嘴之间的尺神经沟，走行于尺侧腕屈肌和指深屈肌之间，继续沿着前臂内侧附近的尺动脉下降。在前臂进一步向下，发现神经靠近尺动脉（内侧）。前臂尺动脉和尺神经的密切关系使尺动脉成为定位神经阻滞的有用工具。

识别肘部正中神经与桡神经的关键标记是肘部皮肤皱褶与肱二头肌肌腱。肱动脉的位置是可变的，但它通常位于肱二头肌肌腱内侧。肱二头肌肌腱内侧约 2 cm 处的动脉显像有助于确定正中神经（图 2-53）正中神经通常在进入前臂时位于肱动脉内侧，在肘部它将继续在旋前圆肌二头间走行，沿前臂正中继续向远端下行至前臂浅层屈肌深处（指浅屈肌）。前臂正中神经旁血管稀少使得这一部位成为理想的神经阻滞部位。前臂中部的正中神经和尺神经的一个重要特征是，它们都位于同一筋膜平面上的浅屈肌深处。尺动脉可用于追踪尺神经至前臂中段，然后探头可在同一筋膜平面内横向移动，以定位正中神经。

桡神经在桡神经沟中走行在肱骨后方。当它离开上臂外侧时，立即分裂为浅支和深支。这些分支位于肱桡肌和肱肌之间。理想情况下，桡神经应该在近端进行追踪，并在它分裂成 2 个分支之前进行阻滞。

临床应用

肘部和前臂神经阻滞可用于对臂丛神经阻滞遗留的神经进行补救阻滞。它们也被用于在手部手术后提供长时间的单次注射神经阻滞，而不伴有运动阻滞。如果手术与全身麻醉相结合，就不需要对上臂止血带进行镇痛，所以这些单支阻滞可以用低剂量的局部麻醉药提供良好的镇痛效果。

技术

1. 超声细节

（1）监测仪：心电图，NIBP，脉搏血氧仪。

（2）备皮：氯己定和酒精。

（3）探头：高频线性探头（10 ~ 15 MHz）；80 kg 患者的预期目标神经深度小于 2 cm。

（4）患者体位：患者仰卧位，手臂伸展至肩部，向外旋转。

（5）局部麻醉的选择：通常，每条神经需要 3 ~ 5 mL 的局部麻醉药。

（6）针：50 mm（约 2 英寸），短斜角神经阻滞针。

2. 正中神经扫描技术

（1）探头放置在肘关节屈肌皱褶处，刚好位于肱二头肌肌腱止点内侧（图 2-53）。

（2）肱动脉表现为圆形低回声，通常深度小于 1 cm。彩色多普勒成像可用于辅助鉴别（图 2-53）。

（3）对超声探头施加最小的压力，以免静脉塌陷，静脉通常靠近动脉。

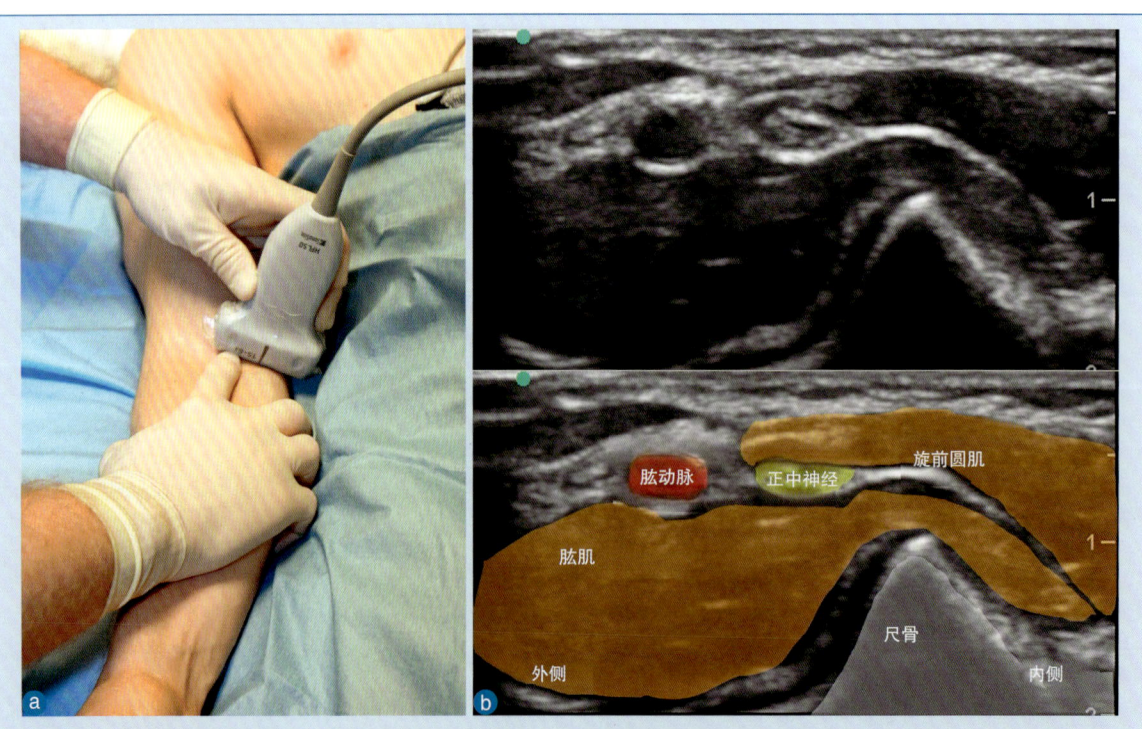

图 2-53　识别肱二头肌肌腱，将探头置于肘前窝上方，稍位于手臂内侧（图 a）。肱动脉和正中神经（动脉内侧）很容易识别（图 b）

（4）肱动脉内侧是正中神经（图2-53）。神经呈椭圆形结构，通常回声高，靠近动脉。如果探头从肘窝远端移动到前臂，动脉和神经走行逐渐分开分离（图2-54）。

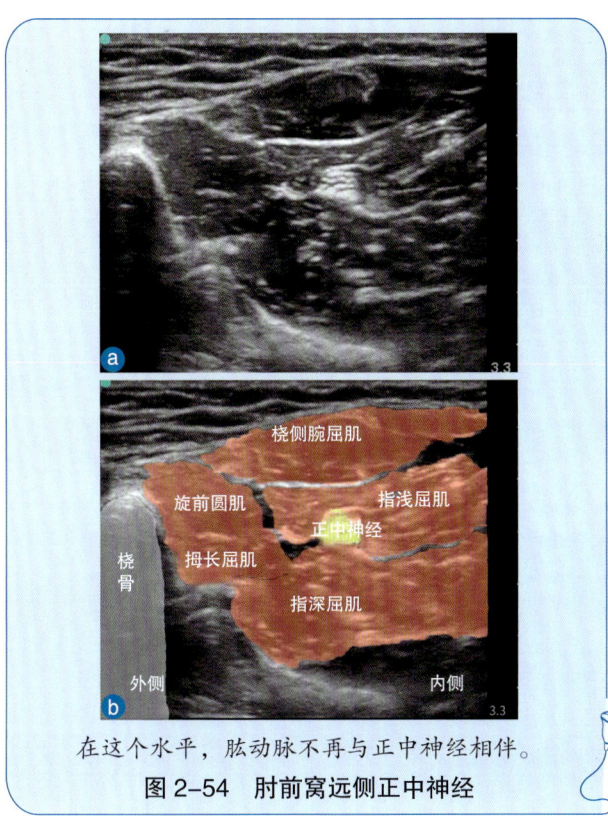

在这个水平，肱动脉不再与正中神经相伴。

图2-54 肘前窝远侧正中神经

（5）正中神经在任何可见的地方都可能被阻滞。在肘窝近端，神经较浅，靠近动脉。神经也可能在肘关节前皮肤皱褶远端被阻滞，在那里它与动脉分离。随着神经在肌肉组织内下行，在一些患者中很难追踪显示。

（6）从探头的内侧端平面内进针（图2-55）。

（7）穿刺针应该对准包含神经的筋膜面。将针头对准离神经稍深或稍浅的组织。不要瞄准神经本身。注射3～5mL局部麻醉药。

（8）正中神经也可以从手腕的近端定位和追踪。从手腕的探头开始识别神经，它有蜂窝状的外观。此处很多肌腱可出现高回声，结构与神经相似。当探针移动到近端时，肌腱会消失，变成肌肉，正中神经将是剩下的唯一结构。考虑到远端神经阻滞对运动功能的影响较小（图2-56），在可见的任何位置阻滞神经。

（9）前臂远端正中神经阻滞完成后，可将探头向内侧移动，以确定位于同一筋膜平面的尺神经。

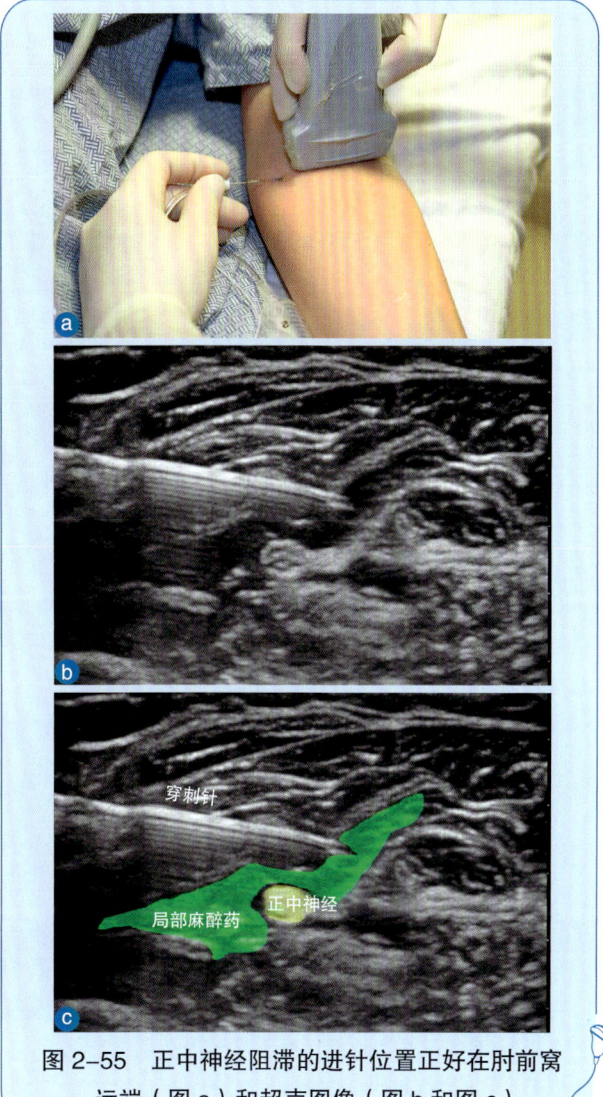

图2-55 正中神经阻滞的进针位置正好在肘前窝远端（图a）和超声图像（图b和图c）

参见"尺神经扫描技术"和图2-57。

3.桡神经扫描技术

（1）探头置于肘关节屈肌皱褶处即二头肌腱止点外侧2cm处（图2-58）。

（2）找到肱桡肌和肱肌之间桡神经的高回声图像（图2-58）。

（3）要确认神经，扫描上臂近端。神经位于肱桡肌的下方，当其靠近肱骨时，会使其与肱骨的联系更加紧密。当桡神经进入肱骨外侧桡神经沟时，它会消失在肱骨的深处。

（4）桡神经沿着肱骨远端桡神经沟走行时，可以看到分裂成2个分支（浅支和深支）。

（5）桡神经在任何可见的地方都可能被阻滞。为确保最完善的阻滞，计划在肘关节上方近端注射局部麻醉药。

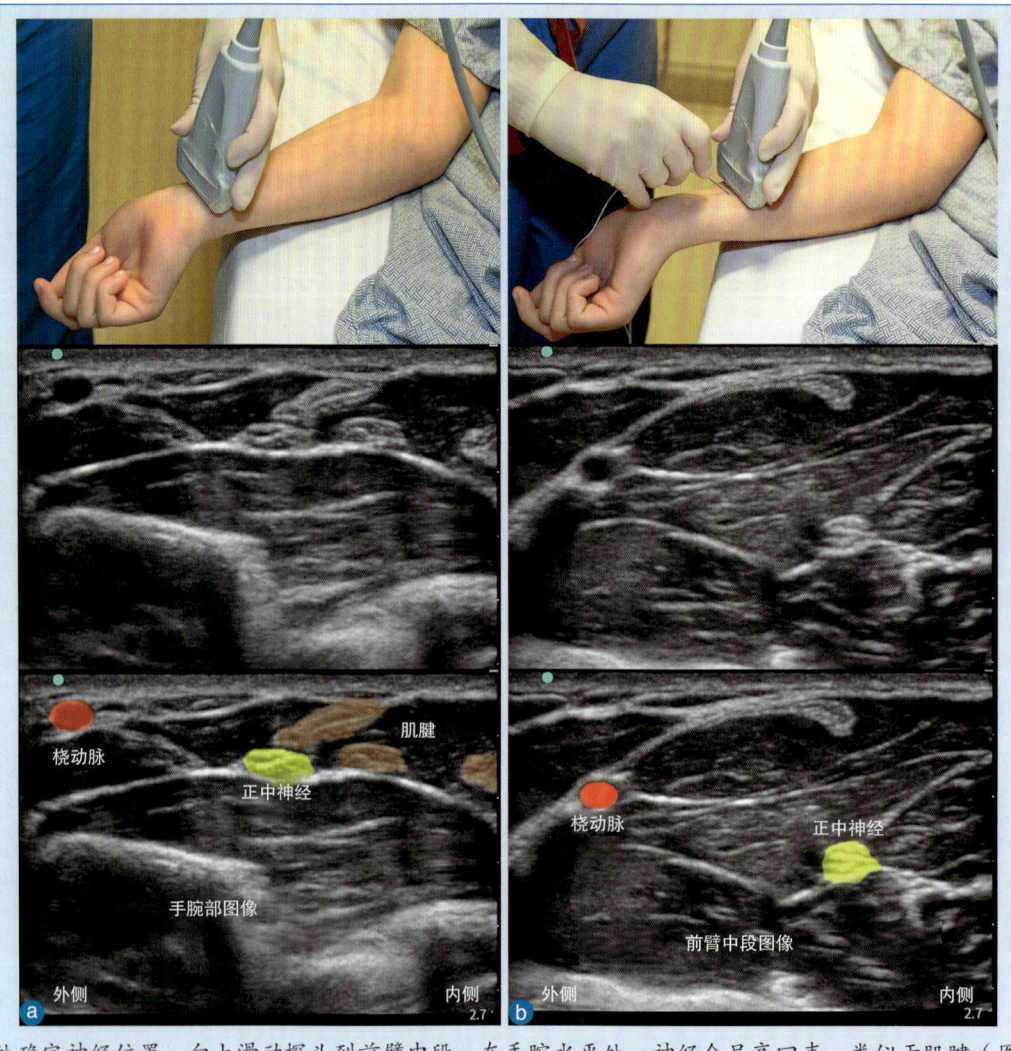

在手腕处确定神经位置,向上滑动探头到前臂中段;在手腕水平处,神经会呈高回声,类似于肌腱(图a)。当探头向近端滑动时,肌腱消失,只留下高回声的正中神经(图b)。

图2-56 追踪正中神经的另一种方法

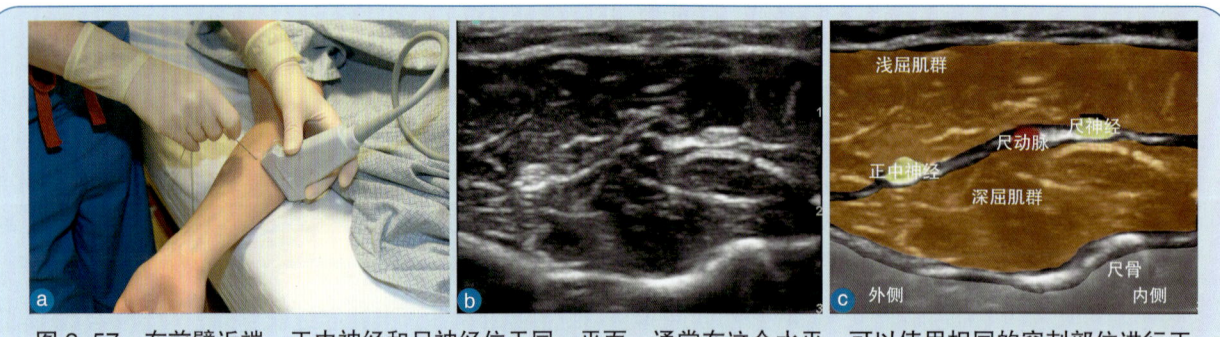

图2-57 在前臂近端,正中神经和尺神经位于同一平面。通常在这个水平,可以使用相同的穿刺部位进行正中神经和尺神经阻滞

尽管桡神经(位于桡动脉外侧)可以一直延伸到手腕,但是远端阻滞所提供的镇痛效果仍然较差,因此我们建议在肘部以上的区域阻滞桡神经。

(6)平面内进针,穿刺针可以从探头内侧或外侧端靠近桡神经(图2-59)。

(7)在神经周围的筋膜内缓慢注射3~5 mL局部麻醉药,观察药物沿神经周围的扩散情况。

4.尺神经扫描技术

(1)尺神经可在肘部准确定位。在肘部,尺神经远端从肱骨内上髁和鹰嘴突之间穿出。此处尺

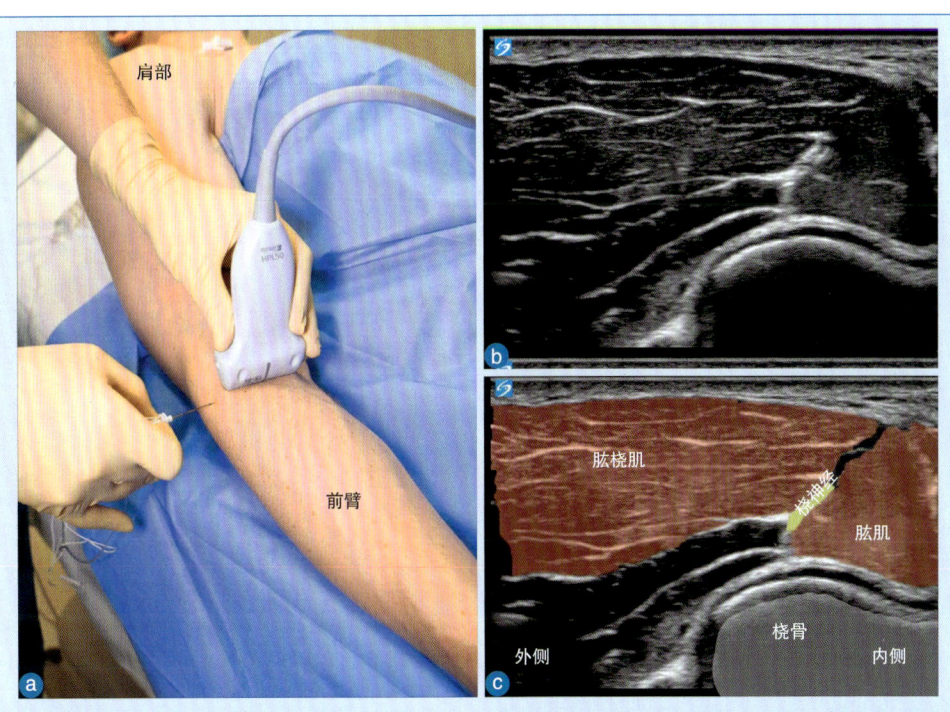

识别肘部的二头肌肌腱,并将探头侧向滑动 2 cm。肘部以上的桡神经最好在它从肱骨外侧桡神经沟出来前识别,然后可以向远侧追踪。

图 2-58 肘部桡神经阻滞的探头位置

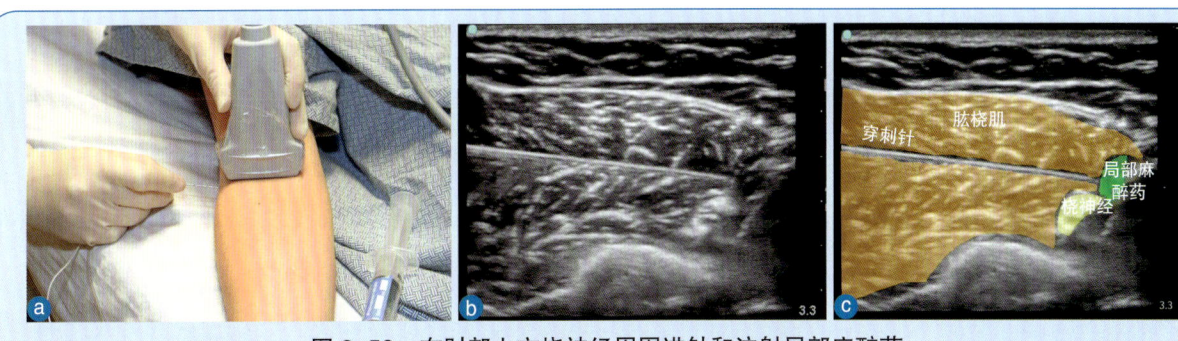

图 2-59 在肘部上方桡神经周围进针和注射局部麻醉药

神经位于前臂近端深处,有受压的风险。在尺神经远端进行阻滞。

(2)使用表面解剖帮助定位尺神经。尺神经位于肘关节突起、鹰嘴和肱骨内上髁之间的尺神经沟(图2-60)。将探头放置于肘关节内侧远端。

(3)先识别尺侧腕屈肌,然后从肘关节向远端扫描,识别上面的屈肌和指深屈肌(图2-61)。

(4)在这些肌肉之间定位尺神经。圆形或椭圆形神经周围有高回声的神经外膜边缘。在尝试确定注射部位之前,沿着肘部进行远端神经扫查是很重要的。

(5)针从外侧和前侧向内侧和后方推进,直到神经所在的组织平面。

(6)缓慢注射 3 ~ 5 mL 局部麻醉药,观察神经周围的扩散情况(图2-61)。

(7)将尺神经定位在手腕处。在腕关节尺动脉外侧找到尺神经。在尺动脉和尺神经分叉处描画神经近端,使神经更容易可视化。尺神经呈三角形或椭圆形,内部呈蜂窝状,位于浅屈肌下方。动脉和神经的分离也降低了动脉被意外穿刺的可能性。这是尺神经阻滞的优点(图2-62)。

要点

(1)由于手臂远端神经支配的多变性,而且覆盖一个区域的神经众多,因此用手臂远端神经阻滞很难获得完美的麻醉效果。手臂远端神经阻滞的主要优点之一是,在保留运动功能的同时仍能提供

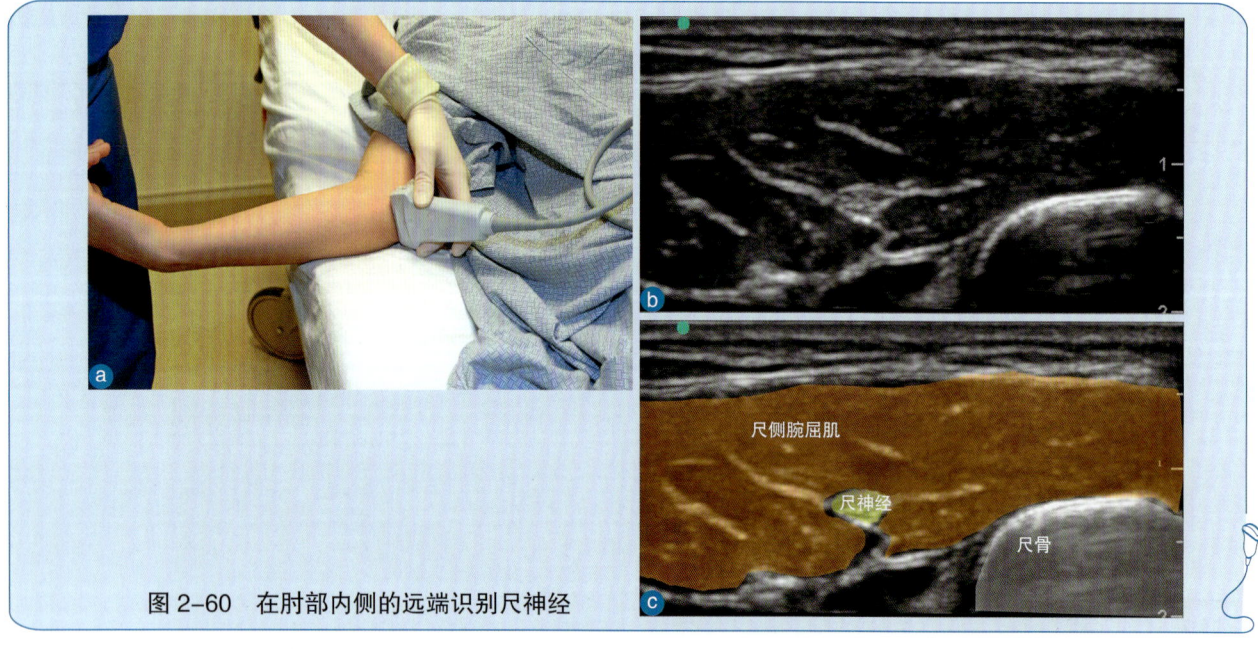

图 2-60 在肘部内侧的远端识别尺神经

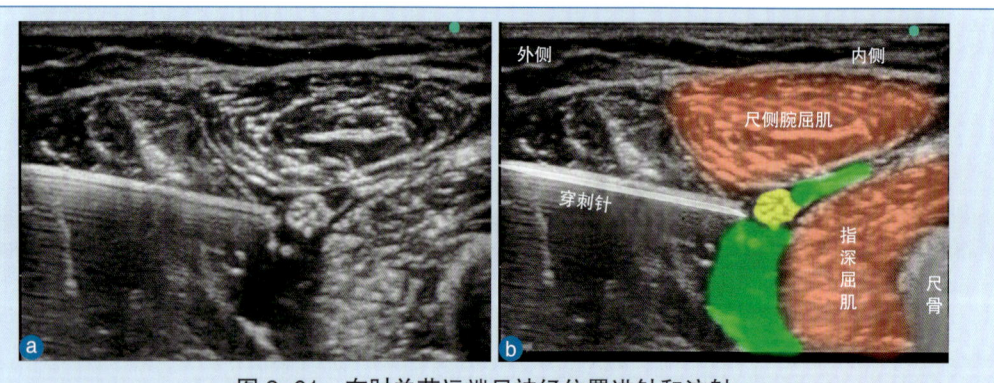

图 2-61 在肘关节远端尺神经位置进针和注射

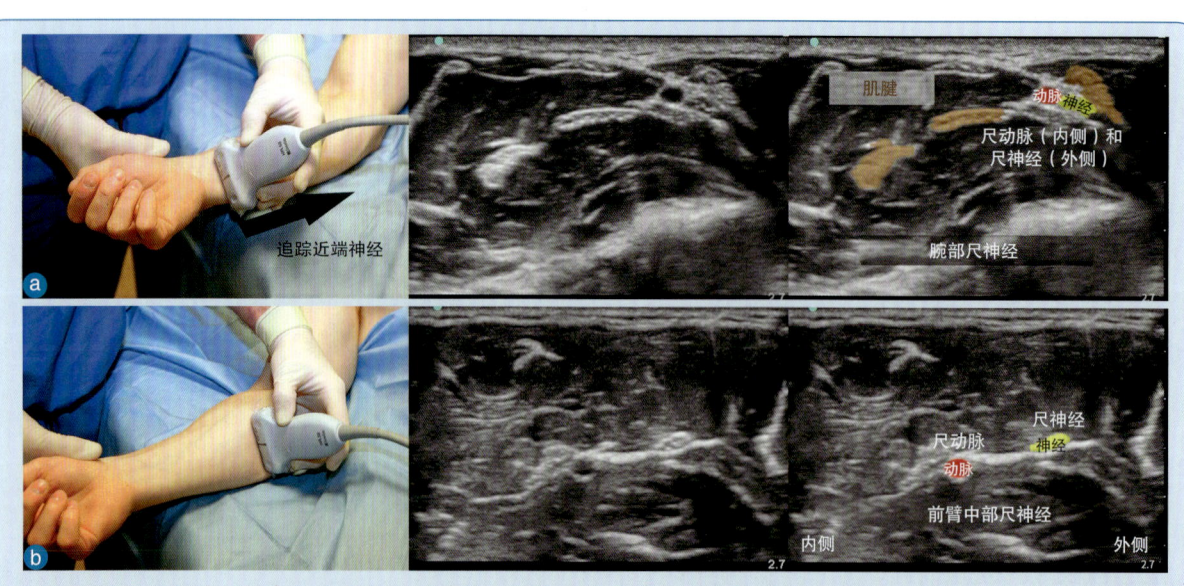

从手腕开始（图a），沿着尺动脉向上到前臂，到达动脉和神经分离的地方（图b）。尺神经可以注射到前臂中任何可见的地方。

图 2-62 扫描腕部和前臂尺神经的探头位置

镇痛效果。可使用更完整的臂丛神经阻滞（腋路）进行麻醉，并保留远端阻滞用于特定的镇痛目的。

（2）在前臂中，神经通常在探头倾斜的狭窄范围内出现高回声。移动探头时要有耐心和系统性。先滑动探头，再停止，然后倾斜探头，通过广泛的运动范围来改善神经的可视化。

（3）如果将肘部或前臂阻滞与全身麻醉联合用于术后镇痛，可考虑使用低浓度的局部麻醉药（如使用0.2%的罗哌卡因代替0.5%的罗哌卡因，0.25%的丁哌卡因代替0.5%的丁哌卡因）。该方式镇痛效果相当，对药物持续时间的影响也很小。

（4）如果手术期间使用止血带，则需要进一步麻醉，以覆盖上臂内侧（肋间臂）的皮神经，以便术中麻醉。

第三章

超声引导下下肢区域麻醉

下肢神经解剖的简述

下肢的神经支配来自腰部和骶部神经丛（图3-1）。对麻醉医师而言，与完全包含在臂丛内的上肢周围神经不同，下肢区域神经阻滞实施起来并不方便。因此，至少需要2次外周神经阻滞才能对整个下肢提供完整的麻醉或镇痛（图3-2）。单次注射的神经阻滞和连续的周围神经导管都可用于提供镇痛或麻醉。沿着腰骶神经丛路线注射的部位由手术部位决定，并导致不同的感觉和运动阻滞分布（图3-3和图3-4）。

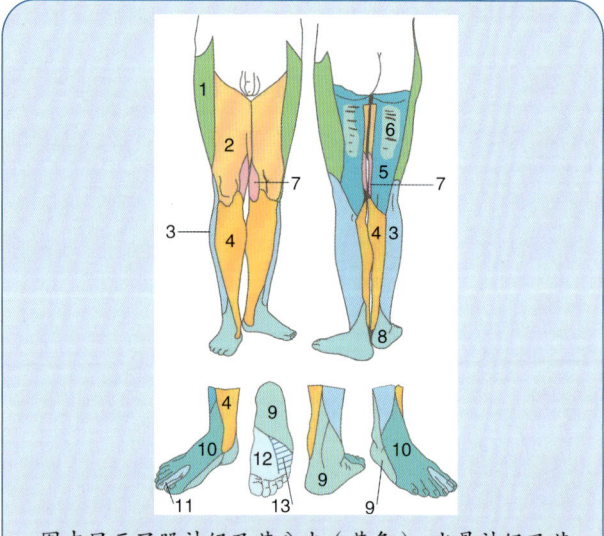

图中显示了股神经及其分支（黄色）、坐骨神经及其分支（蓝色）、股外侧皮神经（绿色）和闭孔神经（红色）的感觉分布区域。1：股外侧皮神经；2：股神经；3：腓总神经；4：隐神经；5：坐骨神经；6：股后皮神经；7：闭孔神经；8：胫后神经；9：腓肠神经；10：腓浅神经；11：腓深神经；12：足底内侧神经（胫神经）；13：足底外侧神经（胫骨）。

图3-3 下肢感觉分布

（引自：CHUAN A, SEOTT D M. Regional Anaesthesia: A Pocket Guide. Oxford, UK: Oxford University Press; 2014.）

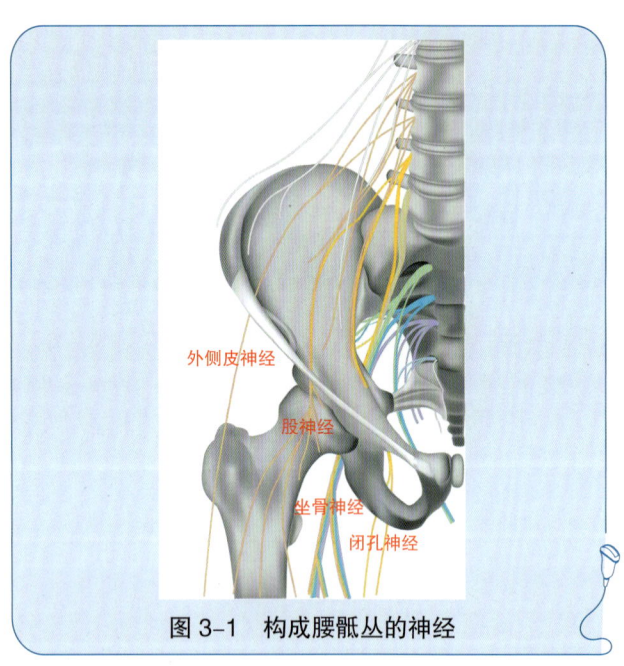

图3-1 构成腰骶丛的神经

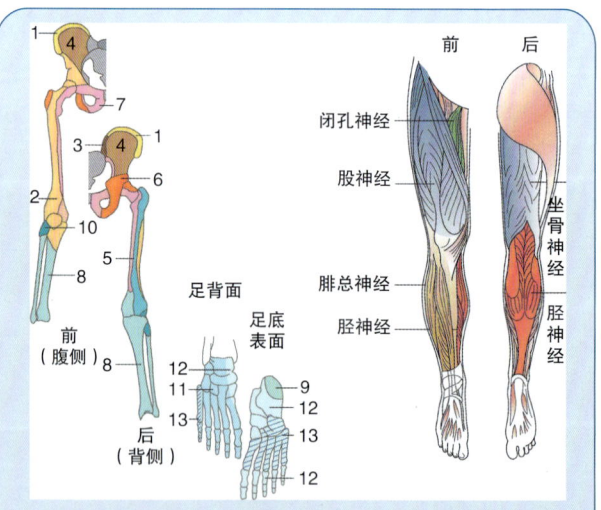

1：股神经副外侧支；2：股神经；3：臀上神经；4：臀下神经；5：坐骨神经；6：骶神经；7：闭孔神经；8：胫骨和胫后神经；9：腓肠神经；10：腓总神经；11：腓深神经；12：足底内侧神经（胫骨）；13：足底外侧神经（胫骨）。

图3-4 下肢骨性结构（左）和肌体（右）的感觉供应

（引自：CHUAN A, SEOTT D M. Regional Anaesthesia: A Pocket Guide. Oxford, UK: Oxford University Press; 2014.）

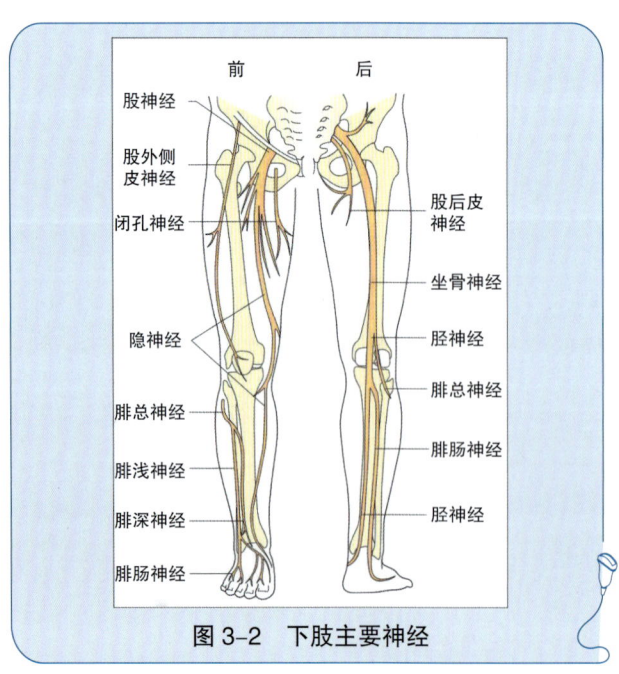

图3-2 下肢主要神经

股神经阻滞

股神经阻滞通常用于髋部、膝部和大腿的镇痛。尽管股动脉和股静脉易于发现，但刚接触超声的医师往往很难识别股神经本身。通过系统的方法识别神经，并了解在这一过程中遇到的常见错误，可以提高整体的成功率。

解剖

股神经是腰丛最大的终末分支。起源于 $L_2 \sim L_4$ 神经根的腹侧支后，股神经在髂肌上方的腹股沟韧带下方离开骨盆。在穿过腹股沟韧带后，股神经开始分支。当开始分支时，股神经就很难用超声看到。在这个层面上，神经血管结构可以通过记忆位置顺序来帮助记忆（从外向内，结构的顺序为股神经、动脉、静脉、股管和淋巴管）。

股神经位于2个筋膜平面下，即阔筋膜和髂筋膜。股神经通常位于动脉外侧 1~2 cm 处，尽管在超声下可以观察到一些变化。髂耻骨韧带将神经和动脉从内侧分开。股神经位于由内侧的髂耻骨韧带、表面的阔筋膜和神经深处的髂肌组成的三角形边界的底部，髂筋膜下面，髂肌上面。在进行超声引导的股神经阻滞时，了解这个概念是很重要的（图 3-5）。

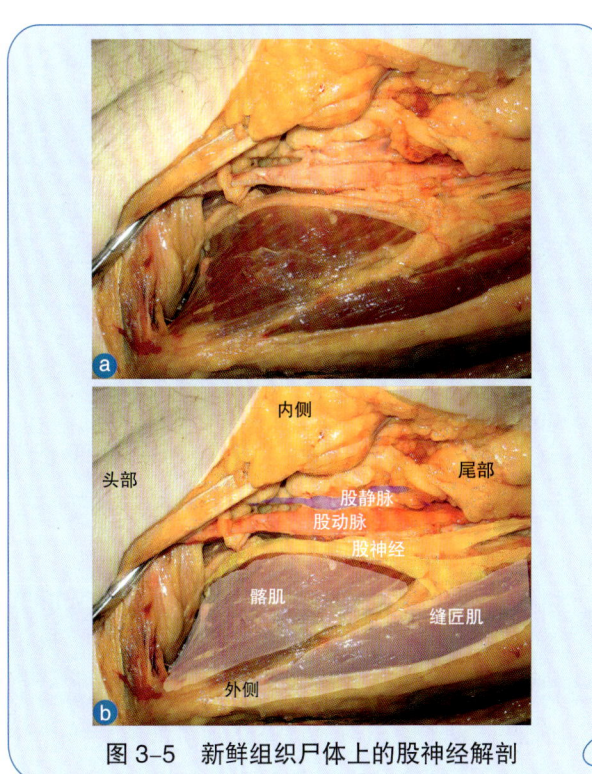

图 3-5 新鲜组织尸体上的股神经解剖

临床应用

股神经阻滞可对大腿前部、髋部、股骨、膝部、小腿内侧和足部提供麻醉和镇痛作用。当这种阻滞与坐骨神经和闭孔神经阻滞结合时，可以实现对整个小腿的麻醉。股神经阻滞是一种比较基础的技术，成功率高，并发症发生率低，对于手术麻醉和术后镇痛都有广泛的临床应用价值。因此，它能成为最常见的下肢神经阻滞之一也就不足为奇了。股神经阻滞可用于膝关节手术，包括膝关节镜检查、前交叉韧带修复和全膝关节置换术。股神经阻滞可为股骨上部止血带和小腿内侧、踝关节和足部手术提供手术麻醉。股神经支配了大量的髋关节感觉，股神经阻滞也可用于髋部骨折患者的创伤后镇痛。坐骨神经阻滞常与股神经阻滞联合使用，为膝关节后部提供麻醉或镇痛作用。

技术

1. 超声细节

（1）监测仪：心电图、NIBP、脉搏血氧仪，以及其他必要的监测仪。

（2）备皮：氯己定和酒精。

（3）探头：高频线性探头（10~15 MHz）。

（4）患者体位：仰卧位。

（5）局部麻醉的选择：根据手术指征而定。对于长效的神经阻滞，使用 0.5% 的罗哌卡因或 0.25%~0.5% 的丁哌卡因；对于短时间阻滞（如门诊患者，术中止血带覆盖），可使用 1.5% 的甲哌卡因或 1.5% 的利多卡因。

（6）针：100 mm（约4英寸），短斜面神经阻滞针或用于放置导管的 Tuohy 针。

2. 扫描技术

（1）患者完全仰卧位，双腿伸直，超声机放置在被阻滞一侧的对面。

（2）将高频线性探头置于手术腿腹股沟褶皱处（图 3-6）。

（3）找到股静脉和动脉，动脉在静脉的外侧。彩色多普勒成像和通过探头施加额外压力对静脉进行闭塞有助于识别股血管（图 3-7）。

（4）在腿的近端和远端扫描，确定股总动脉分为股浅动脉、股深动脉和（或）旋股外侧动脉（图 3-8）。

（5）向头侧扫描至动脉分支上方，图像中应该有一条股动脉和一条股静脉（图3-8）。

（6）股神经位于动脉外侧1～2 cm处，在动脉分叉的头侧观察效果最佳。

（7）该神经是位于髂肌上的一种宽而平的高回声结构，它可能含有代表神经束的深色低回声圆圈（图3-8）。

（8）盲目瞄准位于动脉外侧的高回声三角区（筋膜与淋巴阻滞）往往会导致阻滞失败。神经（只是高回声三角的底部）位于髂筋膜深处，应该通过仔细扫描来寻找。

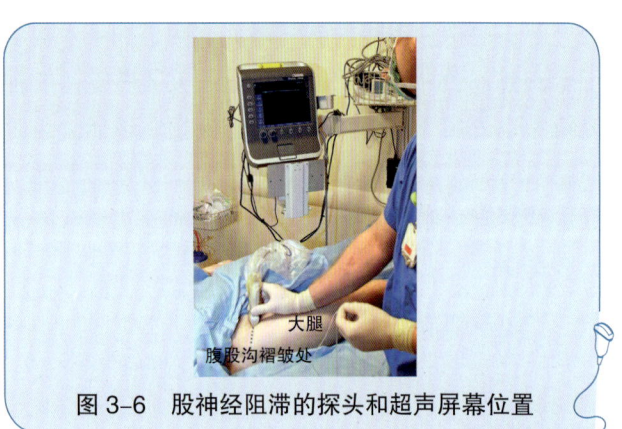

图3-6 股神经阻滞的探头和超声屏幕位置

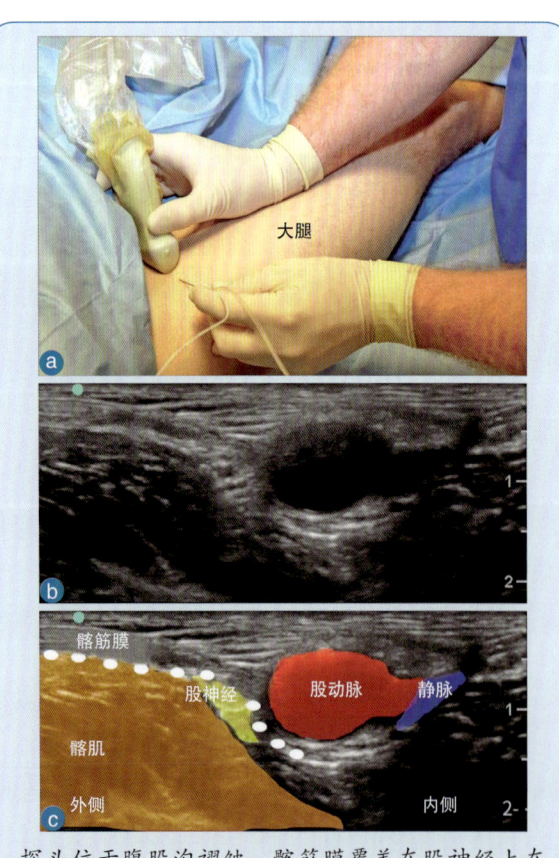

探头位于腹股沟褶皱，髂筋膜覆盖在股神经上在超声图像中不明显。

图3-7 股神经的超声图像

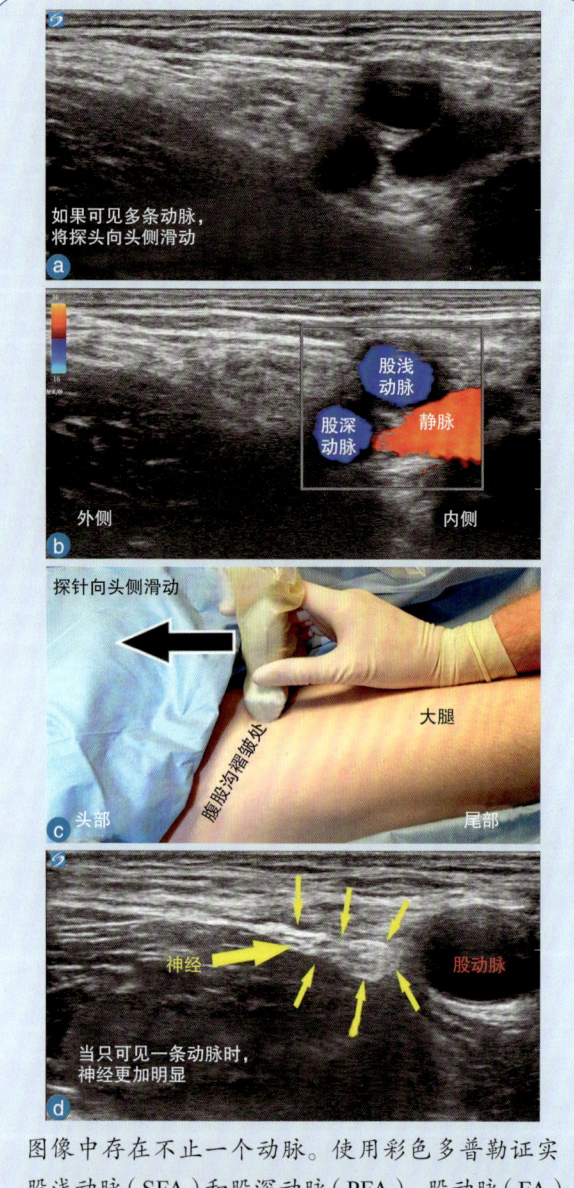

图像中存在不止一个动脉。使用彩色多普勒证实股浅动脉（SFA）和股深动脉（PFA）。股动脉（FA）的分支点是一个重要的标志。为了成功识别股神经，应在股动脉分支点近端对股动脉进行成像。当在单个股总动脉水平成像时，神经明显更可见。

图3-8 股神经阻滞彩色多普勒图像

（9）100 mm（约4英寸）的阻滞针应于超声束平面内插入。

（10）针在髂筋膜下向股神经推进。

（11）最初的注射目标就在神经深处和侧处，这样可以确保针尖位于髂筋膜下面（图3-9）。

（12）回抽无血后，将15～30 mL局部麻醉药以每次5 mL注入。在注射局部麻醉药时，可追踪至股动脉下方。这确保了局部麻醉药是在髂筋膜下注射的。如果在超声下没有看到扩散，应停止注射并重新确认针尖位置（图3-10）。

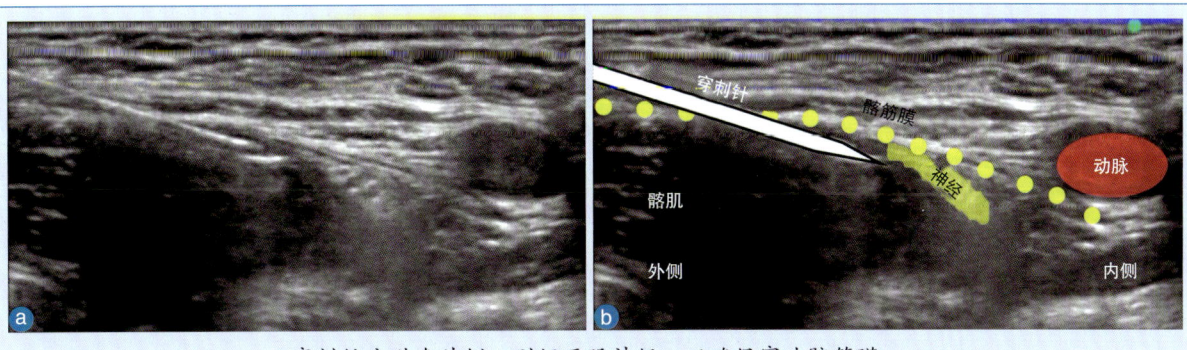

穿刺针应瞄准外侧，刚好至股神经，以确保穿破髂筋膜。

图 3-9 股神经阻滞的初始针轨迹

替代技术

另一种选择是穿刺针采用与探头垂直的方向刺入。虽然平面内的进针方向可随时看到针尖，但是对于缺乏超声经验且难以观察平面内进针的医师来说，垂直进针法可能更易于实现麻醉区域的放置。

（1）按照平面内进针的步骤（1）~（8），识别股血管和股神经。

（2）将股神经置于超声屏幕中间。在这个位置，神经将位于探头的正下方。

（3）50 mm（约 2 英寸）针垂直于超声探头和光束刺入。这种技术使整个针无法被看到。在针的推进过程中，只会看到针的横截面，即一个白点（图 3-11）。

（4）除了观察针的静态横截面，还可以用小幅度滑动探头或使探头产生小角度来确定针尖的实际位置（参见第一章的"如何显影神经和穿刺针"）。

（5）根据需要，针尖应向内侧或外侧推进，以接近股神经。

（6）电刺激可与超声结合使用，以确定针尖的正确位置。

（7）回抽无血后，将 20 ~ 30 mL 局部麻醉药分成 5 mL 的分量注射。

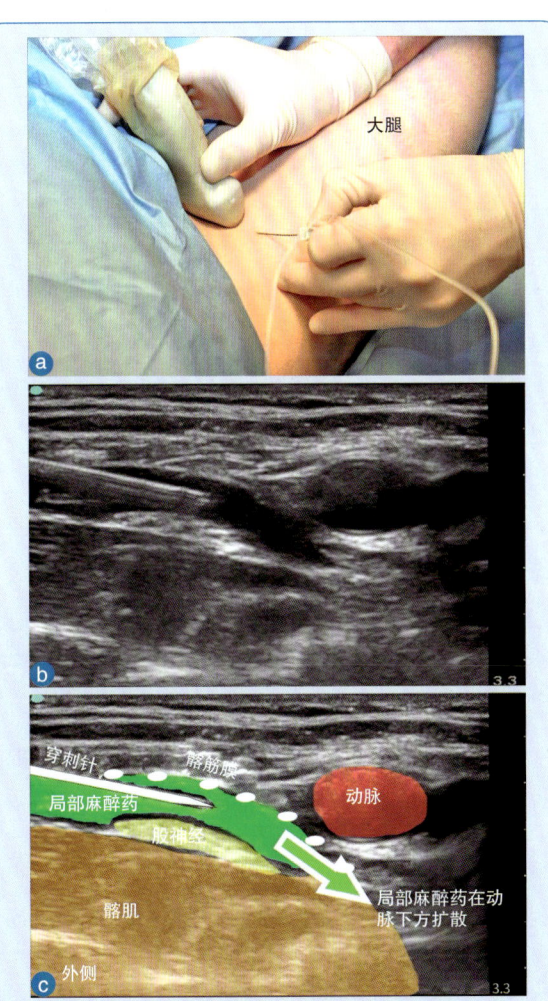

股神经阻滞成功的关键是针尖必须在髂筋膜下方。局部麻醉剂在髂筋膜下扩散。关键标识是确认注射期间局部麻醉药在动脉下方扩散。如果局部麻醉药扩散仅限于动脉上方区域，则针未深入髂筋膜。

图 3-10 股神经阻滞的最终针位置在股神经之前（上方）或之后（下方）同样成功

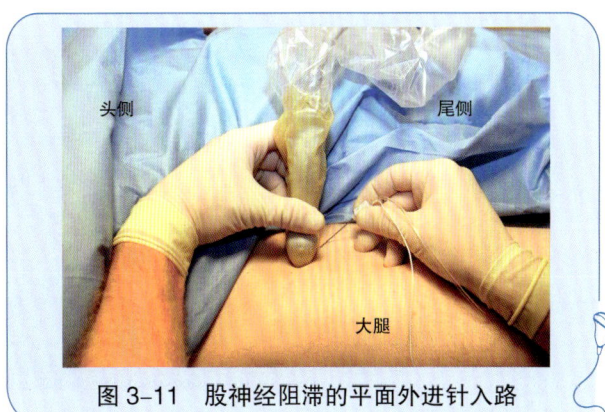

图 3-11 股神经阻滞的平面外进针入路

（8）局部麻醉药应在髂筋膜和股动脉下扩散，如平面内进针一样。

置管

在全膝关节置换术或前交叉韧带修复术等术后，可放置连续股神经导管以提供长时间的术后镇痛（图3-12）。股神经导管可以改善和延长镇痛，减少阿片类药物的需求，减少副作用的发生，减少住院时间，并改善术后康复和关节活动。导管可以放置在股神经上方或下方，具有类似的镇痛效果（图3-13）。导管的实际位置远不如确保导管在髂筋膜以下重要，如单次注射技术所述。有关导管置入的具体细节见第一章。

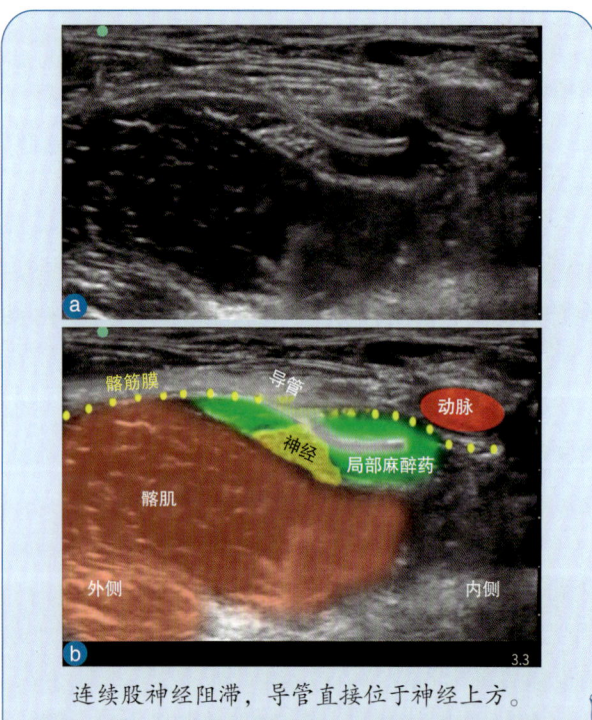

连续股神经阻滞，导管直接位于神经上方。

图3-12 局部麻醉药在神经上方的扩散由上覆的髂筋膜清楚划分

并发症

与所有周围神经阻滞一样，神经损伤和局部麻醉药中毒等并发症与股神经阻滞有关。然而，附近血管的可压缩性，股神经位于腹股沟褶皱处的浅表位置、与脊髓和重要器官的距离以及超声引导的适用性，使其成为非常安全的周围神经阻滞，并发症很少。连续股神经阻滞最常见的问题之一是，由于其接近腹股沟而可能发生感染。虽然细菌定植很常见，特别是在导管留置时间超过48小时的情况下，但局部炎症的发生率很低，严重的感染并发症非常罕见。由于肢体无力或麻木，股神经阻滞也有使患者跌倒的风险。这种跌倒的风险导致选择性股神经阻滞（也称收肌管阻滞）的流行，见后面的讨论。

要点

（1）记住"NAVEL"是指神经血管结构从外侧到内侧的方向。

（2）优化患者体位和确保充分暴露腹股沟褶皱是很重要的。对于肥胖患者，可以将胸膜向上侧收回，必要时用几大块胶带固定在对侧床轨上。

（3）腹股沟褶皱是初始探针放置的良好起点。在肥胖患者中，腹股沟褶皱通常位于股总动脉分叉的远端，因此探头需要向头侧滑动。

（4）使用股动脉帮助引导观察股神经。股动脉的分支与股神经分叉的位置相同。一旦股神经分叉，就很难看清了。如果动脉近端成像为单根动脉，则神经更有可能被发现为一根大的单根神经，在超声图像上更明显。

（5）通过观察局部麻醉药向动脉深处扩散，确保局部麻醉药在髂筋膜以下扩散。

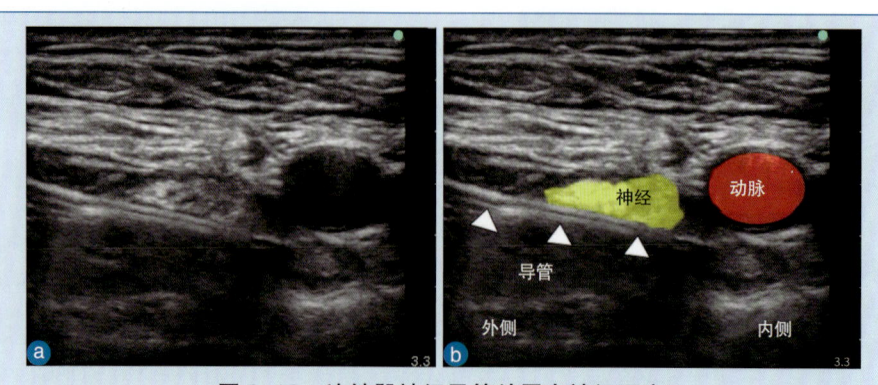

图3-13 连续股神经导管放置在神经下方

（6）股神经相对于动脉的位置可能不同。有时它位于动脉附近，有时可能在动脉的外侧。根据经验，在近端和远端扫描，调整探头的角度和压力，股神经可以被识别为髂肌顶部的高回声结构。如果神经的位置仍然不确定，神经刺激可能有助于其确认。

（7）常见的解剖结构可能被误认为是股神经，即淋巴结发炎。这些淋巴结位于髂筋膜上方，因此不应该与神经混淆。

髂筋膜阻滞

"髂筋膜阻滞"一词最初用于描述腰丛前路阻滞。这种以定位点为基础的髂筋膜阻滞为传统的腰丛阻滞提供了一种更简单的替代方法，并使用筋膜弹性或穿透声作为麻醉的指导。髂筋膜阻滞可以阻滞股神经，还可能阻滞股外侧皮神经（lateral femoral cutaneous nerve，LFCN），而不需要将针放在神经的周围。使用超声进行股神经阻滞需要识别髂筋膜，这导致了对髂筋膜阻滞和股神经阻滞的混淆。对大多数操作者来说，使用超声引导对任何一种阻滞在解剖学上都是相同的。根据使用的浓度和总剂量，局部麻醉药有可能扩散并累及腰丛的其他分支。实际上，在肥胖患者中，髂筋膜神经阻滞的范围更广，离腹股沟皮肤褶皱更近，与前面描述的股神经阻滞相同。

解剖

相关的解剖描述与股神经阻滞的解剖描述相似。髂筋膜覆盖髂肌。股神经位于筋膜深处，在腹股沟区域的髂肌上。在更近端和更外侧，LFCN 位于髂筋膜深处，然后穿过腹股沟韧带到达大腿外侧。腰神经丛的另一主要分支——闭孔神经，从腰大肌内侧出，位于骨盆后高处，不被该入路阻滞。局部麻醉药向 LFCN 的扩散取决于初始注射位置和使用的局部麻醉药的量。

临床应用

髂筋膜阻滞为大腿前外侧、髋部、股骨、膝关节、小腿内侧和足部提供麻醉和止痛作用。当这种阻滞与坐骨神经和闭孔神经阻滞相结合时，可以实现对整个小腿的麻醉。髂筋膜阻滞是一种相对基础的技术，使用超声时成功率较高。此外，超声下髂筋膜阻滞的并发症发生率低，通常用于髋关节手术围术期的止痛。髂筋膜阻滞可在髋关节成形术或髋关节骨折手术后提供镇痛作用。髂筋膜阻滞和股神经阻滞可以根据局部麻醉药注射的确切位置与所使用的局部麻醉药的总量和浓度互换使用。

技术

1. 超声细节

（1）监测仪：ECG、NIBP、脉搏血氧仪，以及其他必要的监测仪。

（2）备皮：氯己定和酒精。

（3）探头：高频线性探头（10～15 MHz）。

（4）患者体位：仰卧位。

（5）局部麻醉药的选择：视手术适应证而定。对于持久的神经阻滞，使用 0.5% 的罗哌卡因或 0.25%～0.5% 的丁哌卡因。对于短时间的麻醉（例如，门诊患者、术中止血带覆盖），可使用 1.5% 的甲哌卡因或 1.5% 的利多卡因。

（6）针：100 mm（约 4 英寸）、短斜面神经阻滞针或用于置管的 Tuohy 针。

2. 扫描技术

（1）患者完全仰卧，双腿伸展，超声机放置在被阻滞侧对面的位置。

（2）将高频线性探头放置在手术腿腹股沟水平的轴面上，类似于股神经阻滞的初始探头位置（图 3-6）。

（3）定位股静脉和股动脉，动脉在静脉的外侧。彩色多普勒成像和通过探头施加额外压力闭塞静脉可以帮助识别血管（图 3-7）。

（4）找出位于髂肌上的髂筋膜。通常，缝匠肌下方的筋膜更容易辨认。筋膜可沿股动脉内侧走行。在筋膜下，可以看到股神经，但这不是阻滞成功的必要条件。识别股神经确实可以提高阻滞的成功率，但在远离神经的一侧注射可以通过减少无意的神经内注射而增强麻醉的安全性（图 3-14）。

（5）注射靶点位于髂筋膜深处，位于腹股沟韧带的尾部。注射的姿势会受到患者体位的影响。对于腹围大的肥胖患者，注射部位将更靠近尾部，使局部麻醉药近端扩散的可能性较小。通常，这种注射类似于股神经阻滞的注射。

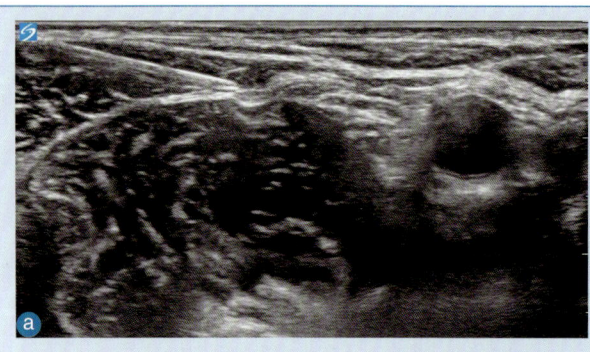
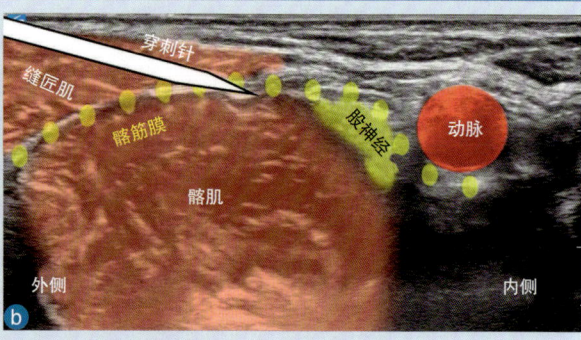

股动脉和股神经位于注射部位的内侧。

图3-14 在缝匠肌（浅）和髂肌（深）之间的筋膜下放置穿刺针和局部麻醉药

（6）一根100 mm（约4英寸）的阻滞针应与超声切面平行，从外侧开始，对准内侧（图3-14）。

（7）针在髂筋膜下向前进，停在髂筋膜深处。局部麻醉药扩散是通过在髂筋膜和髂肌之间的水剥离来实现的。

（8）每5 mL后抽吸局部麻醉药，增量注射最多30 mL。使用0.25%罗哌卡因进行长效镇痛阻滞。如果在超声下看不到局部麻醉药的扩散，则应停止注射并重新确认针尖位置。

替代技术

标准的髂筋膜阻滞的另一种方法是腹股沟上髂筋膜（suprainguinal fascia iliaca，SIFI）阻滞。在早期对这种阻滞的描述中，操作者试图将针在腹股沟韧带下朝头侧方向推进。由于针进入路径长和难以呈现正确的筋膜平面图像，特别是在肥胖患者中，使这种方法具有挑战性。下面描述了一种超声引导下的平面外SIFI阻滞，它操作更简单，并能成功地提供髋关节手术后的术后镇痛。

（1）一只手放在髂前上棘（anterior superior iliac spine，ASIS）上，把探头放在腹股褶皱痕处。从腹股沟的股动脉和神经向外扫描，以确定缝匠肌（图3-14）。

（2）将缝匠肌置于屏幕中间，然后沿着头侧到达ASIS。当探头沿大腿向上移动时，肌肉似乎收缩，最终在ASIS的起始处消失。

（3）此时出现髂骨嵴的阴影。髂肌的扁平形状在髂骨嵴阴影的内侧，位于骨头上。可定位到髂肌内侧和浅层、腹横肌（深）和腹内斜肌（浅）。腹外斜肌是下腹部这一部位的腱膜，无法辨认（图3-15）。

（4）一旦确定ASIS和髂肌，将探头稍微旋转指向脐部。

（5）将针从探头的头侧或尾侧插入平面外，这取决于操作员的惯用手（图3-15）。

（6）针刺终点在髂筋膜以下，在髂肌外侧段的髂肌上方，这也是肌肉最浅的部分（图3-16）。

（7）注射局部麻醉药30 mL，每5 mL回抽一次。如果局部麻醉药没有在筋膜平面下扩散，停止注射并重新定位针头。0.25%的罗比卡因将提供长效阻滞。

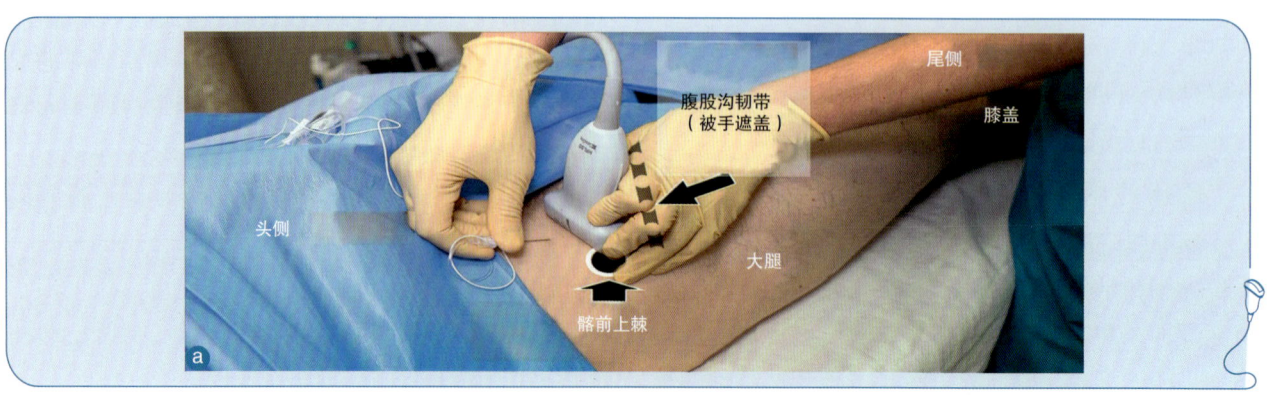

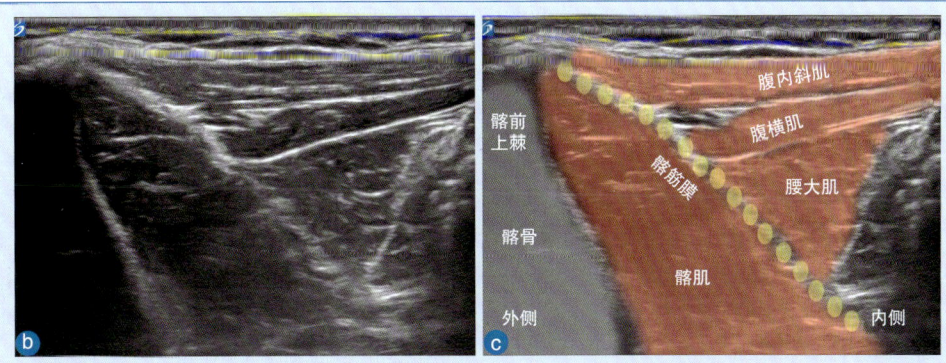

图 3-15 图像显示了平面外的腹股沟韧带上髂筋膜阻滞（SIFI）的探头和穿刺针的位置。探头的侧缘位于髂前上棘（ASIS）上方。超声图像显示外侧的髂前上棘和髂肌。穿刺针必须穿透的筋膜（黄点）覆盖在髂肌上

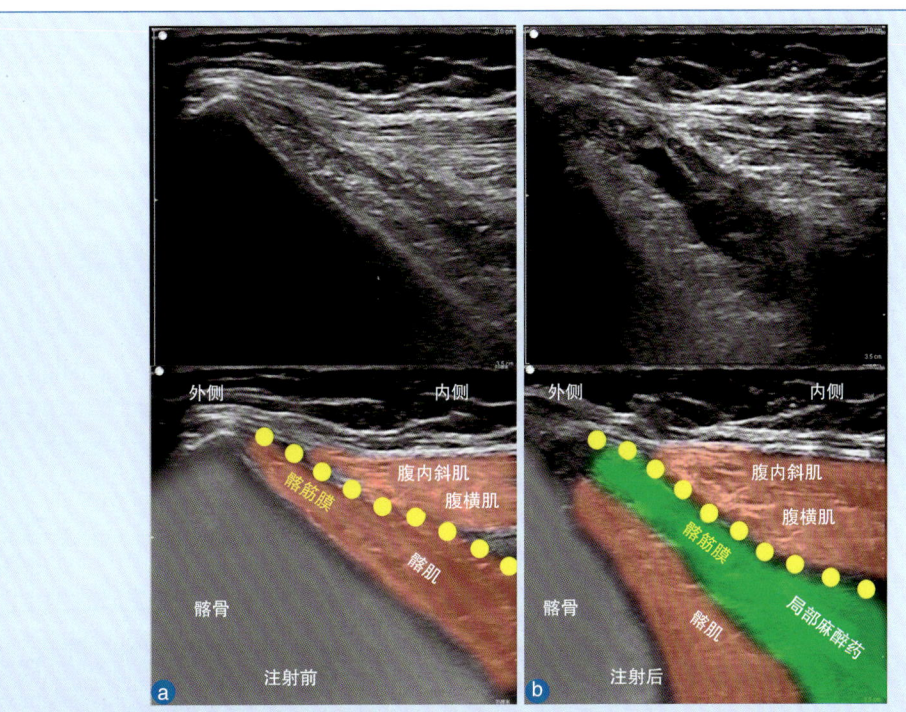

图 3-16 腹股沟韧带上髂筋膜阻滞前（图 a）和阻滞后（图 b）图像。通过适当的穿刺针位置，注射的局部麻醉药会沿着髂筋膜下的髂肌扩散

置管

髋部骨折患者术前可放置髂筋膜导管。插入部位靠近伤口的导管通常需要在手术前拔除，但在拔除前应考虑局部麻醉药。放置导管的技术与单次注射阻滞的技术相同。

并发症

与所有神经阻滞一样，局部麻醉药中毒是一个潜在的问题。需仔细计算总的安全剂量。如果这种阻滞剂用于髋关节置换术，由于股四头肌或髋屈肌无力，大容量和高浓度的局部麻醉药可能会使患者延迟下床活动。如果将硬膜外阻滞用于术后止痛，可考虑使用较低浓度的局部麻醉药。

要点

（1）髂筋膜阻滞应在肌肉和神经之间的筋膜平面上进行，但如果解剖不确定，应连接神经刺激器，以确保针的路径内没有主要神经。

（2）在根据患者体形选择神经阻滞方法时进行临床判断。在体形较大的患者中，腹股沟褶皱周围较多的头侧阻滞常被血管翳所抑制。

（3）对局部麻醉药的预期扩散要切合实际——

这种方法永远无法可靠地阻滞闭孔神经。如果需要完全覆盖腰丛神经（股神经、LFCN 和闭孔神经），请考虑使用经典（后路）腰丛神经阻滞或单独阻滞闭孔神经。

（4）如果髂筋膜阻滞用于髋关节置换术，请了解髋关节的神经支配是复杂的。髋关节手术后的疼痛来源包括股神经和 LFCN。此外，闭孔神经、坐骨神经和肋下神经会导致疼痛，而髂筋膜阻滞不会影响这些。相应地计划补充术后镇痛措施。

股外侧皮神经阻滞

LFCN 也称为大腿外侧皮神经。神经可以单独被阻滞，也可以作为腰丛技术的一部分。LFCN 阻滞与 SIFI 阻滞相似，不同之处在于它是在更远的位置进行的。如果 LFCN 在股骨折痕附近被阻滞，则几乎不会有局部麻醉药扩散到股神经，无法导致股四头肌无力。对 LFCN 进行成像和阻滞的技术源于慢性疼痛体验，即对感觉异常症患者进行孤立的感觉阻滞。

解剖

LCFN 在腿部的解剖结构是可变的。该神经是腰丛 L_2 和 L_3 背侧支的一个分支。神经在骨盆髂肌上，两个筋膜层之间。在腹股沟韧带及下方，神经的位置非常多变。它通常位于 ASIS 内侧 1～2 cm 处，可以在腹股沟韧带下方、穿过或上方发现。当 LCFN 进入大腿并穿过缝匠肌的外侧边界时，可以包括多达 3 个分支，最远可至 ASIS 远端 10 cm。缝匠肌的外侧是阔筋膜张肌。LCFN 的 3 个分支可能越过或穿过缝匠肌，并且可以在缝匠肌和阔筋膜张肌之间的筋膜中被识别出来。

临床应用

LCFN 阻滞用于大腿外侧或髋关节外侧术后镇痛。即使完全阻滞了 LCFN，患者仍可能会抱怨髋关节手术切口处顶部疼痛。在这些患者中，髋部手术切口的上部可能分布在肋下神经而不是腰丛。LCFN 阻滞剂也用于诊断和治疗感觉异常症。

技术

1. 超声细节

（1）监测仪：ECG、NIBP、脉搏血氧仪，以及其他必要的监测仪。

（2）备皮：氯己定和酒精。

（3）探头：高频线性探头（10～15 MHz）。

（4）患者体位：仰卧位。

（5）局部麻醉药的选择：视手术适应证而定。作为麻醉技术的一部分，对于长效神经阻滞，可以使用 0.5% 的罗哌卡因或 0.5% 的丁哌卡因。若仅用于术后镇痛，可使用 0.25% 的罗哌卡因或 0.25% 的丁哌卡因。

（6）针：50～100 mm（2～4 英寸），短斜面神经阻滞针。

2. 扫描技术

（1）将探头置于大腿顶部腹股沟褶皱处，同股神经阻滞（图 3-6）。

（2）从股骨血管向外侧滑动探头以找到缝匠肌。缝匠肌是位于股动脉外侧、髂肌和髂筋膜上方的椭圆形结构（图 3-17，另见图 3-14）。

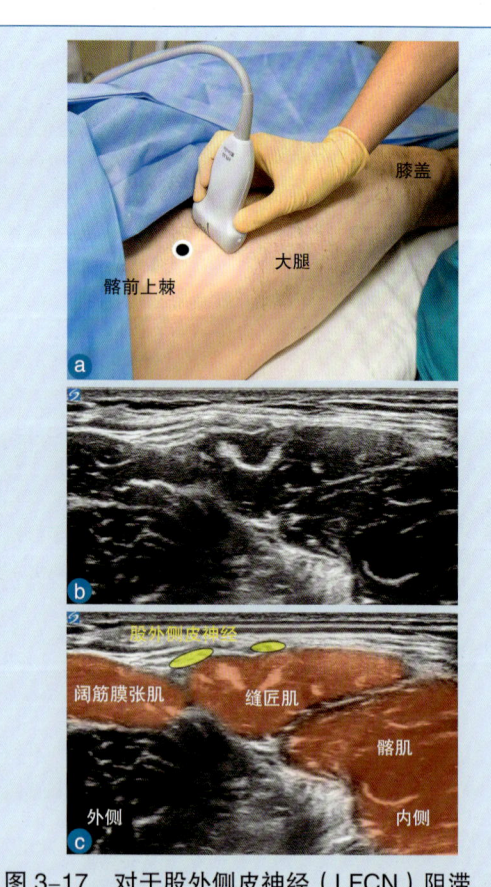

图 3-17 对于股外侧皮神经（LFCN）阻滞，将探头放置在腹股沟褶皱处，然后将其横向滑动，直至缝匠肌成像变浅至髂肌。跟随缝匠肌，将探头朝下滑动，直到肌肉开始缩小，行至髂前上棘（ASIS）时变为肌腱。神经位于缝匠肌和横向阔筋膜张肌附近，这两块肌肉位于髂前上棘的远端

（3）识别出缝匠肌后，向外侧滑动探头以定位阔筋膜张肌。阔筋膜张肌位于缝匠肌的外侧，大小相似，因此可以辨认出来。当探头向近端滑动，到达髂前上棘时，缝匠肌和阔筋膜张肌会逐渐缩小。若扫描至阔筋膜张肌远端，肌肉会缩小并在达到大腿中部前消失（图3-17）。

（4）在阔筋膜张肌的内侧部和缝匠肌之间寻找股外侧皮神经或其多条分支。

（5）LCFN可表现为单个高回声椭圆形影，位于分隔肌肉的筋膜平面之间或缝匠肌上。神经也可以多个圆的形式存在（图3-17）。

（6）由于正常的解剖变异，神经很难被观察到。如果超声无法找到神经，可以考虑在缝匠肌、缝匠肌和阔筋膜张肌之间的几个组织平面上浸润局部麻醉药，或可以考虑使用后面描述的替代方法之一来阻滞。

（7）一旦确定神经，将针插入平面内或平面外。这种表面神经是使用平面外技术的好地方。针的目标是在包含神经的筋膜平面内。

（8）注射局部麻醉药（5～10 mL），直到看到充分扩散（图3-18）。

替代技术

（1）在腹股沟内，探头可以向外和头侧移动，直到识别出ASIS。此时，局部麻醉药渗透到缝匠肌腱或肌肉上方和下方的多个筋膜平面及髂肌上。可以使用平面内或平面外方法。由于神经位置的多变性，建议在多个筋膜平面进行渗透。

（2）如果无法显示神经，另一种方法是沿筋膜层之间缝匠肌的侧缘渗透局部麻醉药。此入路最好在ASIS的稍远端和腹股沟水平的远端进行。在这个层面上，缝匠肌是一块明显的肌肉，而不是插入ASIS的肌腱。

（3）第三种方法是，如果不担心股神经阻滞导致的运动无力，则使用SIFI阻滞。此入路可同时阻滞LFCN和股神经。

要点

（1）如果神经或其分支不像图3-17和图3-18那样明显，考虑在几个平面内浸润以提高成功率。

（2）不需要大量的局部麻醉药；所有注射最多使用20 mL。即使药量较小（5 mL），仍可显示筋膜平面内良好的扩散。

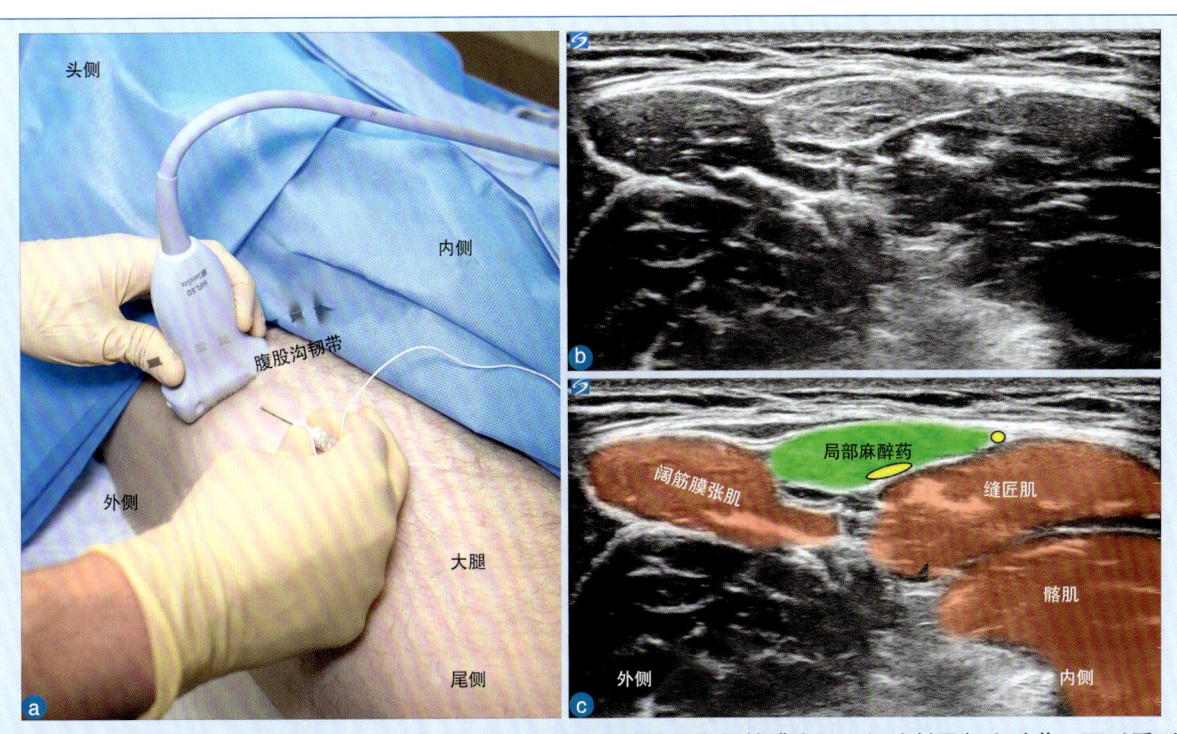

图3-18　平面外股外侧皮神经（LFCN）阻滞。穿刺针在缝匠肌和阔筋膜张肌之间注射局部麻醉药。可以看到局部麻醉药在该平面内扩散并包绕神经

内收肌管阻滞（选择性股神经阻滞）

内收肌管阻滞可以缓解膝盖、腿部和脚踝手术的疼痛，而不会导致大腿前侧肌肉无力。这使患者在关节手术后能够迅速和积极康复，并改善出院患者回家的行动能力。内收肌管阻滞术越来越受欢迎，因为它已被证明为膝关节手术提供了良好的止痛效果，无论是在主要的关节置换手术中，还是在膝关节镜检查等较小的手术中。研究表明，内收肌阻滞可以减少阿片类药物的使用，提高物理治疗的参与度，提高手术后的力量，并减少出院次数。

解剖

在内收肌管处的选择性股神经阻滞麻醉了股神经最大的分支之一。该支发自股神经后，位于大腿中段的股浅动脉附近。在这个节段，动脉和神经进入内收肌管。在解剖学上，几块肌肉包裹了收肌管：前外侧的股内侧肌，后内侧的长收肌和大收肌，以及前内侧的缝匠肌。收肌管的近端边界位于缝匠肌与内收肌长肌交叉的位置，在腹股沟韧带下方约 15 cm。远端边界是内收肌裂孔，即大收肌肌腱上的开口。尽管内收肌管包含隐神经、股内侧神经，有时还有闭孔神经的分支，但在这个平面上使用局部麻醉药可以避免股四头肌明显的运动无力。针刺入路至内收肌管的选择性股骨阻滞时，必须穿过大腿中部的缝匠肌和股内侧肌，或在缝匠肌和股内侧肌之间穿行。股内收肌膜是连接股内侧肌和内收肌的一层筋膜，覆盖着这一水平的神经。注射必须深入股内收肌膜才能达到最佳效果（图 3-19）。

临床应用

内收肌管阻滞术（选择性股神经阻滞术）对膝关节有较好的镇痛作用，是一种重复性的隐神经阻滞术。这种阻滞的主要好处是，它可以在膝关节和小腿手术后提供良好的镇痛，同时保持大多数股四头肌的力量。此块适用于大腿远端的手术，包括膝关节成形术、膝关节镜检查、膝关节肌腱修复（前交叉韧带或后交叉韧带），以及小腿、脚和脚踝的手术。与股神经阻滞相比，内收肌管阻滞可能在大多数手术后提供类似的疼痛缓解。

技术

1. 超声细节

（1）监测仪：ECG、NIBP、脉搏血氧仪，以及其他必要的监测仪。

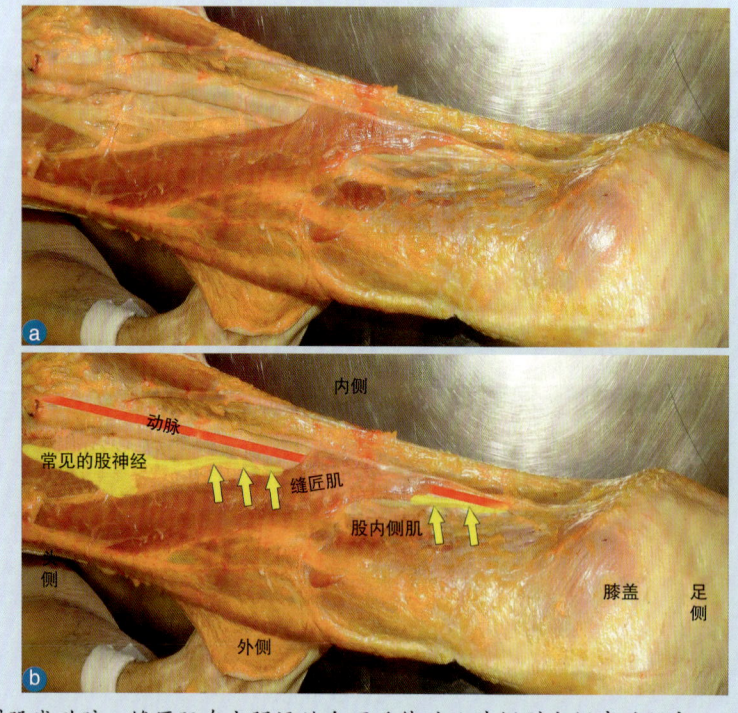

在小腿前部可以看到股浅动脉。缝匠肌在大腿远端向下延伸时从外侧到内侧穿过腿部。股神经的重要分支最终成为隐神经，在缝匠肌下方走行时与动脉汇合。

图 3-19　大腿中部的收肌管解剖

（2）备皮：氯己定和酒精。

（3）探头：多数患者使用高频线性探头（10～15 MHz）。对于体形较大的患者（>100 kg），有时需要使用低频探头，包括曲阵探头。

（4）患者体位：仰卧位，双腿外旋。蛙腿姿势可以促进阻滞起效。

（5）局部麻醉药的选择：视手术适应证而定。对于持久的神经阻滞，可以使用0.2%～0.5%的罗哌卡因或0.25%～0.5%的丁哌卡因。因为这种阻滞主要用于膝关节的止痛，所以长效药物通常是首选。建议的最大用量为20 mL。

（6）针：100 mm（约4英寸），短斜面神经阻滞针或用于置管的Tuohy针。

2. 扫描技术

（1）使患者完全仰卧位，手术腿外旋。阻滞的另一个好姿势是患者的膝盖弯曲成青蛙腿姿势。超声机应放置在手术对侧或阻滞侧。

（2）将高频线性探头放置在手术腿上大腿中部水平的横断面上（图3-20）。

（3）将探头从外侧向内侧移动，在大腿内侧定位股浅动脉。如果找不到动脉，将探头移到更内侧。动脉通常位于比预期更内侧/更后方的位置。彩色多普勒成像可以帮助识别股动脉（图3-20）。

（4）扫描腿部的近端和远端，以识别动脉表面的缝匠肌。进行这种阻滞的最佳位置是股浅动脉位于缝匠肌正下方。如果动脉不位于缝匠肌下方，则向近侧或远侧移动探头，直到动脉位于缝匠肌下方（图3-21）。

（5）将股静脉定位在此水平。股静脉在这一水平上通常深入动脉，在对患者进行扫描过程中很容易被压缩。重要的是识别静脉，以免在阻滞期间意外的血管内注射。

（6）注射针头前放松探头上的压力，以验证静脉位置。内收肌管的神经位于股浅动脉的外侧和前方，通常表现明亮（高回声）。这些神经位于股浅动脉附近，通常与股浅动脉相连（图3-19和图3-20）。

（7）一根100 mm（约4英寸）的阻滞针应插入超声波束所在的平面内。

（8）针需要在较宽的导管膜下前进，以使阻滞成功。巨大的导管膜不可见。针应瞄准几乎动脉下方的区域（5点钟或7点钟位置），以持续且成功地刺穿股动脉导管膜（图3-22）。

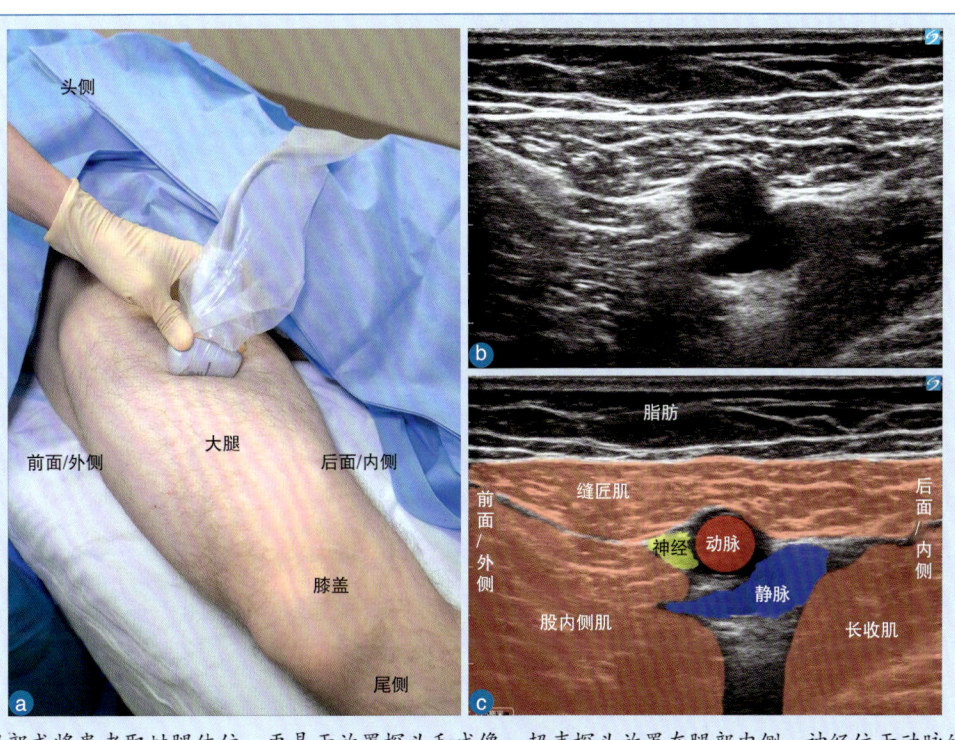

向外旋转腿部或将患者取蛙腿体位，更易于放置探头和成像。超声探头放置在腿部内侧。神经位于动脉的前外侧。

图3-20 收肌管探头位置和超声图像

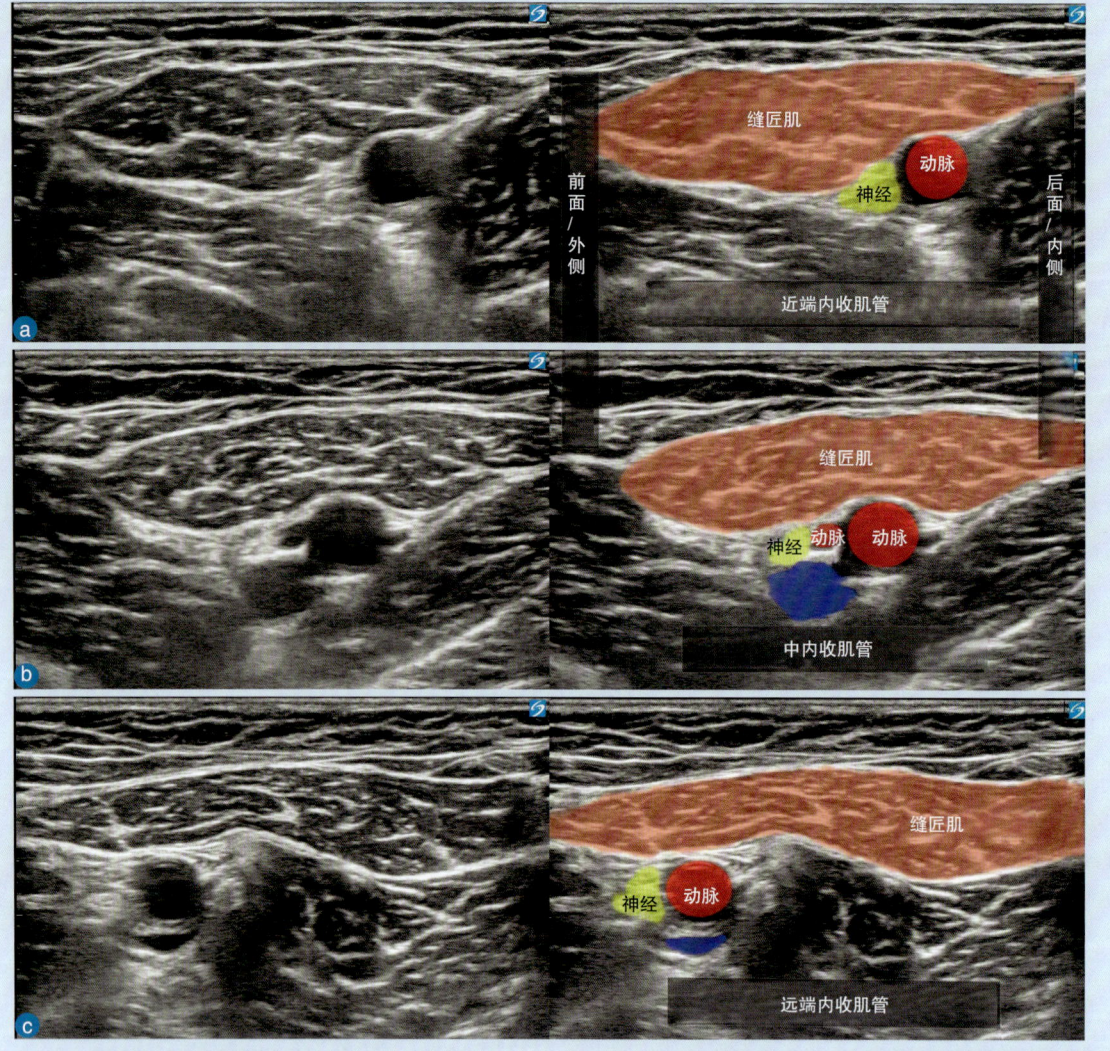

近端收肌管阻滞是在缝匠肌靠近动脉处进行的（图a）。在动脉位于缝匠肌中心正下方处（图b），施行中段收肌管阻滞。在缝匠肌主要位于动脉后部和内侧处进行远端内收肌管阻滞（图c）。在本例患者，动脉的一个小分支靠近中内收肌管的神经处，因此首选近端或远端阻滞（将这些超声图像与图3-19中的解剖相比较）。

图3-21 从近端到远端的收肌管成像

（9）针定位的终点靠近股浅动脉，位于神经下方，注意避开股静脉（图3-22）。

（10）注射局部麻醉药时，应推压紧邻股浅动脉的高回声神经表面。这是针穿过股内收肌膜的迹象（图3-23）。

（11）回抽无血后，推注10～20 mL的局部麻醉药，每次5 mL。

置管

内收肌管处的连续选择性股神经导管在全膝关节置换术或前交叉韧带修复术后提供延长的术后镇痛（图3-24）。加导管在改善膝关节置换术后的术后结局方面尤其有价值。如果在膝盖手术前放置收肌管导管，导管可能会妨碍止血带或无菌区。考虑旋转探头，使针头插入位置高于腿部（图3-25）。这种旋转不会显著改变超声图像，但它将允许针插入部位进一步远离手术区域。有关周围神经导管插入的具体细节，请参见第一章。

并发症

与所有外周神经阻滞一样，神经损伤和局部麻醉药中毒等并发症可能与内收肌管选择性股神经阻滞有关。因此，最好将针指向位于股浅神经旁的高回声神经下方，而不是穿过它。此外，此级别的股静脉通常位于动脉的外侧，这使得针推进更加困难。彩色多普勒成像和探头压缩可以帮助识别静脉。挤

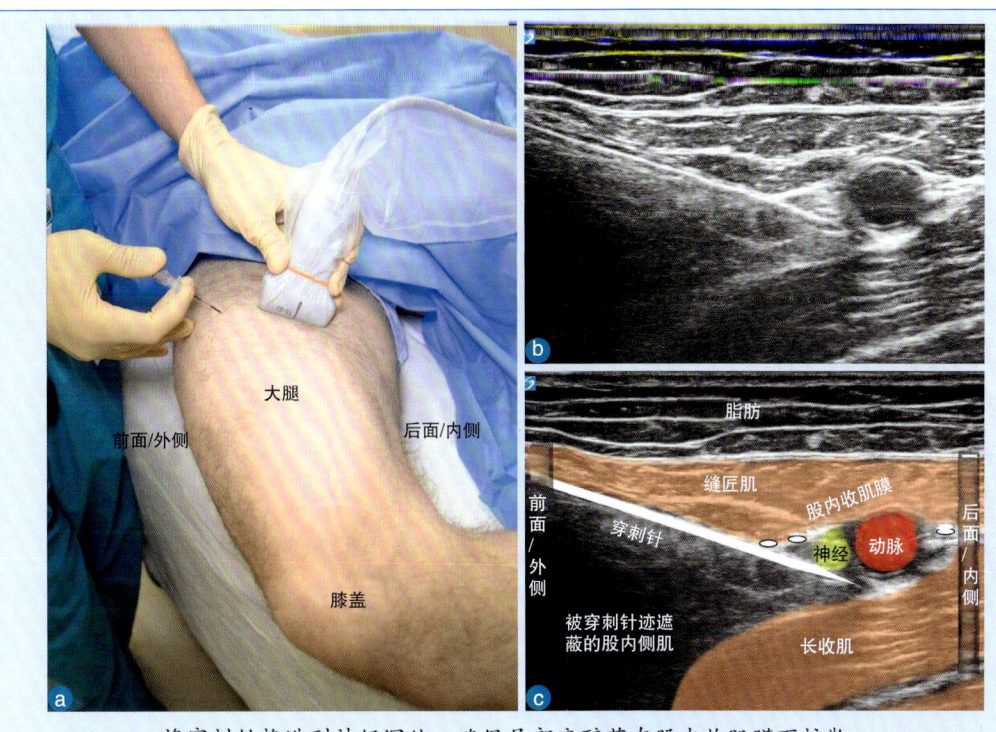

将穿刺针推进到神经深处，确保局部麻醉药在股内收肌膜下扩散。

图 3-22　收肌管神经阻滞，穿刺针在神经下方

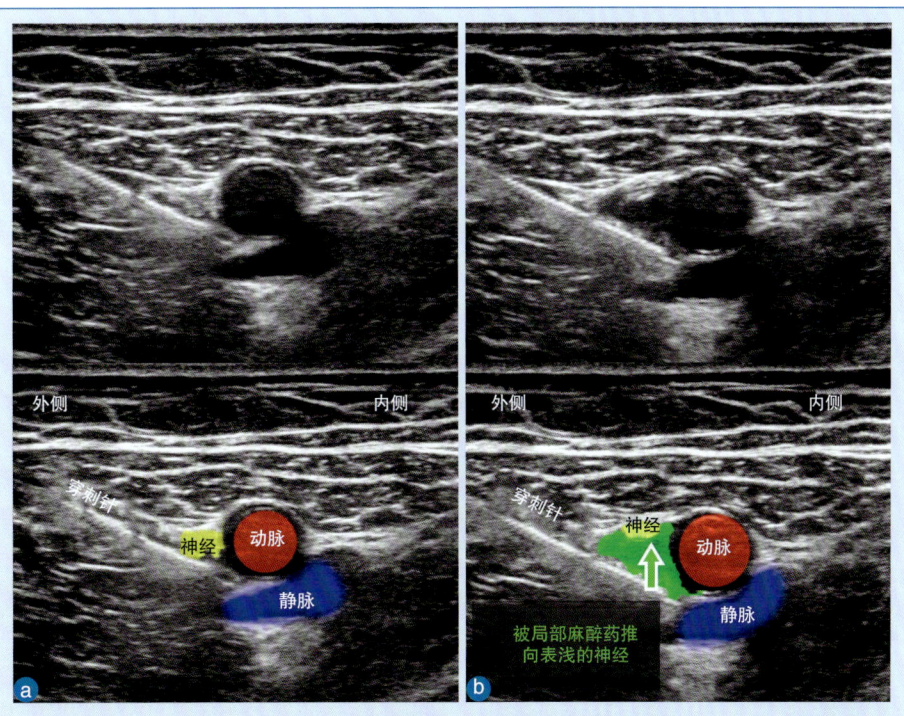

图 3-23　收肌管阻滞的一个关键点是在注射局部麻醉药时寻找被推向浅表的神经。这是局部麻醉药成功注入股内收肌膜下的标志

压大腿时使用彩色多普勒成像可以增加通过股静脉的静脉流量，并有助于改善静脉的可视化。偶尔，腿无力甚至脚下垂被描述为这种阻滞后可能出现的并发症。局部麻醉药可向近侧扩散至股总神经或向后扩散至坐骨神经。出于这个原因，建议对此处进行不超过 20 mL 的低压注射。在患者站立或行走之前，评估阻滞后的下肢力量非常重要。

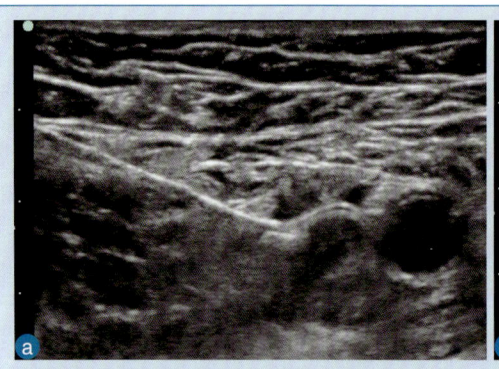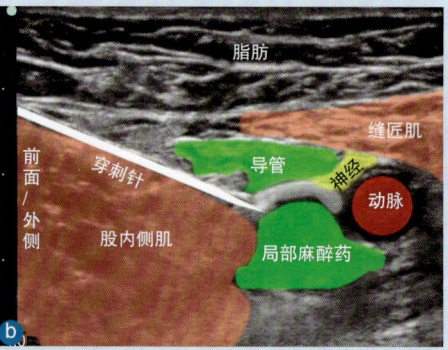

与单次注射阻滞一样，导管应置于神经下方。

图 3-24　收肌管连续置管

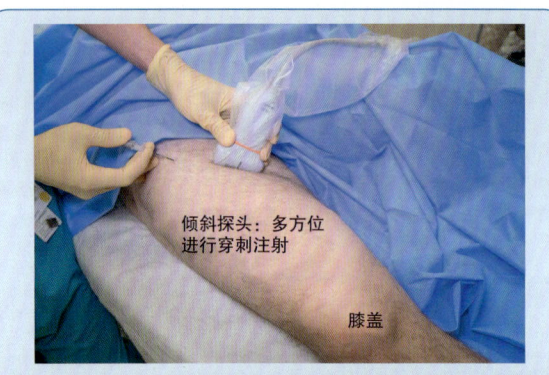

图 3-25　要使导管置入部位远离手术区域，需倾斜旋转探头。这允许穿刺针进针部位可以移动到更靠头侧的位置，并且离探头几厘米远

要点

（1）为了保持插入点的一致性，先向远端扫描动脉深入的地方（并成为腘动脉）。然后，慢慢地向近端扫描到缝匠肌中部下方的动脉。这有助于尽可能在较低位置进行阻滞，潜在地降低股四头肌无力的风险。

（2）相反，如果放置导管，则将换能器朝头部滑动，并将其旋转至斜角，以使导管插入点远离手术部位（图 3-23）。

（3）用导管固定腿或将腿置于阻滞一侧的蛙腿位置，使超声传感器可以放置在大腿内侧（图 3-22）。

（4）将针对准神经下方，对准动脉上的 6 点钟位置。针推进过程中的小注射将有助于确定合适的针位置。当注射使神经表面移位或远离动脉时，停止针头前进，并在该点注射大部分局部麻醉药（图 3-23）。

（5）动脉两侧常有高回声区。使用本节所述的技术（发现缝匠肌和股浅动脉叠置），如果将针放在动脉外侧和前方的高回声区旁，感觉神经将被可靠地阻滞。

（6）如果很难在内收肌管处找到股浅动脉，可以考虑在股骨折痕处找到动脉，因为那里较浅。然后向远端滑动换能器，追踪动脉至缝匠肌下方的位置。

（7）股浅动脉 - 缝匠肌组合是内收肌阻滞的良好标志，原因是缝匠肌在结构向远端向下移动时从外侧到内侧穿过动脉。内收肌管位于缝匠肌正下方的动脉位置。大多数研究表明，该区块的结果有所改善，这些研究使用了本章所述的方法。

（8）使用大量局部麻醉药或高注射压力可能导致股三角近端扩散，导致股四头肌无力，或导致坐骨神经背侧扩散，导致足部下垂。将注射总量限制为最多 20 mL。

隐神经阻滞

隐神经阻滞已被用作腘窝坐骨神经阻滞（稍后讨论）的附件，以提供膝盖以下的完全区域麻醉覆盖。隐神经是膝下股神经的延续，它供应膝盖、小腿内侧、脚踝和脚。这里描述的隐神经阻滞是有效的，但内收肌管的解剖结构可能会因患者而异。因此，内收肌管入路也可以提供可靠的隐神经阻滞。隐神经也可以定位在踝关节的水平面，本章稍后将在踝关节阻滞部分介绍这种方法。

解剖

隐神经是股神经的末端分支，是单纯的感觉神经，支配小腿内侧和足部，对大蹈趾的支配则具有可变性。隐神经的分支也支配膝部。在大腿近端，隐神经位于股动脉前方。隐神经在缝匠肌下方下行至大腿内侧（图 3-26）。在大腿远端，隐神经穿出收肌管与膝降动脉伴行下降。在膝关节内侧，隐神经穿出缝匠肌和股薄肌的止腱后移行为皮下神经，之后与大隐静脉伴行从膝部下降至足踝部。先前阻滞该神经的技术包括环形阻滞（区域阻滞）和依赖于筋膜突破感的技术，这种技术的成功率很低。超声使该神经和周围的结构可视化，因此能大幅度提高成功率。

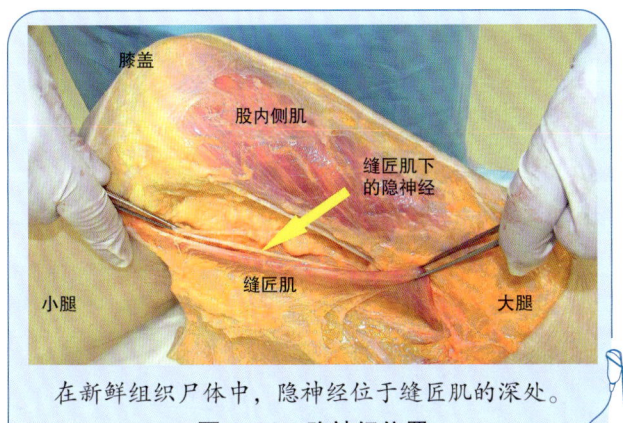

在新鲜组织尸体中，隐神经位于缝匠肌的深处。

图 3-26　隐神经位置

临床应用

隐神经阻滞可与坐骨神经阻滞结合使用，以提供小腿和脚的麻醉或镇痛。由于隐神经没有运动神经支配，与股神经阻滞相比，患者在隐神经阻滞术后跌倒的风险可能更小。由于这个原因，隐神经阻滞非常适合在门诊进行膝盖、脚或脚踝手术时使用。

技术

1. 超声细节

（1）监测仪：心电图、NIBP、脉搏血氧仪。
（2）备皮：氯己定和酒精。

（3）探头：高频线性探头（10～15 MHz）；80 kg 患者的预期深度是 3～4 cm。

（4）患者体位：患者仰卧，腿向外旋转，膝盖弯曲（蛙腿体位）。

（5）局部麻醉药的选择：通常需要 10 mL 的局部麻醉药。由于这是一种纯粹的感觉阻滞，通常使用持续时间较长的局部麻醉药（例如，丁哌卡因 0.25%～0.5%，罗哌卡因 0.25%～0.5%）。

（6）针：100 mm（约 4 英寸），短斜面神经阻滞针。

2. 扫描技术

隐神经可能被阻塞在膝盖上方，位于缝匠肌深处。或者可以在股动脉附近的大腿近端用内收肌管阻滞技术进行封堵。下面介绍大腿远端隐神经阻滞的技术。

（1）患者仰卧，腿外旋成青蛙腿姿势。考虑腿部的一些外展，因为超声探头最终放置在内侧腿部。

（2）超声探头放置在大腿前内侧的横向平面上，离膝盖约 100 mm（约 4 英寸）（图 3-27）。

（3）股骨前部可以被视为高回声半圆。

（4）股内侧肌位于股骨表面，位于股骨前方。

（5）将探头置于内侧和后侧，直到股内侧肌终止。股内侧肌的内侧是缝匠肌，一种小得多的肌肉。

（6）隐神经位于股内侧肌和缝匠肌之间的筋膜平面内或缝匠肌深处（图 3-27）。

（7）神经可以被视为高回声结构，但通常不容易被看到。通常，伴随神经的是一条小动脉，即膝降动脉的隐支。如果神经不可见，则这条动脉可以作为它的良好标记。此外，注意不要将局部麻醉药注入动脉。彩色多普勒成像可用于帮助可视化该动脉。

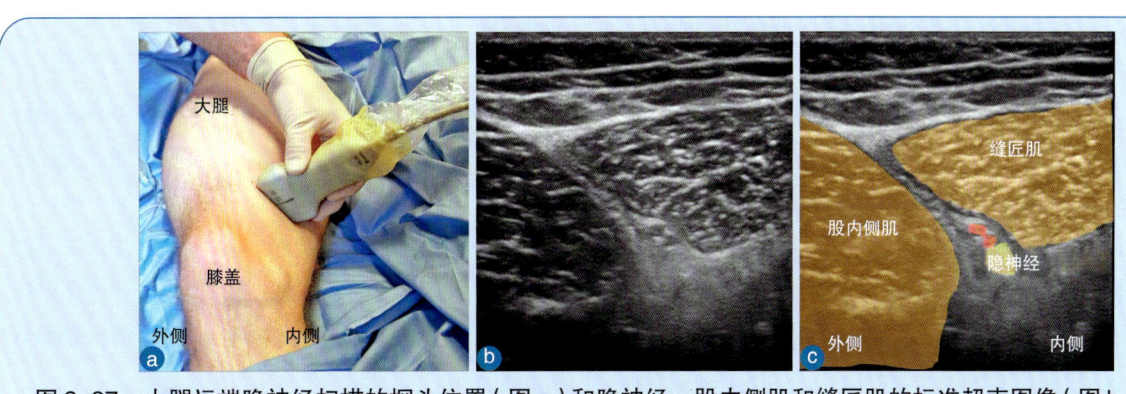

图 3-27　大腿远端隐神经扫描的探头位置（图 a）和隐神经、股内侧肌和缝匠肌的标准超声图像（图 b、图 c）

（8）神经和动脉很小，不容易在所有患者中看到，但单独使用肌肉标志物（股内侧肌和缝匠肌）将导致可靠的神经阻滞。

（9）使用平面内针入路，从探头前侧插入一根 100 mm（约 4 英寸）的针，对准后方和内侧（图 3-28）。

（10）如果神经不可见，针就会指向神经或缝匠肌深处。应在高回声神经周围（如果可见）、缝匠肌下方及股内侧肌和缝匠肌筋膜平面之间观察到局部麻醉药的扩散。

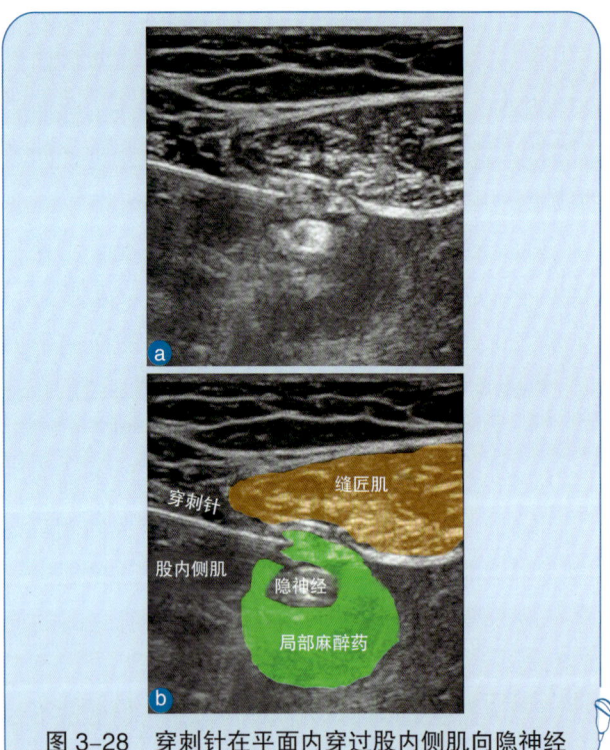

图 3-28　穿刺针在平面内穿过股内侧肌向隐神经推进。隐神经周围可见局部麻醉药注射

替代技术

可以使用内收肌管阻滞（参见前面的讨论）作为替代技术。对于足部手术，隐神经可能会在脚踝处受阻。可以使用与探头垂直的平面外进刀。

（1）按照前面描述的相同步骤定位股内侧肌和缝匠肌（远端）。

（2）插入一个 100 mm（约 4 英寸）的针头，垂直于超声换能器和波束。使用第一章"如何显影神经和穿刺针"中描述的技术。

（3）将针尖前移，使其与隐神经相邻。

（4）可以注射少量的局部麻醉药以帮助确定针尖的位置。

（5）在神经周围及股内侧肌和缝匠肌的筋膜平面之间注射 5 ~ 10 mL 的局部麻醉药。

置管

连续隐神经导管可与腘窝坐骨神经导管结合使用，为涉及脚踝或脚内侧或踇趾的手术提供更全面的术后镇痛。低输注速率（2 ~ 4 mL/h）通常足以在隐静脉分布中提供良好的镇痛。当需要延长术后镇痛时，也可考虑使用收肌管导管。有关周围神经导管插入的具体细节，请参见第一章。

并发症

神经损伤、出血和局部麻醉药中毒是这种阻滞的风险。

要点

（1）很多时候，神经本身无法被可视化。重要的是要看到局部麻醉药在缝匠肌下方的筋膜平面和肌肉（股内侧肌和缝匠肌）之间的扩散，而不是肌肉本身。

（2）隐神经阻滞术后，确保下床前股四头肌有足够的力量。股内侧肌的运动神经与中动脉的隐神经相连，可以用这种方法阻滞。

闭孔神经阻滞

闭孔神经支配内收肌、大腿内侧、膝盖和臀部。因此，闭孔神经的阻滞可能有利于为这些区域的手术提供麻醉和镇痛。

解剖

闭孔神经由 L_2 ~ L_4 的腹侧支形成。神经向下通过腰大肌，在那里它可作为腰丛后入路的一部分被阻滞。神经通过闭孔进入大腿，在此分为前、后两段。神经在出闭孔时深入耻骨肌。最常见的是，前段位于长内收肌和短内收肌之间的筋膜平面，而后段位于短内收肌和大内收肌之间的筋膜平面。闭孔神经的解剖是高度可变的，在超声下神经本身并不总是可见。在进行闭孔神经阻滞时，仔细扫描以确定股动脉的内侧分支是很重要的，旋股内侧血管靠近闭孔神经。

临床应用

闭孔神经支配髋关节，也支配大腿内侧和膝盖的可变感觉神经。闭孔肌提供下肢内收肌的运动神经支配。由于这些区域神经支配的可变性，如果其他神经阻滞［如股神经阻滞和（或）坐骨神经阻滞］不能提供足够的镇痛，闭孔阻滞可用作补救阻滞。

技术

1. 超声细节

（1）监测仪：心电图、NIBP、脉搏血氧仪。

（2）备皮：氯己定和酒精。

（3）探头：高频线性探头（10～15 MHz）；80 kg 患者的预期目标深度为 2～3 cm。

（4）患者体位：仰卧，腿向外旋转。

（5）局部麻醉药的选择：通常需要 10～20 mL 的局部麻醉药。

（6）针：100 mm（约 4 英寸），短斜面神经阻滞针。

2. 扫描技术

（1）患者的位置为仰卧位，腿部向外旋转。

（2）腹股沟、腹股沟褶皱和大腿近端内侧的暴露与股神经阻滞相似。如有必要，可将胶带粘在对面的床轨上。腿可以轻微外展或置于蛙腿位，以便充分暴露大腿内侧近端。

（3）将高频线性探头放置在大腿近端，与腹股沟褶皱相一致（图 3-29）。超声屏幕上起始深度为 4 cm 通常是合适的。

（4）与股神经阻滞一样，需识别股血管，其静脉位于动脉的内侧。

（5）通过在大腿近端向内侧滑动探头，可以看到耻骨肌和内收肌的内侧汇合处（图 3-30）。

（6）内收肌彼此垂直堆叠，其中长内收肌最浅。中间的肌肉是短内收肌，最深、最大的肌肉是大内收肌（图 3-31）。

（7）闭孔神经的前段位于长内收肌和短内收肌之间的平面内，可被视为位于筋膜平面内的高回声结构（图 3-31）。

（8）闭孔神经的后段位于短内收肌和大内收肌之间的平面上。也表现为在筋膜平面内的高回声结构（图 3-31）。

（9）这些神经可以在近端和远端被追踪，以帮助确认它们确实是连续的结构。

（10）采用平面内入路，先将一根 100 mm（约 4 英寸）的针从外侧到内侧指向后段，然后是闭孔神经的前段（图 3-32）。

（11）如果看不到神经，则先将针指向短内收肌和大内收肌之间的平面，最后指向长内收肌和短内收肌之间的筋膜平面（先进行深注射）。

（12）如果神经不能被识别，则在适当的筋膜平面内注射是令人满意的。神经刺激可以用来帮助确定神经的位置，但这不是必要的。刺激会导致内收肌收缩。

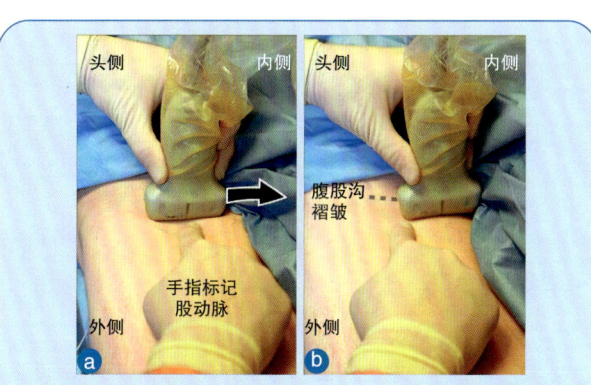

将探头置于腹股沟褶皱处并向内侧移动，直到确定股动脉（图 a）。将探头进一步向内测滑动，至闭孔神经阻滞的最终位置（图 b）。

图 3-29　闭孔神经阻滞探头位置

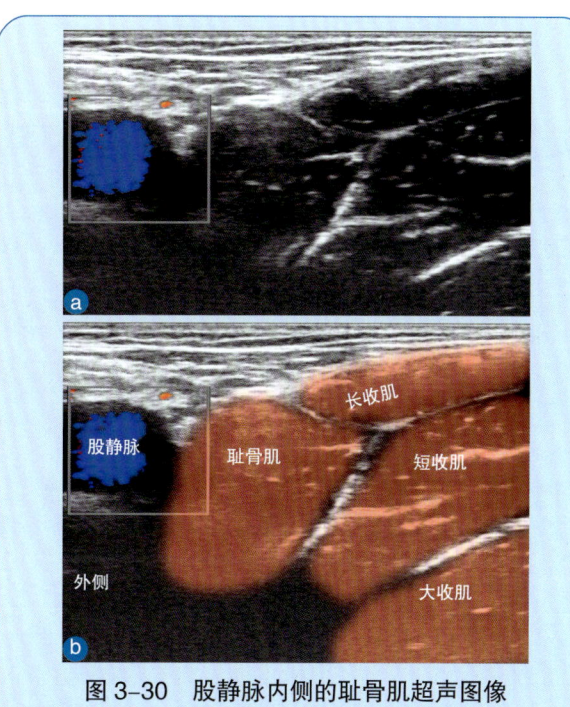

图 3-30　股静脉内侧的耻骨肌超声图像（标记耻骨肌和内收肌的汇合处）

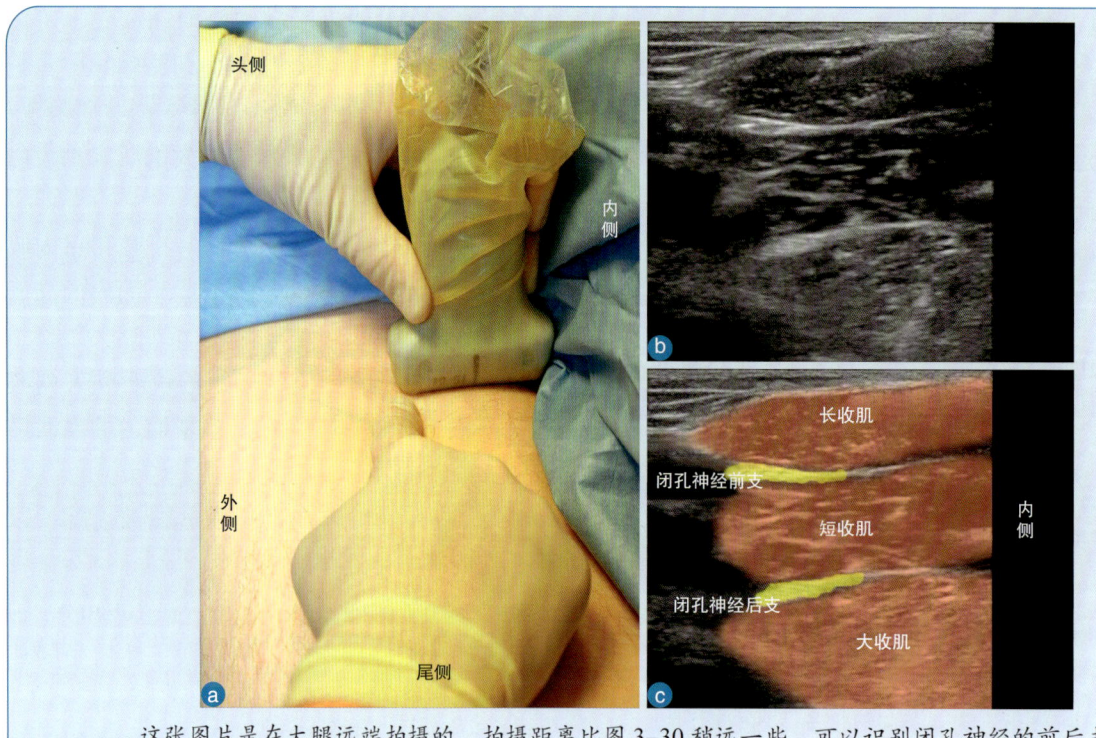

这张图片是在大腿远端拍摄的，拍摄距离比图 3-30 稍远一些，可以识别闭孔神经的前后支。

图 3-31　内收肌的超声影像（图 a 中用示指标记）

（13）在每个神经周围或每个平面内注射 5～10 mL 的局部麻醉药通常足以实现闭孔神经阻滞（图 3-33）。

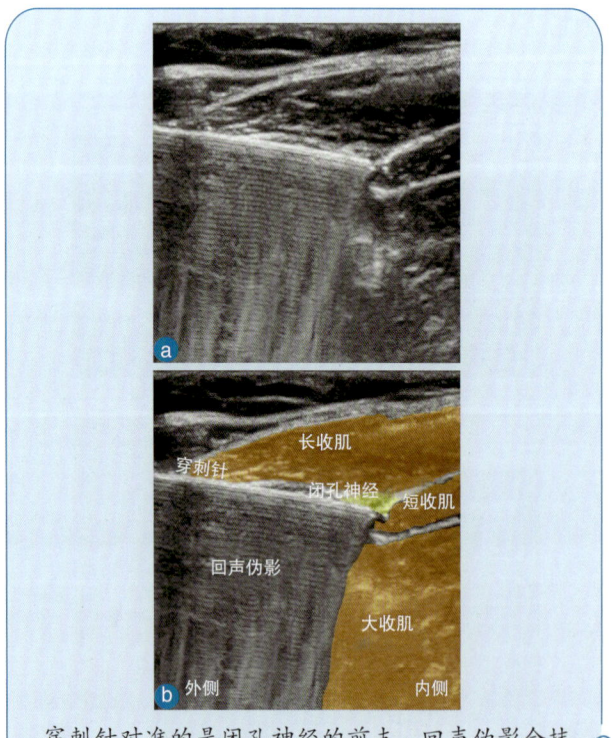

穿刺针对准的是闭孔神经的前支。回声伪影会抹去它下面的影像。

图 3-32　闭孔神经阻滞平面内入路的穿刺针路线

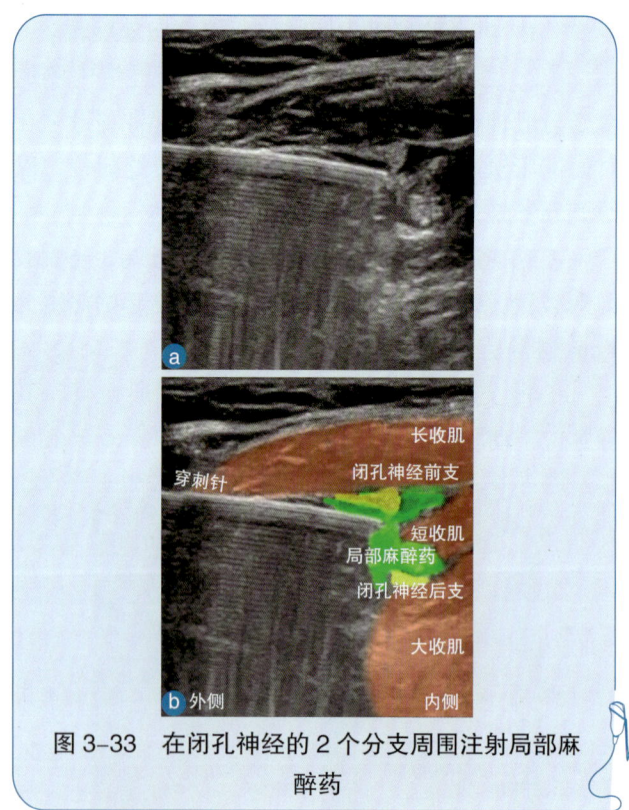

图 3-33　在闭孔神经的 2 个分支周围注射局部麻醉药

替代技术

1. 替代平面内入路方法

将患者摆好位置，按照标准扫描技术的步骤（1）～（5）完成。

（1）一旦确定了静脉，向内侧寻找耻骨肌（图3-30），它位于静脉的内侧。

（2）将探头移到耻骨肌的中心，并旋转探头90°。探头现在应该位于耻骨肌中部的矢状面上（图3-34）。

入5 mL，总共注入10～15 mL。

2.**替代平面外入路方法**

平面外入路可以使针垂直于探头。

（1）按照标准方法步骤的（1）～（9）步来确定闭孔神经的前后分支段。

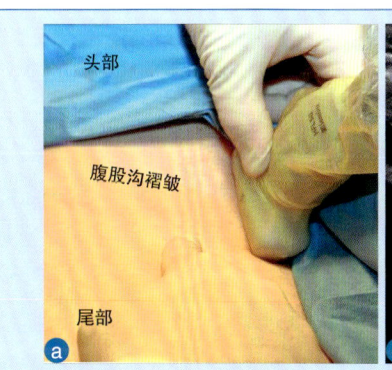
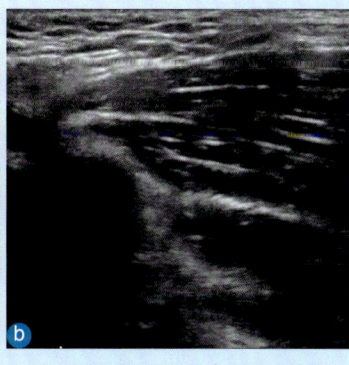
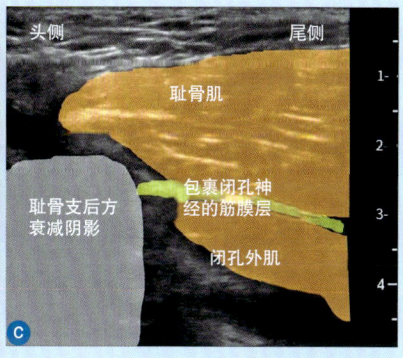

一旦识别了股静脉（图a中用示指标记），将探头向耻骨肌内侧滑动，然后旋转90°。中间的图片显示耻骨肌插入耻骨支（图b）。下方可见包裹着闭孔神经的筋膜层（图c）。

图3-34　采用替代技术进行闭孔神经阻滞时的探头位置

（3）将探头滑动，直到看到耻骨上支的高回声线，后面有衰减的阴影。耻骨肌会被看到插入耻骨支的上表面，这通常发生在股静脉内侧约2 cm处。

（4）识别耻骨肌的浅层和深层边界。闭孔外肌位于耻骨肌的深处。这两块肌肉被一条厚厚的筋膜带隔开，在这个筋膜带内是闭孔神经（图3-35）。这块神经往往无法被识别出来。它分裂成前段和后段，分段可以是可变的，发生在神经离开闭孔之前或之后。

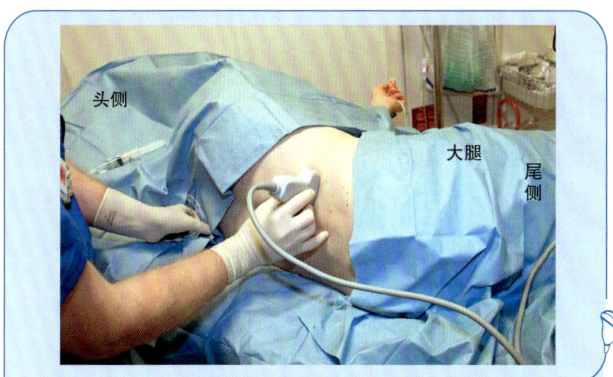

图3-35　后路腰丛神经阻滞的患者体位和探头位置

（5）一旦识别到耻骨肌的深筋膜层，针从超声探头的尾端平面内插入，瞄准头侧。

（6）针的终点是在耻骨肌深处的筋膜层内。

（7）抽吸后注射局部麻醉药。小心地每次注

（2）插入一根垂直于超声和光束的50 mm（约2英寸）的针。

（3）先将针伸到较深的后支段。如果看不到神经，则前进到短内收肌和大内收肌之间的筋膜平面。

（4）在神经周围或肌肉筋膜平面之间注射5～10 mL的局部麻醉药。

（5）把针向后拉，移向更浅的前段。如果看不到神经，将针尖放置在长内收肌和短内收肌的平面之间。

（6）在神经周围或筋膜平面内注射5～10 mL的局部麻醉药。

并发症

神经损伤、出血和局部麻醉药中毒是这种阻滞的风险。采用外侧至内侧平面内入路时，必须识别股动脉和股静脉，以免入针时穿刺损伤。

要点

（1）闭孔神经阻滞通常不能为膝关节手术提供足够的镇痛作用，但对于那些有股神经和坐骨神经阻滞但术后闭孔神经分布区域仍有明显疼痛的患者，它可以是一个有用的补救阻滞。

（2）通常更容易先阻滞闭孔神经后段，在此水平注射局部麻醉药对前段的显示影响不大。然而，

如果先阻滞前支，注射局部麻醉药实际上可能会将后支推得更深，使其更难以观察。如果无意中注入了空气，也可能模糊了更深的后部分段的显示。

（3）采用外侧至内侧入针，在入针时不要穿刺损伤股动脉或股静脉。

（4）如果不能很好地看到神经，重要的是要看到局部麻醉药在肌肉间的筋膜平面内的扩散，而不是直接扩散在肌肉本身内部。

后路腰丛阻滞（腰肌腔室阻滞）

目前超声技术的局限性和腰部神经丛相对较深的位置往往使腰部神经丛的可视化变得困难。

在儿科患者和体形偏瘦的成年人中，可视化可以很容易地实现。然而，在肥胖患者中，腰丛的深度显著限制了可视化。因此，没有一种入路适合所有体形的患者，这里描述了几种腰椎丛的入路。第一种技术是旁正中横向入路，类似于横腹肌平面（transversus abdominis plane，TAP）或腰方肌阻滞。第二种技术，称为三叶草技术，需要最佳的针能见度。由于影像学的局限性，特别是在肥胖患者中，实时超声引导的腰丛阻滞不如许多其他超声引导技术应用广泛。通过使用低频探头，人们通常可以看到重要的周围结构，包括椎体、棘突、横突和肾脏。这些结构可以为选择适当的入针位置提供指导，并有助于估计横突和腰丛的预期深度。

解剖

腰部神经丛由 $L_1 \sim L_4$ 神经根的腹侧支形成。神经丛从椎孔流出，延伸到腰椎横突的前面，进入腰肌的后部。腰丛阻滞是唯一能持续阻滞股神经、LFCN 和闭孔神经的神经阻滞技术，从而对腰丛支配的下肢区域进行完全麻醉或镇痛。髂腹股沟、髂腹下神经和生殖股神经（腰丛的更近端分支）的阻滞在这种技术中更加多变。

临床应用

当腰大肌间隙阻滞与坐骨神经阻滞联合使用时，可实现全腿的麻醉和镇痛。该阻滞的临床应用包括髋关节、大腿前部和膝关节的手术。由于其显著的临床效用，后路腰丛阻滞在一些临床实践中被大量使用，特别是涉及髋关节或膝关节的手术。虽然腰丛阻滞对接受髋关节或膝关节手术的患者明显有益，但人们也必须注意与该阻滞相关的风险和益处。主要的益处是完全覆盖由腰丛支配的区域。与腰丛阻滞相关的风险包括区域压迫止不住的出血、脏器或肾脏穿刺损伤、硬膜外扩散和继发的低血压、阻滞时疼痛或困难增加，以及髋屈肌和股四头肌的完全运动阻滞。

技术

1. 超声细节

（1）监测仪：心电图、NIBP、脉搏血氧仪。

（2）备皮：氯己定和酒精涂抹下背部。确保充分向外侧延伸，以覆盖针的插入部位。

（3）探头：低频曲阵探头（2 ~ 5 MHz）；预期目标深度大于 6 cm。高频线性超声探头无法提供足够的穿透能力。

（4）患者体位：患者手术侧朝上，取侧卧位，轻微向前旋转。臀部和膝盖开始弯曲，腿部继续弯曲，被阻塞的一侧应该很容易看到，这样就可以很容易地观察到股四头肌的抽搐和由此产生的髌腱断裂（图 3-35）。

（5）局部麻醉药的选择：通常需要局部麻醉药 30 mL。这是一个筋膜阻滞，局部麻醉药需要在腰肌内扩散。一如既往，要警惕血管内注射或吸收的潜在毒性。

（6）针：100 mm（约 4 英寸），短斜面神经阻滞针。偶尔，可能需要一根 150 mm 的针。

2. 扫描技术 1：旁正中方法——横突间隙入路

如果已经有使用 TAP 或腰方肌阻滞的经验，请使用此技术。这项技术也有一个骨支撑（椎体），以帮助防止针过度推进。

（1）超声探头从旁正中平面开始，紧贴中线外侧。识别小关节突或关节突为明亮的回声反射。这些将表现为凸起的回声肿块。数到骶骨的水平，然后再数回 L_4（图 3-36）。

（2）在 L_4 处，将探针旋转 90° 到横向位置。

（3）当横突可见时，横向滑动探头以获得一个宽的正中位图像。目的是将椎体放置在屏幕的一侧，使腰肌的横突在图像的中心。腰肌可能被横突所遮挡。横突的高回声反射将使图像的阴影更深，图像将呈现黑色（图 3-37）。

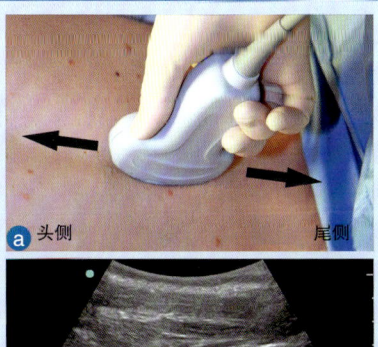
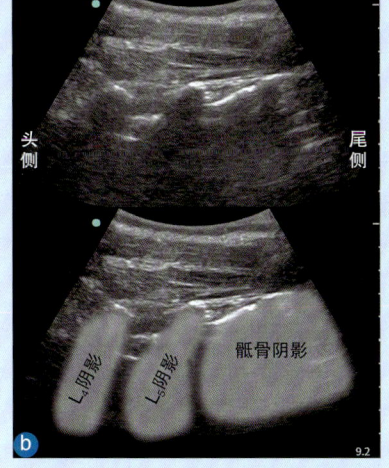

将探头置于被阻滞的一侧距离正中几厘米处，找到关节突和它们下面的阴影。向下滑动至骶骨（连续的高回声线），然后重新计算椎体节段，直到确定 L_4 水平。

图3-36　腰丛阻滞（步骤1）

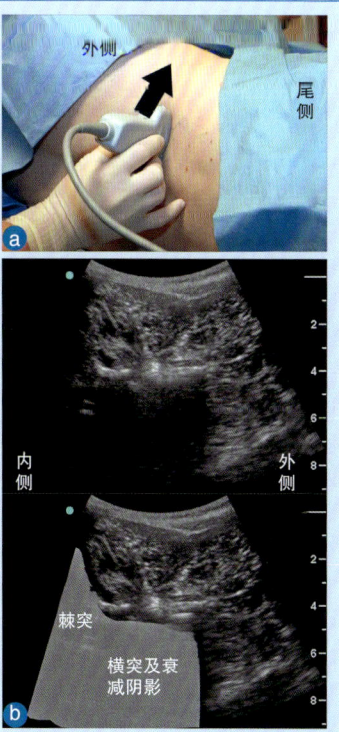

找到 L_4 关节的关节突后，将探头向外侧滑动几厘米（图a）。识别横突和下方（图b）的衰减阴影。

图3-37　腰丛阻滞（步骤2）

（4）在这个横截面图像中，向尾部或头部滑动探头。其目的是将探针放置在 $L_3 \sim L_4$ 或 $L_4 \sim L_5$ 的横突之间。当探头被滑动时，在横突的头侧可以看到腰大肌深至横突的水平。其他出现的肌肉是外侧的腰方肌和后侧的竖脊肌（图3-38）。

（5）通常可以在腰部肌肉内识别出腰丛。腰丛出现在肌肉内的白色高回声区。神经根通常可以在更内侧的椎体边缘被发现（图3-38）。

（6）进针点从探头的外侧开始，在平面内，并瞄准内侧。在侧向插入时，针穿过腰方肌进入腰肌本身。超声引导和神经刺激相结合，有助于局部麻醉药的注射。

（7）应该产生肌肉抽搐的部位是髌骨肌腱引起的髌骨运动。内收肌抽搐（闭孔）表明针的位置过于内侧。腘绳肌抽搐（坐骨神经）表明针的位置过于尾端（图3-39）。

（8）缓慢注射局部麻醉药，每注射 5 mL 后仔细回抽是很重要的。观察局部麻醉药在腰肌中的扩散情况是一个关键的安全特征。

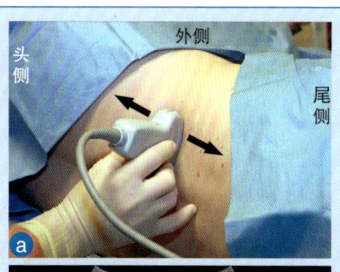
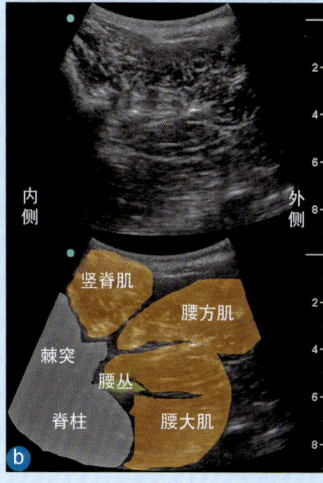

沿尾侧或头侧方向滑动探头，以确定横突间间隙（图a）。横突之间的间隙可以使深层的腰大肌成像（图b）。腰丛位于腰大肌内。

图3-38　腰丛阻滞（步骤3）

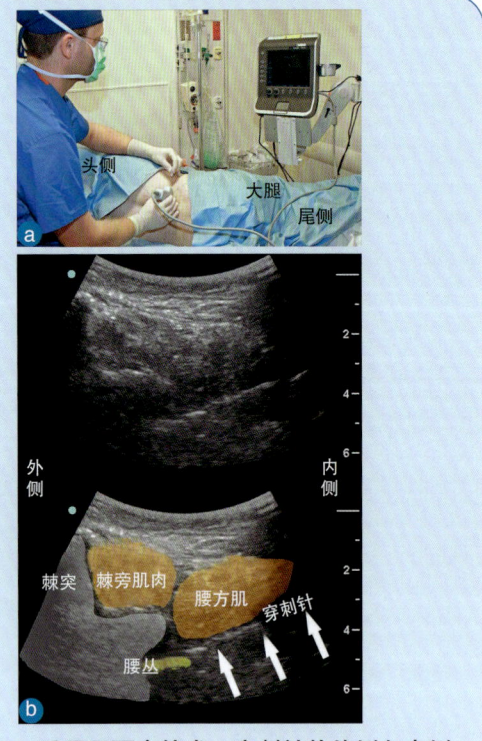

图 3-39 采用平面内技术，穿刺针从外侧向内侧穿刺（图 a）。瞄准腰大肌内的高回声腰丛（图 b）。箭头表示针的位置

（9）如果针头定位在确定的目标上，但没有获得抽搐，则将针头稍微回撤，并在超声束的平面上重新定位，稍浅或稍深一些。如果在超声平面内经过几次尝试后仍未获得抽搐，则将探头向头侧或尾侧滑动，在腰肌内寻找另一个目标。

3. 扫描技术 2：三叶草法

第二种可行的方法是在实时超声引导下进行腰丛神经阻滞，采用与超声束垂直的进针方式，在进针到目标时可视化良好。如果你以前有只在神经刺激引导下进行腰丛神经阻滞的经验，请使用这种技术，因为针的前进方向是相似的。虽然针头与超声束在同一平面时可能会更亮，但由于目标的深度和髂嵴与探头的距离很近，要获得目标结构的良好成像可能是有问题的。

（1）开始时，患者处于同侧卧位，如旁正中横突 - 横突间隙入路所述（图 3-35）。

（2）将探针放置在患者侧面的横向平面上，紧靠髂嵴的头部（图 3-40）。如果髂嵴（尾侧）和肋骨（头侧）限制了超声探头的移动，可考虑在对

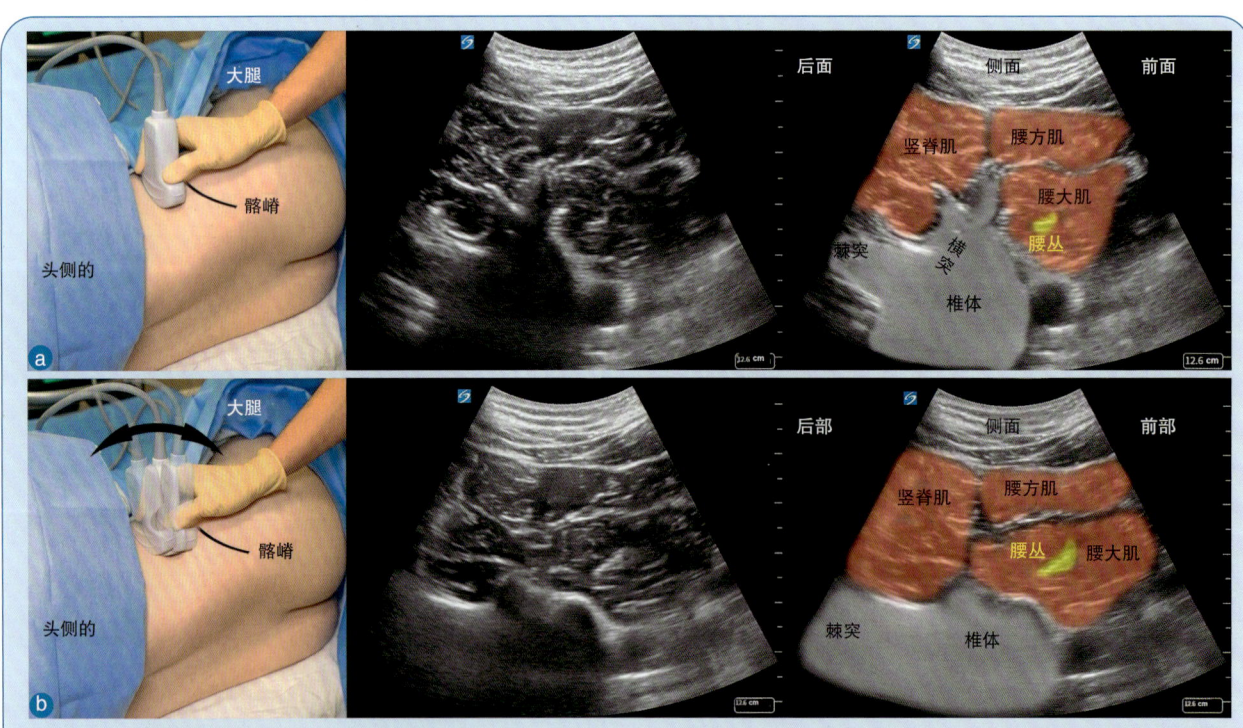

先将探头横向放在骨盆正上方。将探头向前和向后滑动，以便对横突、腰方肌、腰大肌和竖脊肌（图 a）进行最佳成像。接着倾斜探头以找到一个横突间的间隙（横突消失的地方），穿刺针在这里可以由平面内从前向后进针（图 b）。

图 3-40 三叶草腰丛入路

侧下方的床上放置一条折叠的毛巾，以打开肋骨和髂嵴之间的空间。

（3）超声图像应显示腹壁浅层的肌肉。探头向后移动，直到识别出腰方肌。

（4）将探针向头侧至尾侧方向滑动或倾斜可看到L_4的横突。

（5）竖脊肌（后方）、腰方肌（外侧）和腰肌（前方）与L_4横突的位置在视觉上应像三叶草的叶子（图3-40）。

（6）探头可以向头顶至尾部方向倾斜，目的是使L_4的横突消失。

（7）横突之间的视野允许针头可视化，并能清楚地看到腰部肌肉和包含在其中的腰部神经丛（图3-40b）。

（8）将针插入距正中面中线4～5cm处（图3-41）。

（9）进针的终点是髌骨肌腱的股四头肌抽搐，当注射局部麻醉药后反应消失。在超声图像上应该可以看到麻醉剂在腰肌内的扩散。

替代技术

1. 术前扫描和识别标记

对于结构非常深的肥胖患者和成像困难的患者，可以通过使用超声获得很多有价值的信息，中线（图3-42）、L_4的横突和它离皮肤的深度都可以被确定。一旦在皮肤上标记了这些点，就可以收起超声探头，进行传统的神经刺激引导的后路腰丛神经阻滞。

2. 平面旁矢状位入路

不同于前面描述的外侧-内侧入路（见"旁正中横突-横突间隙入路"），平面旁矢状位入路可以在超声引导下，在旁正中平面内沿头-尾方向进针。

（1）完成旁正中横突-横突间间隙法的步骤1，即找到L_4。在这个侧面视图中，可以看到横突的横切面，并显示为明亮的回声，其下有凹陷的阴影。

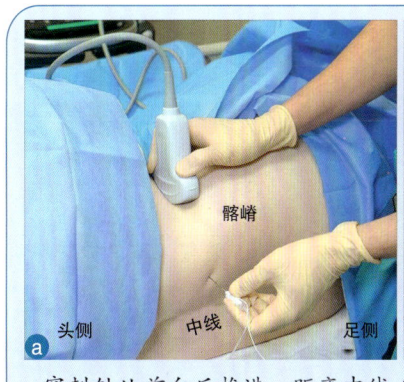
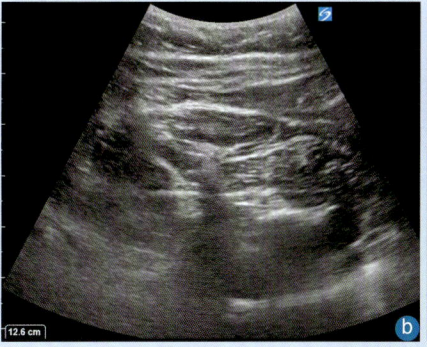
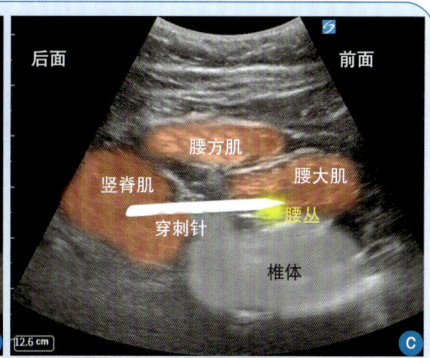

穿刺针从前向后推进，距离中线4～5cm（图a）。进针方向与超声波束呈90°。瞄准腰大肌内的高回声腰丛（图b、图c）。可以使用神经刺激仪来确认正确的针尖位置。

图3-41 三叶草腰丛入路

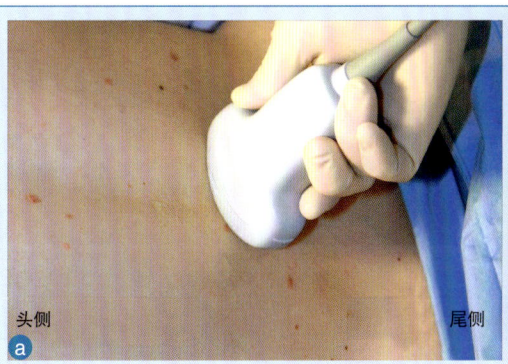
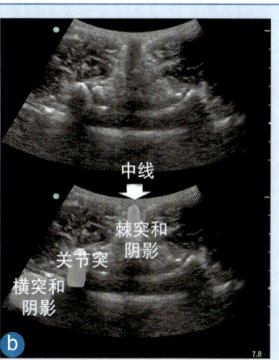

图3-42 探头横向放置在中线上，超声图像显示了相应的腰椎解剖结构

可以在横突阴影之间看到腰肌（图3-43）。

（2）在探针处于旁正中位置并看到横突时，从探头的尾端进针。偶尔可以看到腰部肌肉内的神经丛是一个明亮的高回声结构。

（3）继续进针直到进入腰肌。可以连接一个神经刺激器，以帮助识别腰椎神经丛。注射技术与前面描述的相同。

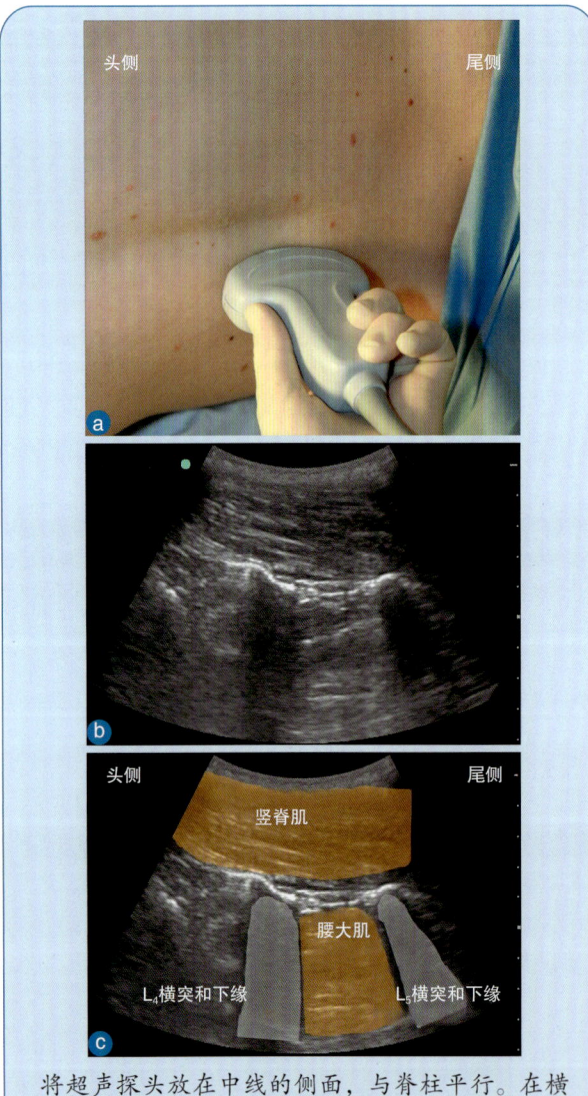

将超声探头放在中线的侧面，与脊柱平行。在横突之间可以看到腰大肌。确定腰大肌内的腰丛，采用平面内进针进行阻滞。

图3-43 L_4和L_5横突的矢状旁扫描

置管

刺激性或非刺激性导管可以通过Tuohy针放置。导管应该超过针尖几厘米。

并发症

主流观点对腰丛神经阻滞缺乏热情，可能是因为它是一种深层阻滞，在技术上比许多其他周围神经阻滞更具挑战性。对普通患者来说，要进行实时超声引导下的腰丛神经阻滞可能确实比较困难。因此，腰丛神经阻滞这种技术，只有在获得了适当的培训和更多的基本神经阻滞经验后才可以掌握。

由于针头深入到腰肌内，存在血管穿刺和血肿的风险。曾有关于这种阻滞的巨大腹膜后血肿的病例报告。由于神经丛的位置较深而不可压迫，且离脊髓很近，以及积极预防静脉血栓栓塞，出血的风险被进一步放大了。通常使用较大剂量的局部麻醉药，再加上该区域的血管丰富，增加了局部麻醉药全身中毒的可能性。腰丛神经根与硬膜外腔关系密切，硬脊膜沿神经根向外延伸，导致局部麻醉药在硬膜外腔或蛛网膜下腔扩散的风险。局部麻醉药扩散到硬膜外腔的情况在高达15%的患者中发生。硬膜外扩散的结果是可预见的双侧下肢运动和感觉阻滞和交感神经阻滞，从而导致低血压。这些风险使得我们必须谨慎选择患者、局部麻醉药剂量及腰丛神经阻滞的注射位置。

要点

（1）良好的患者体位便于进行麻醉操作。确保脊柱正确对齐，不过度旋转。

（2）对于三叶草法，通过在侧卧患者下侧的床上放置一个枕头或毛巾卷，可以扩大上侧髂脊和肋骨之间的空间。

（3）无论使用什么方法都要有耐心。通常情况下，针头被推进到确定的目标，但在刺激下没有获得抽搐。在转移到另一个目标之前，在靠近预定目标的地方多做几次，以确定是否能引起髌骨抽搐。

（4）适当的镇静是必要的，因为这种手术可能会让人感到不舒服。针头接触骨膜，针头穿过肌肉，以及神经刺激都会使患者感到不适。镇静剂最好在患者摆好体位后，在标记解剖标志前开始使用。

（5）如果获得腘绳肌抽搐，则针头接触到了骶神经丛。应抽出针头，并将其向更外侧或更头侧倾斜，以瞄准腰部神经丛。

（6）注射局部麻醉药后出现肌肉抽搐，可能是血管内注射或针尖在硬膜套内错位。应停止注射并重新定位针头。

（7）避免快速注射局部麻醉药或在高压下注

射，这两种情况都可能会造成神经损伤和局部麻醉药的硬膜外扩散。

坐骨神经阻滞

尽管坐骨神经是身体中最大的神经，但近端坐骨神经的定位和阻滞仍具有挑战性。本节和下一节描述了几种定位坐骨神经的方法，可以在能够获得最佳超声图像的地方阻滞神经。

解剖

坐骨神经是由 $L_4 \sim S_3$ 神经根的腹侧支形成。这些神经根在骶骨外侧的前表面开始合并，在梨状肌的前表面汇聚成坐骨神经。坐骨神经是骶神经丛的主要末端分支。它是人体中最大的神经，在其起源处约有拇指大小。坐骨神经形成后不久，通过坐骨神经孔离开骨盆，产生大腿后皮神经。然后，神经的主要部分在股骨大转子和坐骨结节之间下降，下降到股二头肌的深处，神经在腘窝上方几厘米处分裂形成胫神经和腓总神经。坐骨神经沿途还发出各种关节和肌肉分支（图3-44）。

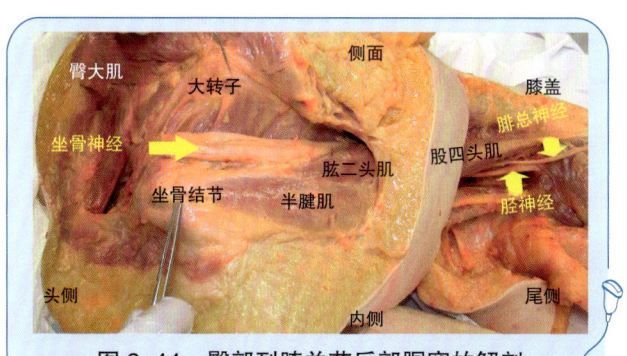

图 3-44 臀部到膝关节后部腘窝的解剖

临床应用

坐骨神经阻滞为大腿后部和膝盖及大部分小腿、踝关节和足部提供麻醉和镇痛。坐骨神经可以在不同的位置进行阻滞，包括近端和远端。可使用超声引导，从臀部或臀下水平的后路或从大腿近端前路阻滞坐骨神经的近端。在更远侧，坐骨神经可能在腘窝内其分支腓总神经和胫神经处被阻滞。坐骨神经近端阻滞常与股神经阻滞一起使用，为膝关节手术（如前交叉韧带修复、全膝关节置换术）提供后方部分的镇痛。

技术

首先描述近端坐骨神经阻滞方法。

1. 超声细节

（1）监测仪：心电图、无创血压监护仪、脉搏血氧仪，以及其他必要的监测仪。

（2）备皮：氯己定和酒精。

（3）探头：低频曲阵探头（2～5 MHz）。

（4）患者体位：侧卧位。

（5）局部麻醉药的选择：取决于手术的适应证。对于长效神经阻滞，使用0.5%罗哌卡因或0.5%丁哌卡因。对于短时阻滞（如非卧床患者），可采用甲哌卡因或利多卡因。

（6）针：100 mm（约4英寸），短斜面神经阻滞针或Tuohy针，用于放置导管。

2. 扫描技术

（1）将低频超声探头横向放置在大腿后部，以识别股骨（图3-45）。

（2）将探针沿股骨近端向上滑动至大转子（图3-45）。

（3）将探头向大转子内侧滑动，将臀大肌置于图像的中心。此时，大转子应该在屏幕的边缘。

（4）坐骨神经位于臀大肌的深处和股四头肌的浅层。它表现为椭圆形或三角形的高回声密度影（图3-46）。

（5）如果神经图像不清楚，则可以在大腿远端扫描，在臀大肌和股二头肌下方寻找高回声的神经。倾斜探头来提高神经的可见度（图3-47）。

（6）在大腿上部的远端，可以在股二头肌和内收肌之间找到坐骨神经。在这里，神经会更表浅（而且很多时候更容易成像），并位于臀部褶皱远端几厘米处（图3-47）。

（7）在大腿上部或中部，股骨是坐骨神经深度的良好标志。在腿的外侧开始探测，以识别股骨。然后，将探头向后绕过大腿后侧滑动。此处的神经可能与股骨的深度大致相同（图3-48）。

（8）针头应在平面内从外侧向内侧插入。

（9）将针尖位置先横向且置于神经深处，注入局部麻醉药，观察神经后方的扩散情况（图3-49）。

（10）缓慢回撤穿刺针至神经所在的筋膜平

面。因坐骨神经的胫神经部分较粗大，将针尖向内侧至坐骨神经的胫神经部分进行注射，如果局部麻醉药包围内侧（胫骨）部分，神经阻滞往往更彻底（图3-50）。

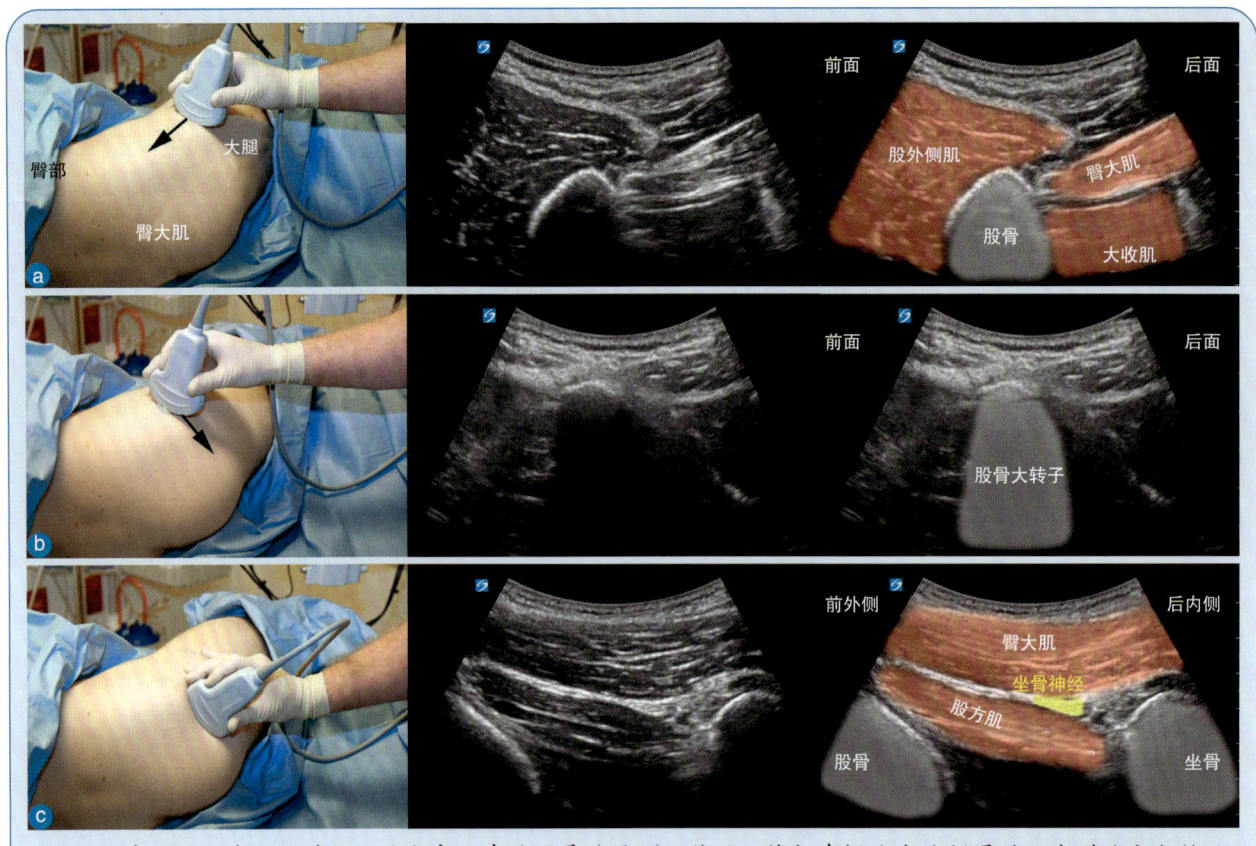

先将超声探头放在大腿外侧，确定高回声的股骨（图a）。然后，将超声探头向头侧滑动，直到确定大转子（图b），大转子比股骨干浅。最后，将超声探头向内侧滑至臀大肌（图c）。神经位于臀大肌深处，在股骨和坐骨结节之间。

图3-45 识别臀下区域的坐骨神经

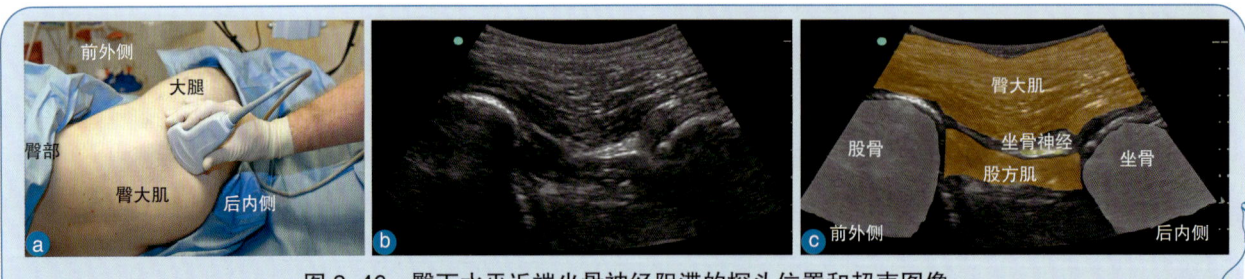

图3-46 臀下水平近端坐骨神经阻滞的探头位置和超声图像

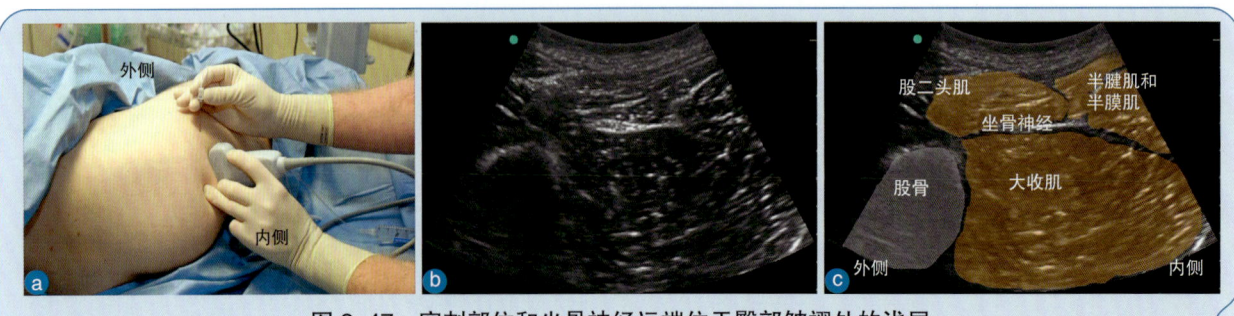

图3-47 穿刺部位和坐骨神经远端位于臀部皱褶处的浅层

第三章 超声引导下下肢区域麻醉

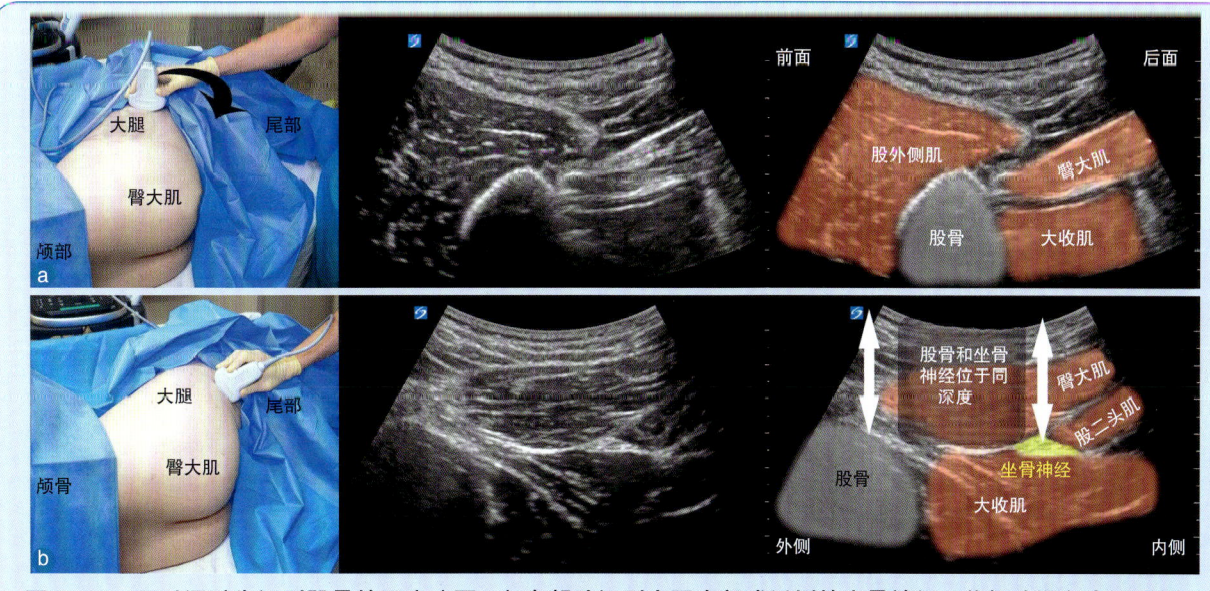

图 3-48 可以通过先识别股骨的深度（图 a）来帮助识别大腿中部或近侧的坐骨神经。将探头滑向大腿后侧，坐骨神经应该在与股骨相似的深度（图 b）

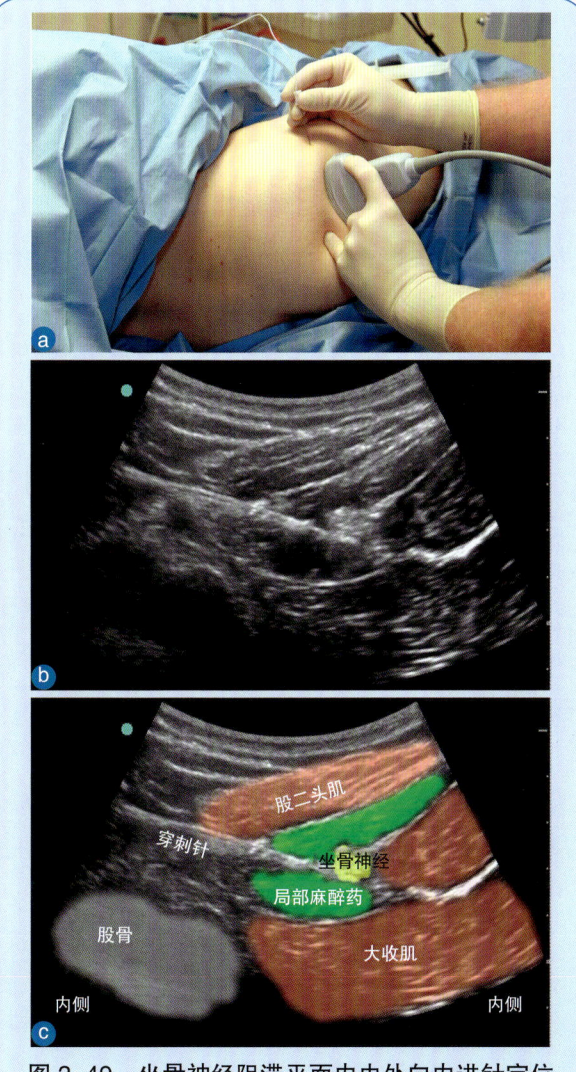

图 3-49 坐骨神经阻滞平面内由外向内进针定位神经下方，确保穿透周围筋膜

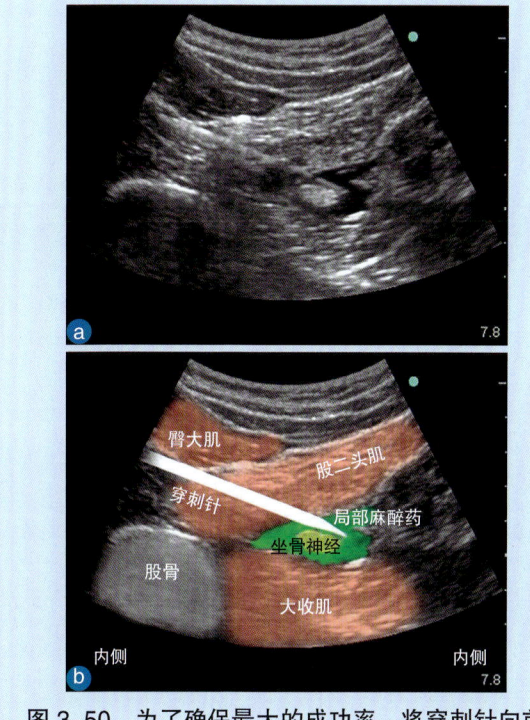

图 3-50 为了确保最大的成功率，将穿刺针向前推进到坐骨神经的内侧，并将大部分局部麻醉药注入该侧

替代技术

骶骨旁坐骨神经阻滞的方法能显示坐骨神经的近端。这对肥胖患者来说是非常困难的，而且没有骨性支撑来防止针头进入骨盆。

（1）嘱患者侧卧位，小腿伸直向上，大腿弯曲（图3-51）。

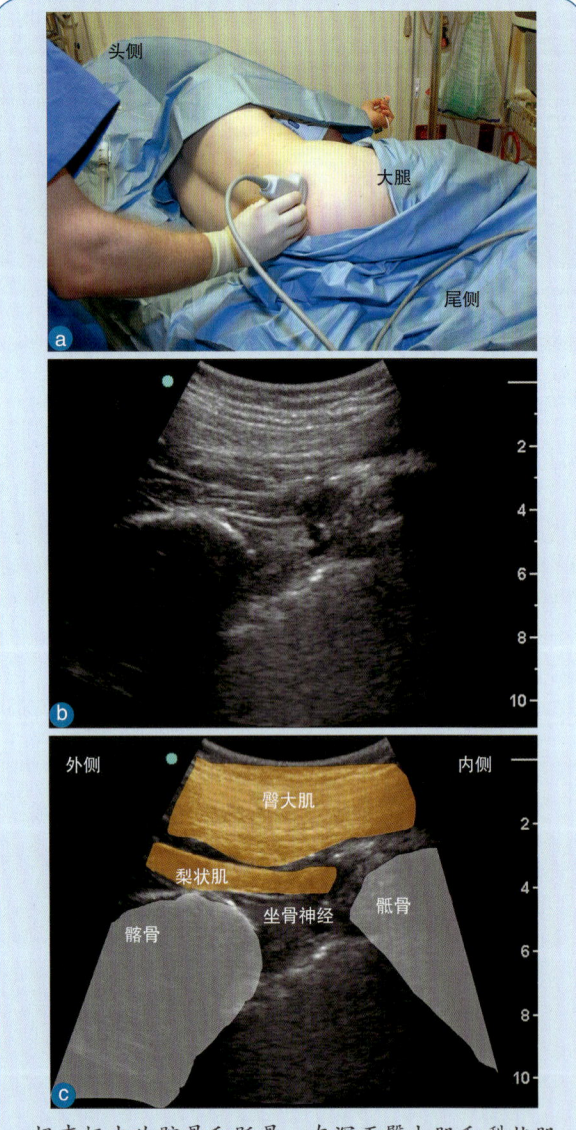

超声标志为髂骨和骶骨。在深至臀大肌和梨状肌深处识别坐骨神经。

图3-51 骶骨旁坐骨神经阻滞的探头位置及超声解剖

（2）将探头向头侧横向滑动至大转子，并向内侧滑动（图3-51）。

（3）探头下方可见髂骨的高回声反射。髂骨内侧是一个间隙和一个低回声区，即坐骨神经大孔。这一孔的内侧是骶骨。

（4）坐骨神经位于髂骨和骶骨之间的间隙，通常在梨状肌下方，显示为椭圆形高回声结构。

（5）将穿刺针从外侧向内侧推进，并在神经周围注射局部麻醉药。

（6）这种阻滞的危险性在于可能会损伤骨盆内部脏器、血管及神经。

置管

坐骨神经连续阻滞可用于提供小腿、脚踝和足部手术后的镇痛。对于膝关节以下的外科手术，臀肌入路可能会有一定程度的腘绳肌运动阻滞，使行走更加困难，从而增加了跌倒的风险。然而，臀坐骨神经导管可以作为股神经导管的辅助手段，用于复杂的膝关节手术或下肢截肢。为了获得更好的疗效，导管应该留在坐骨神经的内侧（靠近胫骨部分），因为这是神经的较粗大部分。

有关周围神经导管插入的详细描述，请参阅第一章。

要点

（1）坐骨神经在臀部水平往往很难观察到。沿着神经的走向进行近端和远端扫描有助于显示正确的解剖位置。通常在臀部皮肤皱褶远端5～10 cm处神经最浅、最明显。

（2）局部麻醉药在坐骨神经内侧（胫骨）的扩散是阻滞成功的关键。在神经的内侧连续置管也能提高成功率。

（3）有时识别附近的血管有助于确定坐骨神经的位置并避免血管穿刺。在臀下水平，臀下动脉位于坐骨神经的内侧。

（4）如果需要阻滞大腿后皮神经，那么在进行坐骨神经近端阻滞时要确保坐骨神经内侧有良好的药液扩散。

（5）将穿刺针离探头边缘几厘米处进针，使针尖与探头的角度更小，穿刺针显示更好。但如果穿刺针开始的位置太靠外侧，股骨会干扰穿刺针通往神经的路径。

（6）坐骨神经阻滞的部位是连续的，在超声引导下，局部麻醉药可注射在从腘窝到坐骨大孔的神经通路的任何位置。尽量选择一个不会在神经上放置止血带的阻滞部位。

（7）为了确认潜在的目标神经是坐骨神经，

可尝试用超声探头同于追踪到胭窝。坐骨神经是连续的，而其他结构（如筋膜平面、肌腱）将消失。

（8）如果超声探头的角度不正确，无法使超声束反射到神经上，坐骨神经就难以成像。为了改善该神经的成像，可将超声探头稍微前后倾斜。

前路坐骨神经阻滞

由于神经位于大腿深部，使得超声引导下前路坐骨神经阻滞成为一种先进的技术。与后路坐骨神经一样，前路坐骨神经的识别也很困难。前路坐骨神经的好处在于它能够阻滞坐骨神经的同时不需要患者搬动体位。

解剖

坐骨神经位于股骨内侧，位于股二头肌和内收肌之间。超声从大腿前部成像时，神经通常位于高回声股骨内侧和深几厘米处。股浅动静脉和股深动静脉位于神经的浅层，在置针前应予以确认。

临床应用

前路坐骨神经阻滞可以为膝关节、小腿的大部分、踝关节和足部提供麻醉和镇痛。坐骨神经可以在不同的位置被阻滞，包括近端和远端（见"坐骨神经阻滞"和"胭窝坐骨神经阻滞"）。在临床上，坐骨神经前路阻滞可以在阻滞大部分膝关节和腿部神经的同时不需要患者搬动体位。坐骨神经前路阻滞联合股神经阻滞可用于仰卧位患者。

技术

1. 超声细节

（1）监测仪：心电图、无创血压监护仪、脉搏血氧仪及必要的其他监测仪。

（2）备皮：氯己定和酒精。

（3）探头：低频凸阵探头（2～5 MHz）；80 kg 患者的预期目标深度为 6～8 cm。

（4）患者体位：仰卧位，手术腿呈蛙腿位（外旋、屈膝）。

（5）局部麻醉药的选择：取决于手术的适应证。对于长效神经阻滞，使用 0.5% 罗哌卡因或 0.5% 丁哌卡因。对于短时间神经阻滞（如非卧床患者），可采用甲哌卡因或利多卡因。

（6）针：100 mm（约 4 英寸）或 150 mm（约 6 英寸）的短斜面神经阻滞针或 Tuohy 针用于放置导管。

2. 扫描技术

（1）让患者仰卧，腿部外旋并弯曲约 90°（图 3-52）。

（2）将低频超声探头横向放置在大腿内侧，以确定股骨，在腹股沟皱褶远端 5～10 cm 可见股骨呈高回声半圆形（图 3-52）。

（3）向股骨内侧滑动探头以显示大腿内侧的肌肉。

（4）在股骨内侧确定内收肌群的进针部位，通常是大收肌。在大收肌的深处，应该是高回声的坐骨神经，约 1 cm 宽。坐骨神经的深处（后方）是腿后肌群，通常为股二头肌（图 3-52）。

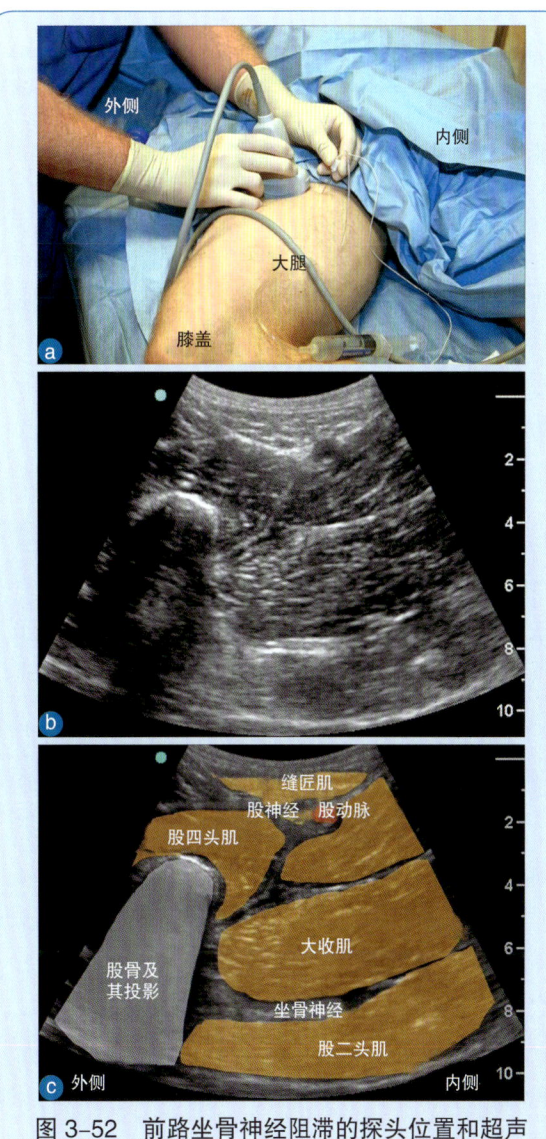

图 3-52 前路坐骨神经阻滞的探头位置和超声解剖

（5）股骨是衡量神经深度的标志在这个水平上，坐骨神经应该比股骨顶部稍深一些。

（6）如果神经不能立即显现，倾斜探头瞄准头部或尾部，使神经在超声图像上更清晰。一旦神经被定位，向头侧或尾侧滑动探头以确定神经位置。如果神经变得不那么明亮，再次倾斜探头以改善图像。当探头从头侧和尾侧滑过神经时，神经呈高回声。

（7）评估穿刺路径可能存在的浅表结构，包括股动静脉及其分支（图3-52）。

（8）穿刺针应从内侧向外侧进入平面内。神经刺激器可以用来确认穿刺针位于坐骨神经附近。

（9）针尖的位置最初应该在神经的内侧和深部。注入局部麻醉药，观察神经后方的扩散情况（图3-53）。

（10）应尝试用局部麻醉药包围神经，但大部分局部麻醉药应注射在神经的内侧部分（胫骨部分），因为这是神经的较粗大处。局部麻醉药应优先集中在神经内侧部分，可产生更可靠的阻滞。

替代技术

平面外进针见第一章"如何显影神经和穿刺针"。向神经内侧推进穿刺针时跟踪针尖。这是一种深度神经阻滞，通常小剂量的生理盐水或局部麻醉药有助于确认针尖的深度。平面外入路阻滞的最可靠方法，仅在坐骨神经内侧和外侧注射。

置管

在此入路放置导管时，由于阻滞的深度，使导管很难准确放置。如果要放置坐骨神经导管，还是建议使用其他坐骨神经入路，除非患者不能侧身。

要点

（1）由于坐骨神经的深度，使用前路往往很难显示坐骨神经。确保使用低频（1～5 MHz）的超声探头，并进行适当调整（频率、增益和聚焦）以优化成像。

（2）如果最初没有识别出神经，则将探头向近端和远端滑动，可能会在其他位置更好地显示神经。

（3）识别股骨小转子（股骨内侧的圆形截面）。通常情况下，坐骨神经在股骨小转子的远端可以更清楚地看到。内收肌在股骨小转子的远端也比较容易辨认。

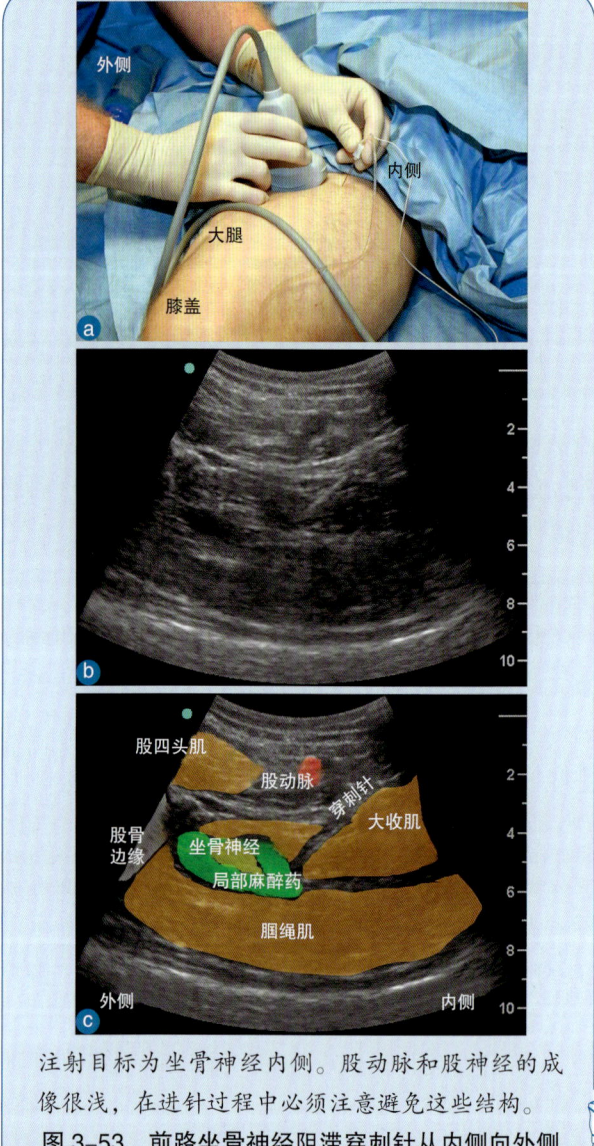

注射目标为坐骨神经内侧。股动脉和股神经的成像很浅，在进针过程中必须注意避免这些结构。

图3-53 前路坐骨神经阻滞穿刺针从内侧向外侧推进

（4）为了确认神经，可向内侧滑动探头，然后向远端滑动，追踪显示神经至腘窝处，在此处胫神经与腘动脉和腘静脉伴行。局部麻醉药在坐骨神经内侧（胫骨）的扩散是该阻滞成功的关键。在神经的内侧最终放置一个连续的导管也能提高成功率。

（5）从探头边缘的几厘米处进针，使穿刺针与探头的角度更浅，更好地显示穿刺针。

腘窝坐骨神经阻滞

简介

坐骨神经的腘窝阻滞法针对的是神经最表层的一个点，即腘窝。如果技术得当，这种阻滞可以更好地显示穿刺针入路，因为针可以垂直于超声束进入。此外，如果胫神经和腓总神经同时被阻滞，则这种阻滞应可提供膝关节以下几乎完全的麻醉和镇痛。

解剖

坐骨神经在大腿后侧的腘绳肌间下行。半膜肌和半腱肌位于坐骨神经的内侧，股二头肌位于坐骨神经的外侧。坐骨神经被筋膜覆盖。这个额外的神经覆盖物与神经外膜不同，必须用针刺破才能确保完整、有效的神经阻滞。在腘窝皮肤上方一段距离的褶皱处，坐骨神经分离成胫神经和腓总神经（图3-54）。腓总神经从胫神经外侧移出，走行在腓骨头的后方。胫神经与腘动脉和腘静脉一起下行至小腿。在腘窝皱褶处，胫神经是最浅的结构，其次是腘静脉，最后是腘动脉。胫动静脉和神经之间的相互关系是识别神经的重要标志。

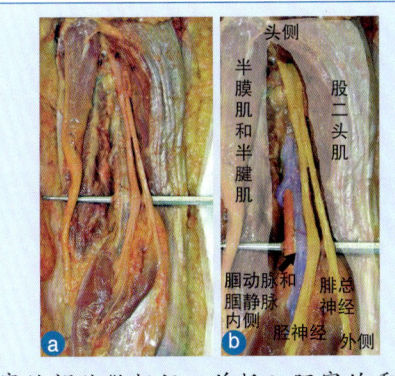

在腘窝皱褶处做标记，并插入腘窝的重要结构下方。

图3-54 腘窝区的解剖

技术

1. 超声细节

（1）监测仪：心电图、无创血压监护仪、脉搏血氧仪及必要的其他监测仪。

（2）备皮：氯己定和酒精。

（3）探头：高频线性探头（10～15 MHz）；80 kg的患者预期深度为2～3 cm。

（4）患者体位：侧卧位。

（5）局部麻醉药的选择：取决于手术的适应证。对于长效神经阻滞，使用0.5%罗哌卡因或0.5%丁哌卡因。对于短时间的阻滞（如非卧床患者），可以使用甲哌卡因或利多卡因。

（6）针：100 mm（约4英寸）的短斜面神经阻滞针或用于放置导管的Tuohy针。

2. 扫描技术

（1）将患者置于侧卧位，手术侧向上，膝关节略微弯曲10°～20°（图3-55）。

（2）将一个线性高频超声探头横向放置在腘窝处。

（3）找到腘动脉，它显示为一个搏动的、无回声的圆形。

（4）腘静脉在图像上位于动脉的浅层。彩色多普勒和探头加压可用于确认血管（图3-56）。

（5）腘静脉表浅层稍内侧为胫神经。常表现为高回声环，伴低回声蜂窝状束（图3-57）。

（6）腓总神经位于胫神经的外侧。如果最初看不到神经，将探头在腿上移动即可显示。

（7）向远端倾斜超声探头，以改善神经的成像（图3-58）。

（8）一旦定位到这些神经，向近心端追踪神经。胫神经和腓总神经将汇合成一条坐骨神经（图3-59）。

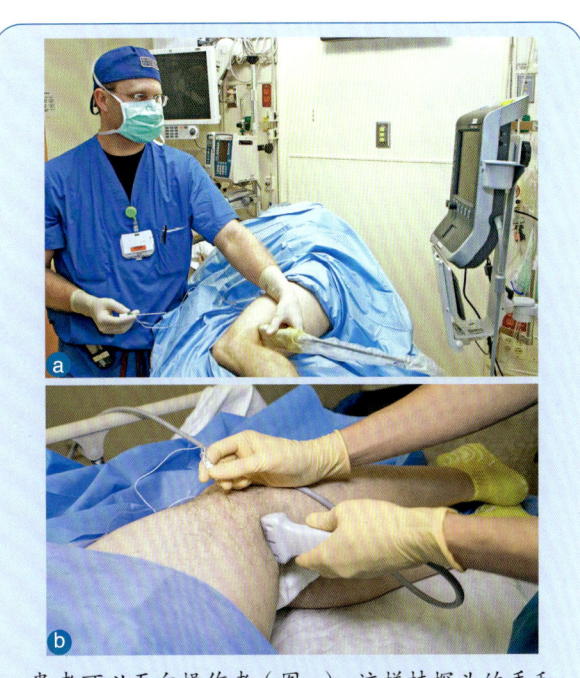

患者可以面向操作者（图a），这样持探头的手和持针的手都可以得到良好的支撑；患者也可以背向操作者（图b）。无论是哪种姿势，在两腿之间放置枕头或折叠的毯子，都可以提高患者的舒适度。

图3-55 腘窝坐骨神经阻滞的定位

（9）理想的注射部位是在分支点的远端，那里有足够的空间将针头放在两根神经之间而不损伤任何一根神经。

（10）在同一平面内，穿刺针从大腿外侧进入。评估神经的深度，并将针插入到相同的深度，这样穿刺针更易显像（图3-60）。

（11）将穿刺针针尖推进到两根神经之间，回抽无血后注射20～30 mL的局部麻醉药，以确保局部麻醉药沿神经周向扩散，缩短阻滞起效时间（图3-61）。

（12）如果无法在神经之间安全进针，则在内侧（胫骨侧）周围注入较多的局部麻醉药，因其支配足部的大部分感觉（图3-62）。

替代技术

1. 平面外进针法

腘窝坐骨神经阻滞的平面外入路方法类似于传统的神经刺激方法。对于平面外入路，最好让患者俯卧在床上。

（1）按照前面描述的步骤识别坐骨神经。

（2）垂直于超声探头和光束插入一根100 mm（约4英寸）的针。

白点表示神经鞘。虽然它在大多数超声图像中不可见，但在该鞘下注射局部麻醉药可改善阻滞质量和起效时间。确保在胫骨和腓骨之间的神经鞘内注射局部麻醉药。

（3）见第一章中描述的"平面外进针技术"。

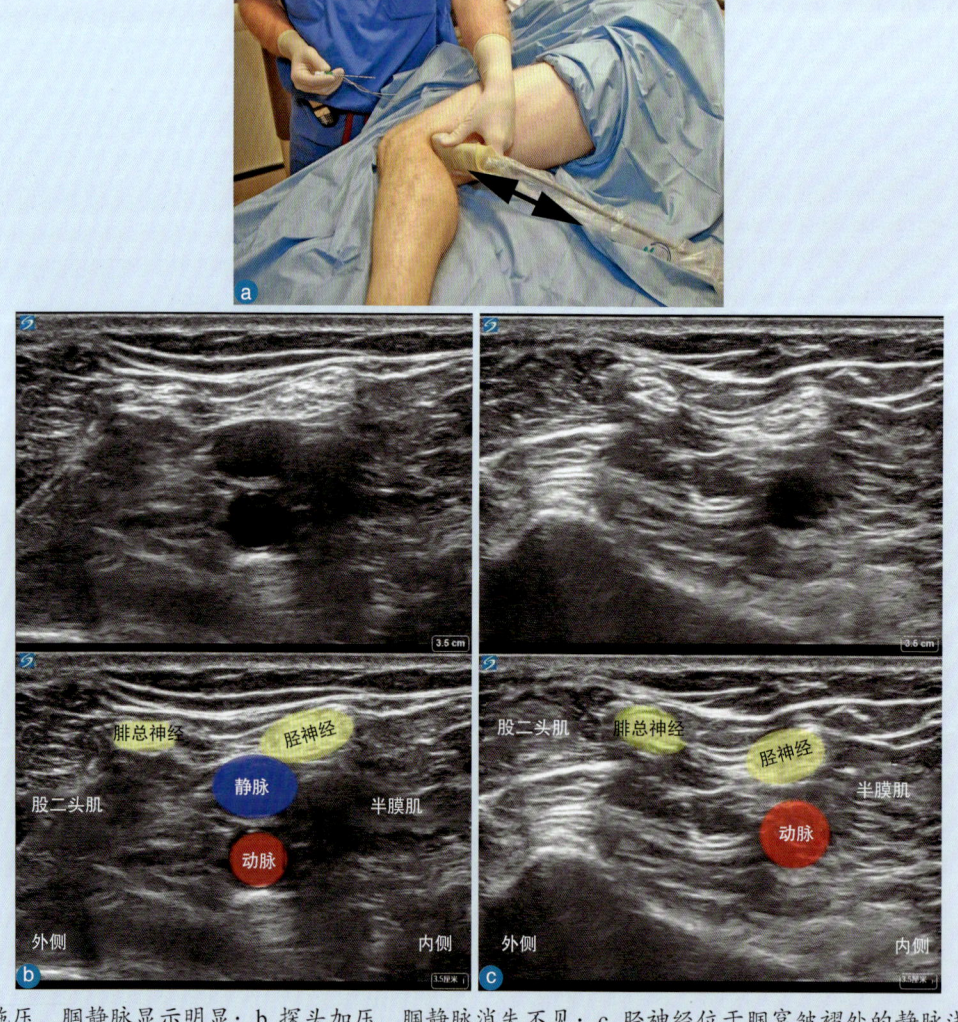

a. 探头未施压，腘静脉显示明显；b. 探头加压，腘静脉消失不见；c. 胫神经位于腘窝皱褶处的静脉浅层。在胫骨下进针时要谨慎，因为由于压力过大可导致腘静脉看不到，这使得穿刺过程中更可能在不经意间刺穿血管。

图3-56 腘动脉和静脉的识别有助于确认腘窝坐骨神经的位置

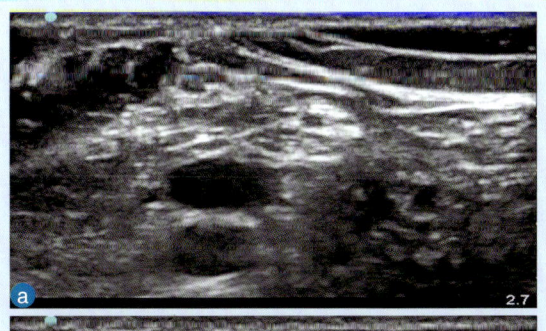
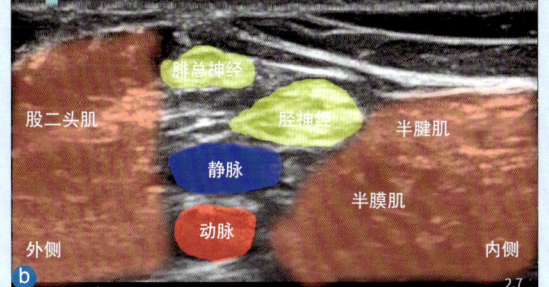

图 3-57 胫神经、胫静脉和胫动脉的关系。神经位于血管表浅处

（4）将穿刺针插入至坐骨神经的 2 个部分（腓总神经和胫神经）之间。最好尝试在坐骨神经分裂处注射，并观察局部麻醉药将胫神经和腓总神经推得更远。

（5）电刺激可能在确认针尖位置时有用。

（6）在神经周围注射 20～30 mL 局部麻醉药。

针尖可被重新定位以确保局部麻醉药的最佳扩散。

2. 选择性胫神经阻滞

腘窝坐骨神经阻滞的替代方法是选择性胫神经阻滞。患者体位和探头位置与标准腘窝坐骨神经阻滞相同。

按照描述的步骤（1）～（7）进行操作，但不要向上追踪腿部，而是将探头放在腘窝褶皱处上方神经分开的地方，并使用 5 mL 的局部麻醉药阻滞胫（内侧）神经（图 3-63）。

此阻滞不仅提供了膝盖手术的镇痛，还可防止膝盖手术后足部下垂。由于腓神经未受阻，患者应该可以足外翻或背屈足部。保留腓神经可在术后评估腓神经损伤。由于患侧脚可以背屈而不是在地面上拖拽，因此可以更容易使用拐杖活动。胫神经仍然负责腿部的运动神经支配和足部的感觉。胫神经阻滞引起的足部感觉改变和运动障碍会使行走困难。

3. 膝关节囊后浸润

坐骨神经或选择性胫神经阻滞给膝关节手术后行走带来了困难，从而使膝关节囊后浸润（infiltration posterior to the articular capsule of knee，iPACK）方法得到发展（膝关节囊后浸润），作为膝关节手术

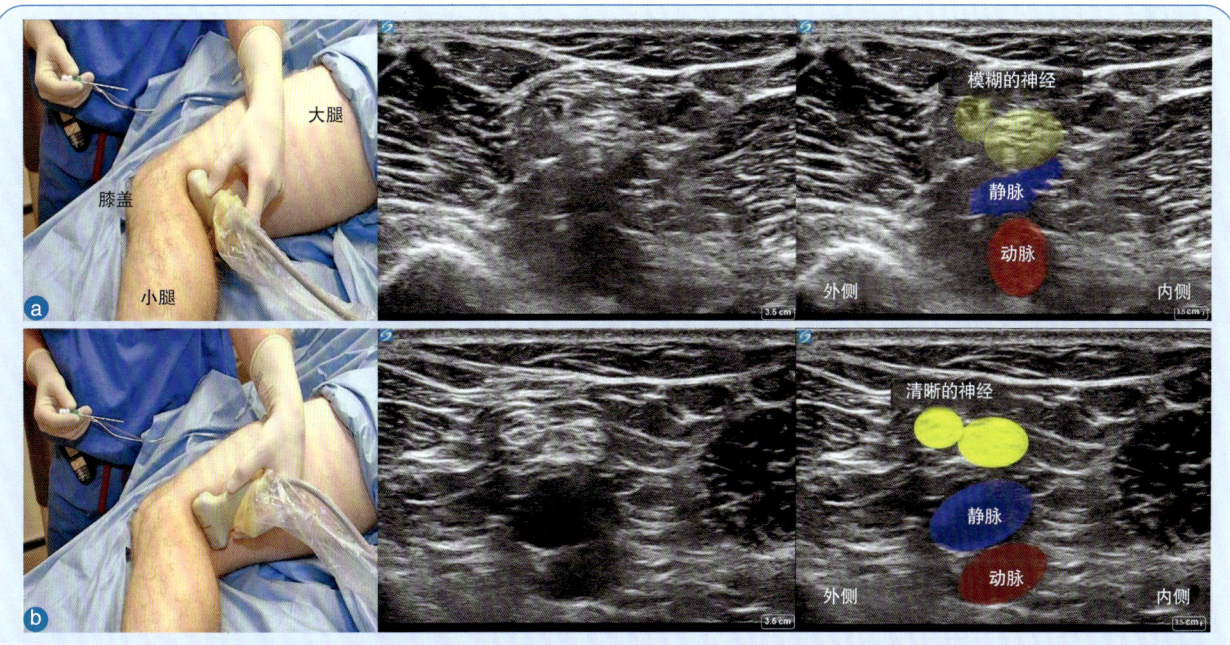

将超声波束垂直对准皮肤通常会导致神经图像不理想（图 a）。将超声束向远端对准足部，可改善腘窝坐骨神经的成像（图 b）。

图 3-58 探头位置对于腘窝神经识别至关重要

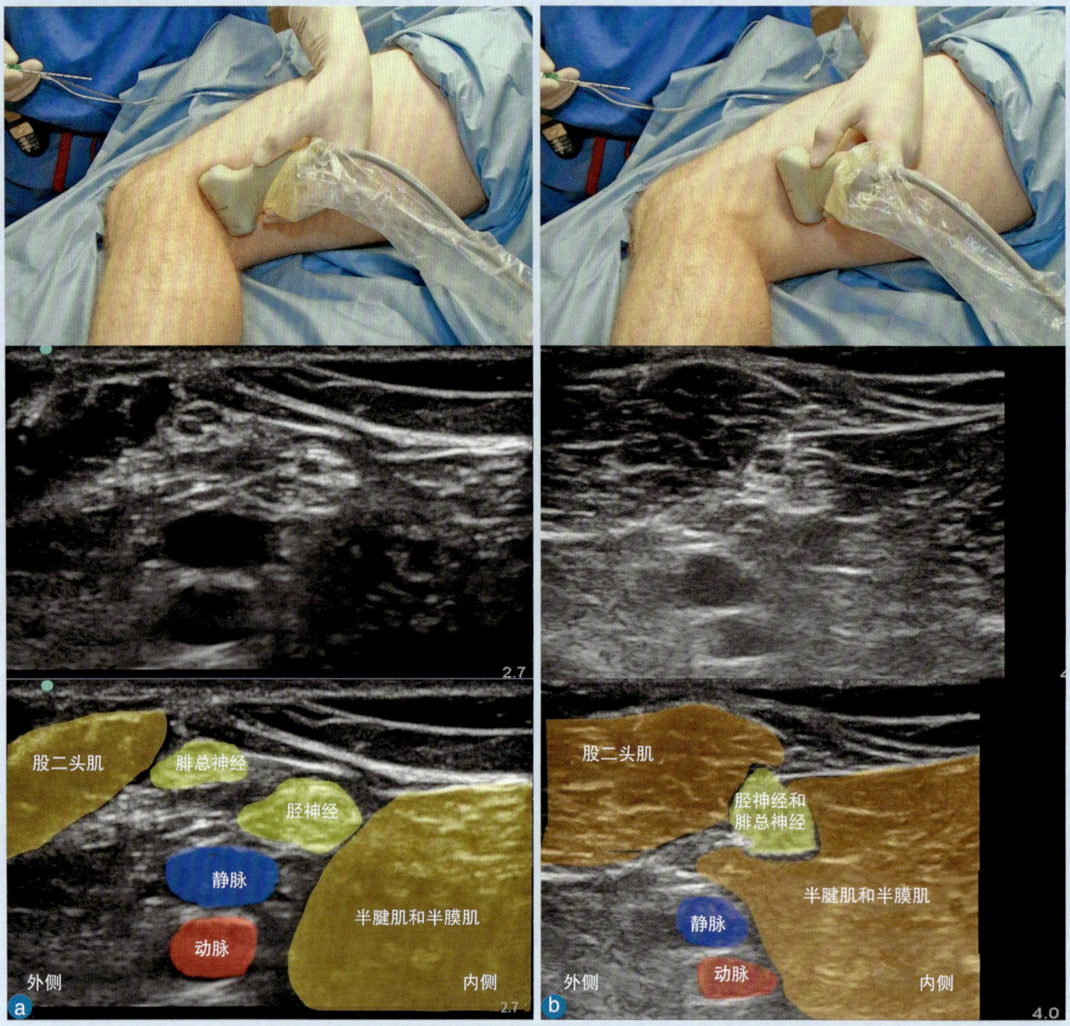

图 3-59 超声图像显示腓总神经和胫神经汇合，从腿部近端（图 a）的腘窝褶皱处（图 b）追踪。理想的注射部位就在褶皱处之后，胫骨和腓骨之间

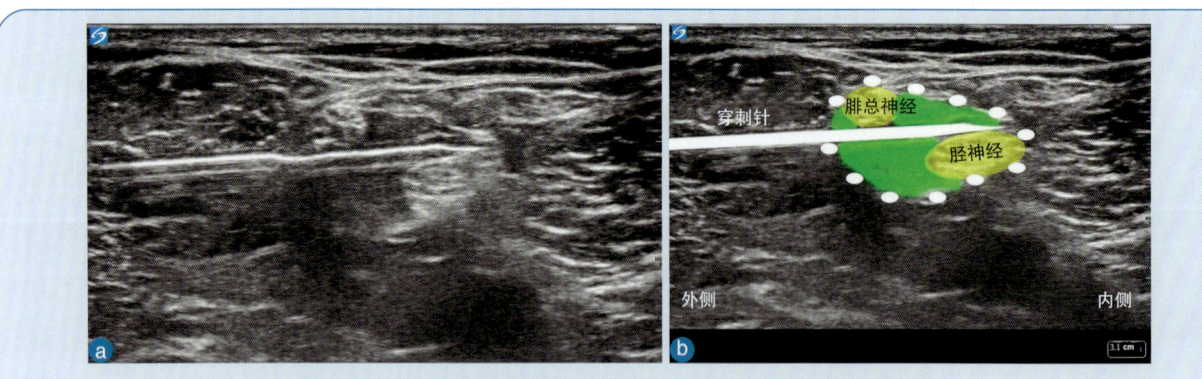

图 3-60 平面内的穿刺针在腓骨和胫骨之间注射局部麻醉药

浸润的替代方案，其成功率各不相同，麻醉师的超声引导 iPACK 可以减轻膝关节后部疼痛。当 iPACK 阻滞与收肌管导管联合使用时，可以改善全膝关节置换术后的行走能力。此阻滞的目的是浸润支配膝盖后部的小分支神经，而不阻滞供应腿部肌肉的较大神经。

（1）将患者置于蛙腿位置，将中频或低频探头置于腘窝沟的中心并对准患者的髌骨。在这个位置，可以进行收肌管阻滞和 iPACK 阻滞（图 3-64）。

（2）由内向外置入穿刺针。对于患有严重髋

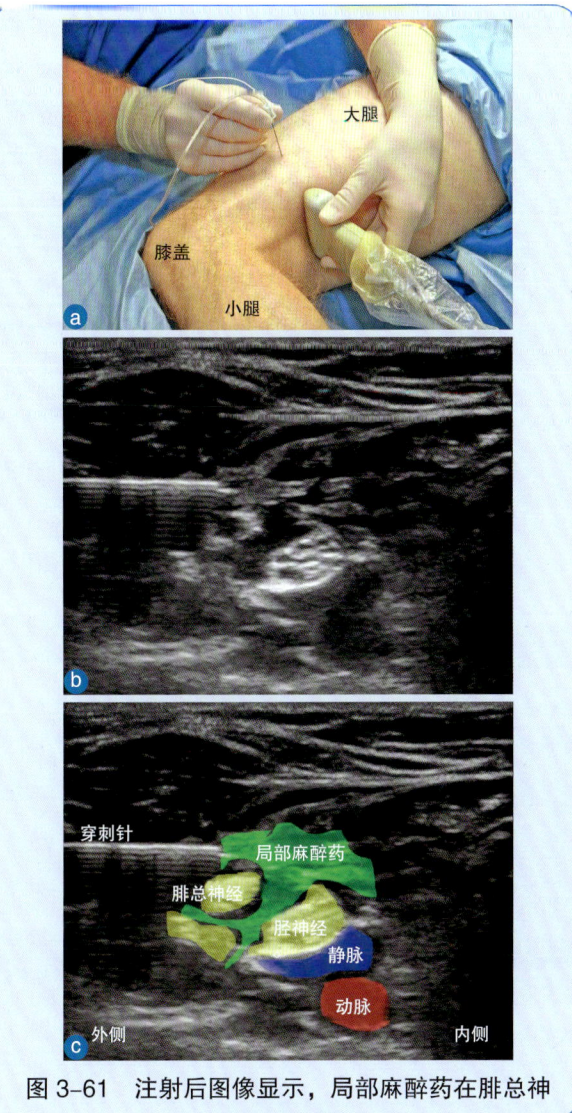

图 3-61 注射后图像显示,局部麻醉药在腓总神经之间扩散

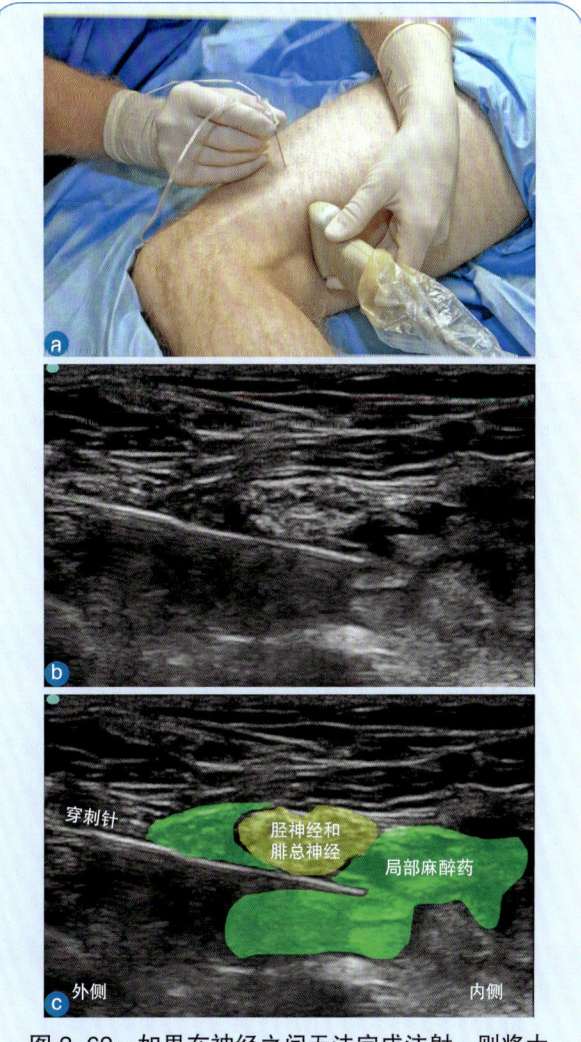

图 3-62 如果在神经之间无法完成注射,则将大部分局部麻醉药集中在神经的内侧(靠近胫骨部分)注射,以提高阻滞成功率

图 3-63 在选择性胫神经阻滞中,局部麻醉药仅扩散到坐骨神经的胫骨部分周围

关节炎的老年患者,从膝关节屈曲开始,将探头置于腘窝后方。这种替代方法可以通过穿刺针沿横向到内侧方向来执行。

(3)将 80 kg 患者的超声屏幕深度设置为 6 cm,股骨的下端显示为高回声(亮)线。

(4)向头侧和尾部倾斜探头可以识别胫骨近端和股骨远端。

(5)一旦确定了股骨远端,将探头稍微滑到股骨近端,直到可以看到外侧髁和内侧髁的骨隆起(图 3-64)。

（6）此平面，可以确定腘动脉。通常，胫神经在腘动脉的浅层可见。

（7）将针尖放置在搏动动脉的中点和高回声的股骨后部之间（图3-64）。

（8）膝关节置换术的患者，膝关节后方可发现膝关节积液或深色低回声贝克囊肿（腘窝囊肿）。如果可以看到贝克囊肿，将探头向股骨近端滑动，直到它位于深色囊肿上方。

（9）将100 mm（约4英寸）的短斜面神经阻滞针推进到动脉和膝关节后囊之间的中点。为提高针尖的可见性，将针尖插入距探头适当（通常较大）的距离（图3-65）。

（10）回抽无血后，间歇推注0.2%罗哌卡因20 mL。在推注之间，可调整针尖位置以将局部麻醉药扩散在广泛的领域。保持局部麻醉药剂量和浓度在较低的范围，以免运动障碍和可能的足下垂。应看到局部麻醉药在动脉和膝关节后部之间的组织扩散。

置管

导管置入技术通常用于腘窝入路，类似于单次腘神经阻滞的技术。导管的理想定位是在胫神经和腓总神经之间或神经的内侧（胫骨）（图3-66）。请参阅第一章中关于周围神经导管放置的讨论。

并发症

坐骨神经阻滞的并发症同其他神经阻滞相似，

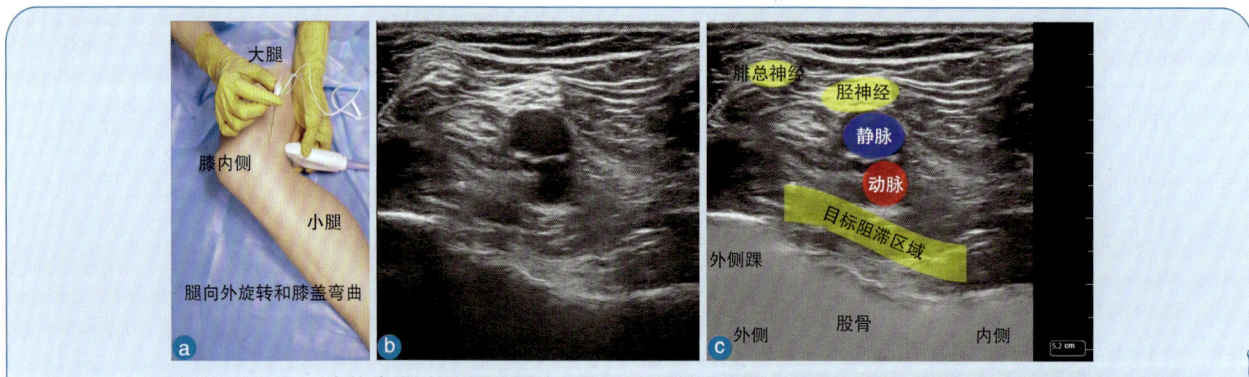

图3-64 腿部外旋定位，膝盖弯曲（蛙腿位置），便于iPACK阻滞。这个相同的位置可用于进行收肌管阻滞。超声像图显示了腘动脉和股骨的重要标志

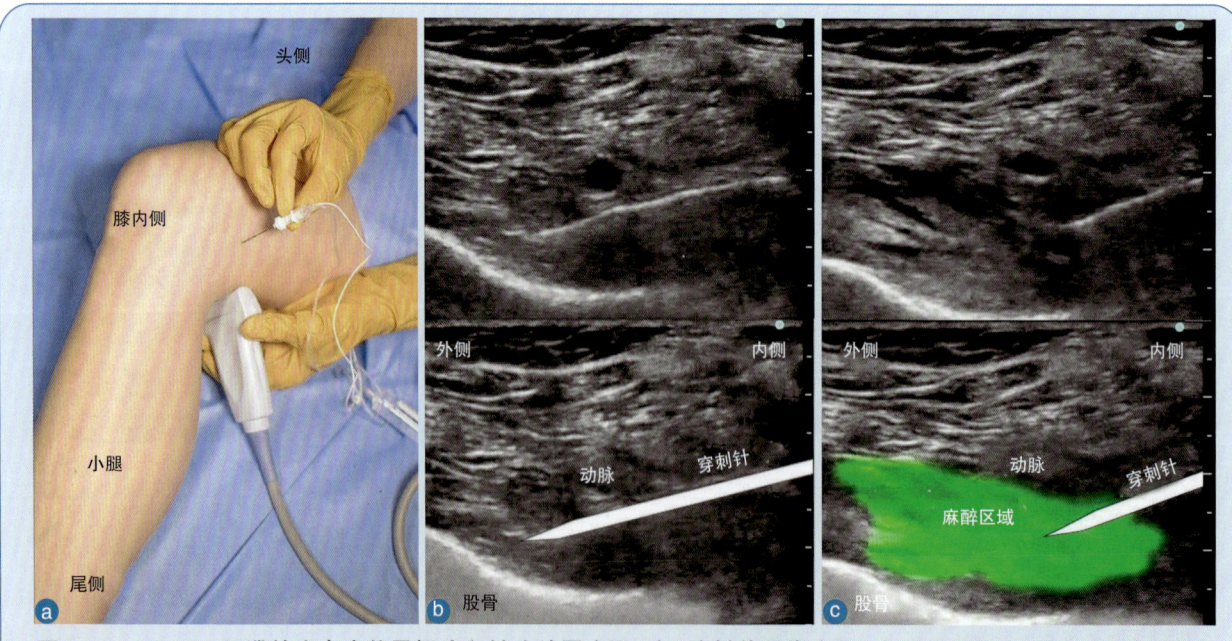

图3-65 iPACK阻滞的患者定位及探头和针头放置（图a）。注射前图像（图b）显示股骨（深部）和腘动脉。注射后图像（图c）显示局部麻醉药在动脉和股骨之间广泛扩散

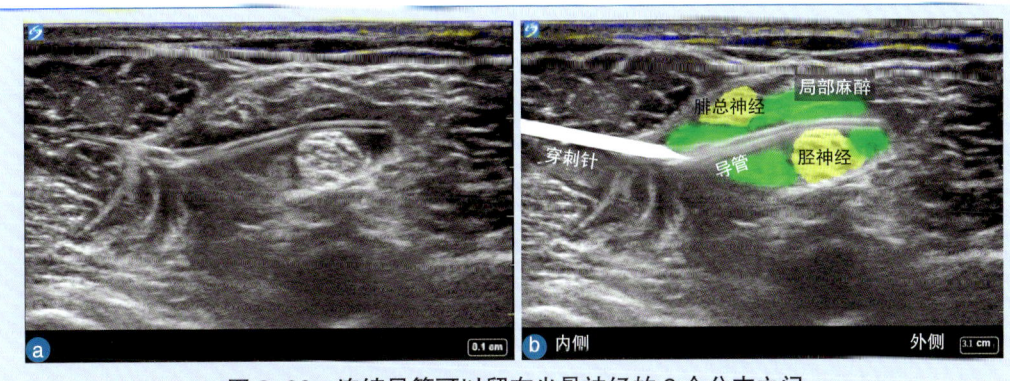

图 3-66　连续导管可以留在坐骨神经的 2 个分支之间

这些包括感染、血管穿刺、血肿、局部麻醉药中毒和神经损伤。腘动脉和腘静脉在腘窝坐骨神经阻滞水平上非常接近。坐骨神经阻滞更具体的风险包括足下垂导致的术后跌倒和相关的步态障碍。在接受坐骨神经阻滞之前，应仔细评估患者并给予具体指导，以帮助避免术后并发症。

要点

（1）在此水平上可重复阻滞的关键是在神经分叉处注射局部麻醉药。神经周围是覆盖坐骨神经的筋膜层，确保注射在该层下面的最好方法是在胫神经和腓总神经丛坐骨神经分支后的位置进行注射。此处需要注意在成功和安全之间的平衡，因为注射不应该在坐骨神经内进行。

（2）在使用彩色血流多普勒超声时挤压小腿可能有助于确定腘静脉位置。这对糖尿病患者和动脉血流量很少或没有血管疾病的患者很有用。

（3）即使使用超声确认局部麻醉药在坐骨神经周围全面扩散，这种阻滞的起效也可能很慢。通过将局部麻醉药放置在两条神经分开的远端而不是在它们连接在一起的地方，可以提高起效速度。

（4）超声伪影会使针看起来弯曲，这称为"Bayonet效应"（参见第一章中的图1-19）。如果发生这一现象，应继续密切关注针尖的位置，使针尖尽可能在神经周围。

踝关节阻滞

简介

几十年来，踝关节阻滞一直是区域麻醉的主要方法。浅表阻滞（皮肤浸润）主要针对腓浅神经和隐神经，而超声可以促进脚踝深层结构（腓骨深部和胫骨）的注射，也可能对特定神经更有用。踝关节的手术麻醉和镇痛可通过本章前面所述的阻滞（例如，内收肌管/缝匠肌下隐静脉阻滞和腘窝坐骨神经阻滞）来实现。但是，如果需要减少腿部和小腿肌肉受累，踝关节阻滞仍然是一种可靠、可重复的神经阻滞，并且可以通过超声引导来实现。

解剖

完整的踝关节阻滞需要阻滞5种神经：胫后神经、隐神经、腓深神经、腓浅神经和腓肠神经。在踝水平，胫后神经位于内踝后方，靠近胫后动脉。腓深神经位于胫前动脉附近，因其接近足背，可以在大脚趾伸肌腱的外侧找到。腓浅神经和隐神经传统上被描述为分别位于脚踝前部和内侧的浅表神经。腓肠神经支配足的外侧部分，位于外踝后方的踝关节处。

技术

1. 超声细节

（1）监测仪：心电图、无创血压监护仪、脉搏血氧仪，以及必要的其他监测仪。

（2）备皮：氯己定和酒精。

（3）探头：高频线性探头（10～15 MHz）；如果可能，使用更小的换能器尺寸（25 mm 宽）。80 kg 患者的预期扫描深度为 1～2 cm。所有神经的目标深度都小于 1 cm。

（4）患者体位：侧卧位。

（5）局部麻醉药的选择：取决于手术适应证。对于长效神经阻滞，使用0.5%的罗哌卡因或0.5%的丁哌卡因。对于起效较快的阻滞（如门诊患者），可以使用甲哌卡因或利多卡因，但阻滞持续时间会缩短。

（6）针：50 mm（约2英寸），短斜角神经阻滞针。

2. 扫描技术

考虑按此处描述的顺序执行阻滞，因为注射将从小腿和脚踝的内侧移动到前侧，并在外侧结束。

（1）胫后神经阻滞。

1）使患者仰卧，腿部外旋，然后将超声探头置于后方的内踝上（图3-67）。

2）定位内踝后方的胫后动脉。彩色多普勒成像可能有助于识别这个小血管。胫后神经位于动脉的后方和外侧。神经应显示为具有多个小束的蜂窝状。

3）神经的确切位置可能会有所不同，但非常接近胫后动脉。

4）为了确认神经，向近端追踪。向近端扫描可使探头更均匀地放置在踝关节上方的皮肤上，而不受骨性内踝的干扰。

5）该阻滞可以进行平面内或平面操作。由于血管通常位于前方，因此更易从后向前进针（图3-67）。

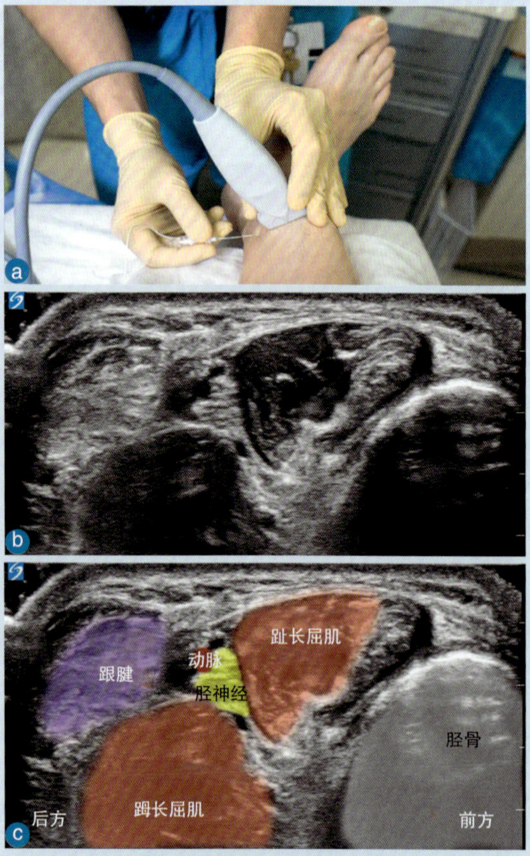

6）注射时，局部麻醉药（5 mL）应包围胫后神经。

（2）隐神经阻滞。

1）操作开始时让患者处于仰卧位，并且使腿向外旋转。让患者模仿蛙腿的姿势。

2）将超声探头置于小腿内侧，内踝上方几厘米处（图3-68）。

3）只需轻轻按压，或使用止血带，即可识别大隐静脉（关于如何使用"凝胶丘"帮助静脉识别的说明，请参考"要点"部分）。

4）隐神经位于隐静脉旁，呈高回声蜂窝状结构[隐神经的位置是可变的，但通常位于隐静脉的后部（背侧）（图3-68）]。

5）可以用平面内或平面外技术注射局部麻醉药（3～5 mL）。

6）如果找不到隐神经，可以在同一平面内大隐静脉两侧注射局部麻醉药。

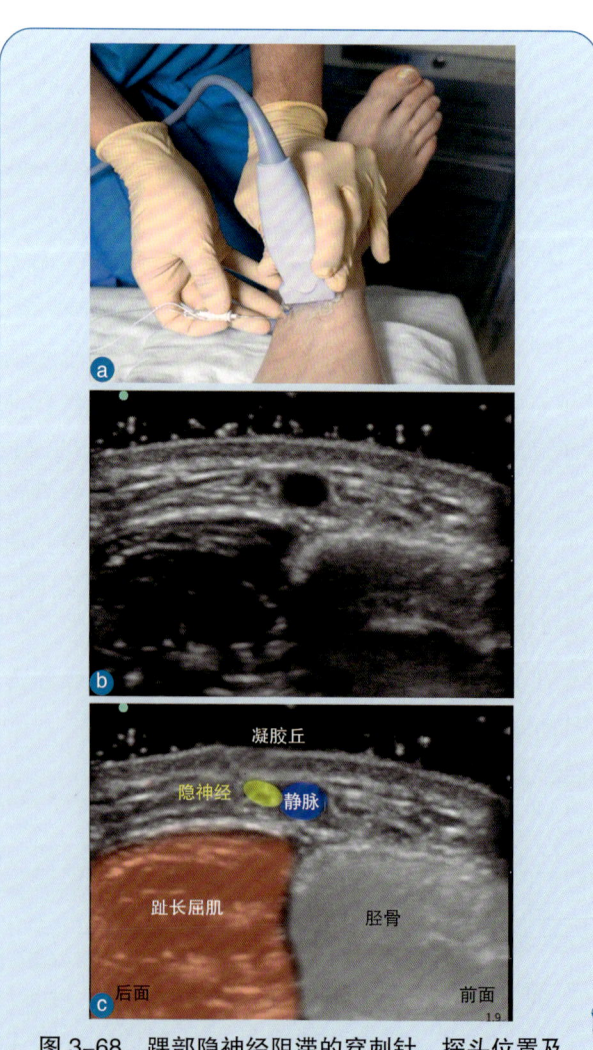

图3-68 踝部隐神经阻滞的穿刺针，探头位置及超声解剖

图3-67 踝关节胫后神经阻滞中穿刺针、探头位置及超声解剖图

（3）腓深神经阻滞。

1）患者仰卧位，将探头放在小腿前部（图3-69）。

2）定位胫骨前动脉（图3-69），可以发现这条小动脉在高回声胫骨的表面搏动。彩色多普勒成像可能有助于定位动脉。

3）如果找不到动脉，将探头沿着腿向下移动至靠近脚踝的位置。

4）腓深神经通常位于胫骨表面、胫骨前动脉旁。它是一个小的、高回声的、蜂窝状结构。神经的位置相对于动脉（外侧、内侧或浅表）可能有所不同。

5）这一区域有许多肌腱，在超声上通常看起来与神经相似。腓深神经很可能非常靠近胫骨前动脉处。

6）将针从外侧向内侧或从内侧向外侧推进，用局部麻醉药（5 mL）包绕腓深神经，穿刺针入路取决于神经与动脉的关系，即选择合适穿刺入路以免刺穿动脉。

7）如果找不到腓深神经，可以在胫骨前动脉两侧注射。

8）这个区域有几条静脉。当穿刺针在此区域推进时要小心刺穿静脉。

（4）腓浅神经阻滞。

1）患者仰卧位，将探头放在小腿前部，与腓骨深部阻滞相同。

2）横向滑动超声探头，直到胫骨消失；外侧下一块骨头是腓骨，腓骨较浅（位于皮肤下面），并呈现高回声（非常明亮）。

3）腓骨被定位后，将探头向腿的近端滑动，并使明亮的腓骨保持在图像中心，探头此时应该位于小腿外侧。

4）当超声探头移动时，肌肉将开始覆盖外侧的腓骨，这块肌肉就是腓肠肌，腓骨前方和内侧肌肉是趾长伸肌。这些肌肉和腓骨是定位腓浅神经的主要标志。

5）腓浅神经位于腓骨浅层，在外侧腓骨短肌和内侧趾长伸肌的交界处。对于80 kg的患者，腓浅神经位于皮肤下方，深度不到1 cm。

6）腓浅神经是一根非常浅的神经。这根神经很小，很难看清。它通常位于两块肌肉之间，表现为高回声。可用近端和远端扫描以追踪和确认此神经。

7）如果此神经未被识别，有时可在趾长伸肌（腓骨内侧肌）的前内侧、浅侧发现。

8）在腓浅神经周围注射3～5 mL局部麻醉药。穿刺针可从前面或后面由平面内或平面外推进。前内侧到后外侧平面内入路方法是最容易的（图3-70）。

9）如果腓浅神经显示不清，可在趾长伸肌顶部、两块肌肉之间、腓骨表面、皮肤和皮下脂肪下方进行局部浸润麻醉。

（5）腓肠神经阻滞。

1）患者仰卧位，将超声探头置于外踝的正上方，瞄准腓肠神经。

2）向后滑动超声探头，对跟腱和腓骨短肌之间的间隙进行成像。

3）尝试识别小（短）隐静脉。止血带有助于扩张静脉以便于识别。小隐静脉通常位于跟腱和腓

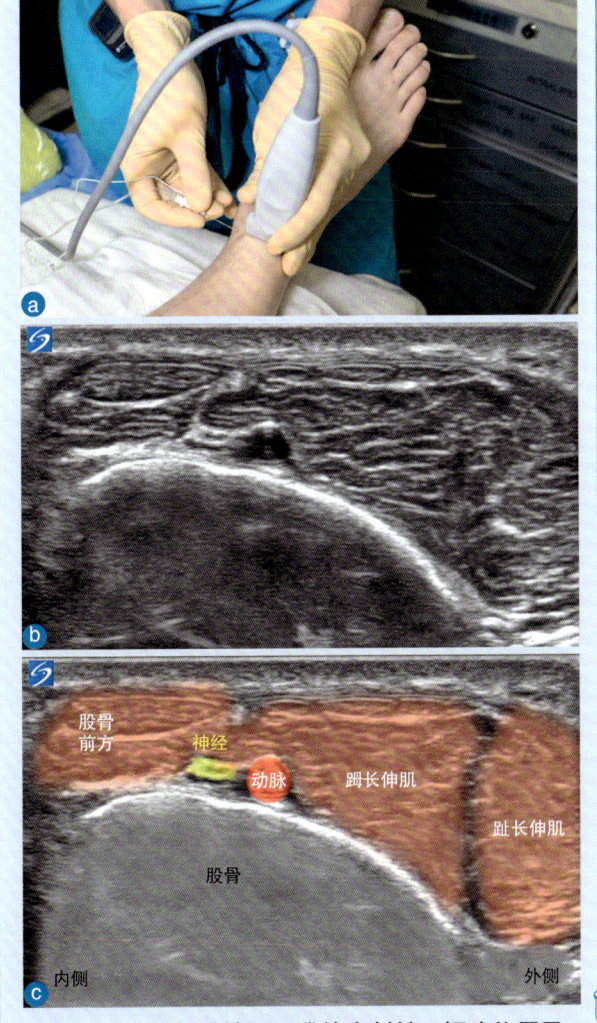

图3-69 踝部腓神经阻滞的穿刺针，探头位置及超声解剖

骨短肌之间的凹陷处。为明确其位置可向近端追踪静脉。静脉位于小腿后部（背侧）、小腿肌肉浅层（图3-71）。

4）腓肠神经通常位于小隐静脉的前部或后部，小隐静脉本身的位置也可因患者而异。

5）腓肠神经通常与小隐静脉处于同一平面，呈高回声蜂窝状结构。

6）在靠近腓肠神经的平面上注射3～5 mL局部麻醉药。

7）如果无法明确识别腓肠神经，可以使用平面内或平面外技术将局部麻醉药注射在与小隐静脉相同平面的两侧位置。

8）如果找不到小隐静脉和腓肠神经，则在跟腱和腓骨短肌之间注射局部麻醉药。

置管

因为这些神经的位置表浅且广泛，所以在踝关节阻滞时不放置导管。

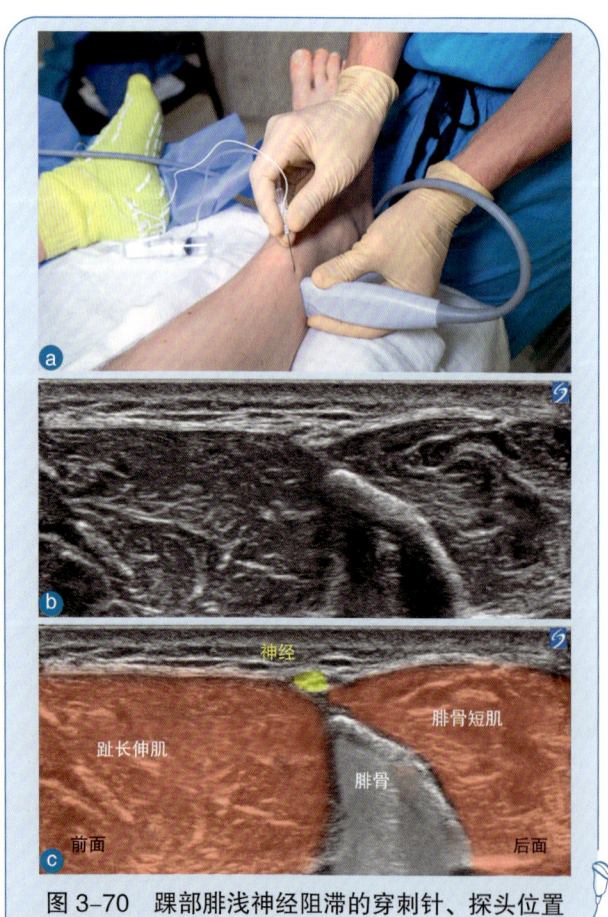

图3-70 踝部腓浅神经阻滞的穿刺针、探头位置及超声解剖

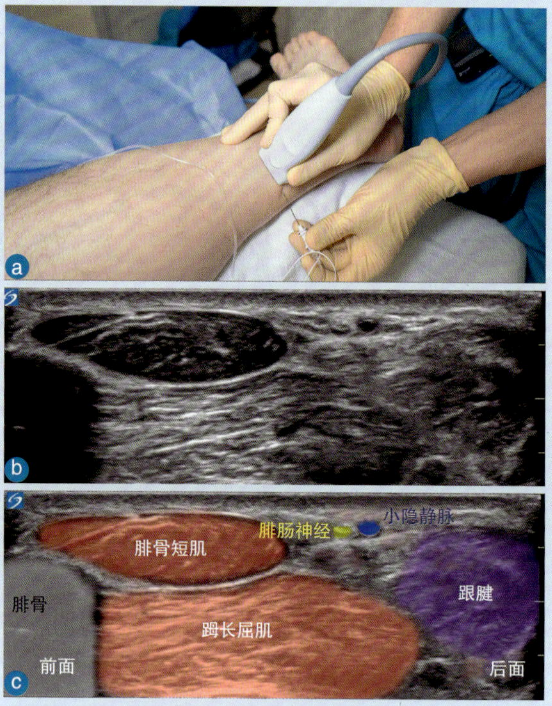

图3-71 踝部腓肠神经阻滞穿刺针、探头的位置及超声解剖

并发症

与其他神经阻滞一样，并发症包括感染、刺破血管、血肿、局部麻醉药中毒和神经损伤。由于糖尿病患者存在灌注减少、组织愈合不良和先前存在的神经病变，对糖尿病患者进行下肢远端神经阻滞时应特别注意。

要点

（1）这些神经位于踝关节和腿部的骨质或圆形区域，这会导致超声探头难以放置或使用时压迫静脉结构。使用凝胶丘或支架技术（图3-72）能够改善静脉和神经的成像，这样能够在不使静脉塌陷的情况下识别静脉，从而提高找到神经的能力。一旦确认了神经位置并去除了多余的凝胶，就可以标准方式开始实际的神经阻滞步骤（图3-72）。

（2）尽管超声引导下踝关节阻滞所定位的神经在位置上与传统踝关节阻滞中的神经相似，但也要用探头在近端扫描并追踪神经以确认其身份。

（3）由于神经在向远端行进时发生分支，因此在腿的近端实施阻滞可能会产生更好的麻醉或镇痛效果。

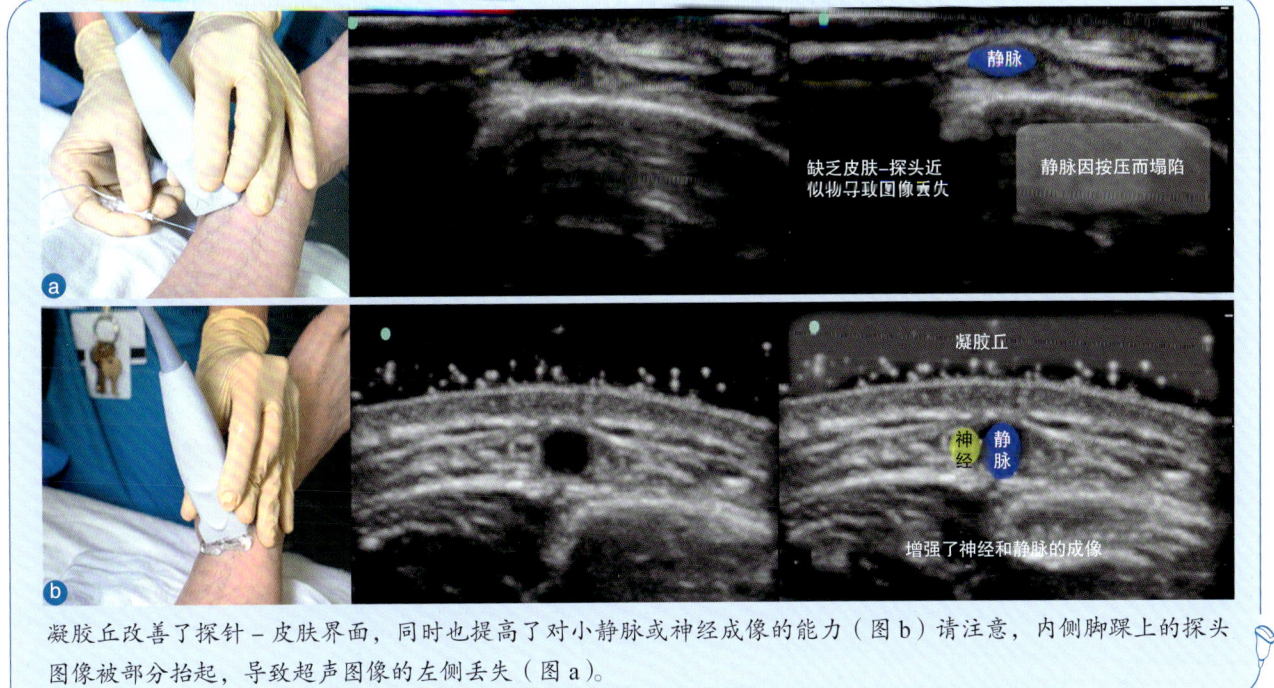

凝胶丘改善了探针-皮肤界面，同时也提高了对小静脉或神经成像的能力（图b）请注意，内侧脚踝上的探头图像被部分抬起，导致超声图像的左侧丢失（图a）。

图3-72 凝胶丘（支撑）技术可改善小血管、骨突起和小弯曲结构周围的成像

（4）其中一些神经位于动脉和静脉附近。如果神经不可见，考虑在这些血管标志物周围注射。

（5）该区域有许多肌腱可被误认为是神经。如果这些肌腱被追踪到近端，就会看到它们消失在肌肉中。神经通常随着向近端追踪而增大。

第四章

超声引导下躯干与脊柱区域麻醉

腹横肌平面阻滞

简介

腹横肌平面（TAP）阻滞是一种可以通过超声实现的阻滞。成像通常很容易，但就像所有的神经阻滞一样，如果针头放置不准确，阻滞成功的可能性将变低。

TAP阻滞可以在沿腹壁的不同位置进行。传统上是在肋骨边缘和髂嵴之间的腹侧壁上进行，为脐下腹壁提供镇痛。后来，肋下TAP阻滞技术被开发出来，以提供腹壁至T_6的镇痛。

解剖

$T_6 \sim L_1$神经根的前支支配前腹壁。腹部的脊神经在腹壁的肌层之间穿行，在腹横肌的浅部向前行进。神经最终穿透腹直肌的后筋膜和肌腹，终止前腹壁的皮肤神经支配。神经离开腹横肌筋膜平面的点有明显的差异，如果在太靠前，这可能会导致无法预测和不完整的TAP阻滞。在肋骨边缘和髂嵴之间尽可能横向进行TAP阻滞，以为下腹手术提供从$T_{10} \sim L_1$的可靠镇痛。硬膜下TAP阻滞可以为上腹部手术提供从$T_6 \sim T_{10}$的镇痛。

在TAP中行进的神经也具有外侧穿支。这些分支对腹壁前外侧部分的神经支配很重要。每个外侧穿支在腹壁侧面的一个可变点从主神经分裂出来。这些分支在浅层穿过腹内斜肌，终止于为腹壁外侧部分提供感觉的皮外侧分支。这在临床上具有重要意义，因为非中线手术切口可包含来自皮外侧分支的神经支配。因此，在该神经分支从腹内斜肌和腹横肌之间的筋膜平面出来之前，应尽可能在外侧进行阻滞，以包括该神经分支。

临床应用

当硬膜外阻滞为禁忌证或作为术后镇痛阻滞时，TAP阻滞是腹部手术很好的选择。在髂嵴和肋缘之间注射可使T_{10}或T_{10}以下的手术产生镇痛效果，泌尿外科、产科、妇科和普通外科手术都可以采用这种神经阻滞。

大多数TAP阻滞是在中线或Pfannenstiel切口的双侧操作，但也可以在单侧操作，如结肠造口切除术或腹股沟疝修补。

技术

1. 超声细节

（1）监测仪：ECG、NIBP、脉搏血氧仪。

（2）备皮：氯己定和酒精消毒下腹部前壁。确保准备充分向后延伸至针头插入部位。

（3）探头：高频线性探头（10～15 MHz）。在肥胖患者中，应选用低频曲阵探头。80 kg患者的预期目标深度为3～5 cm。

（4）患者体位：仰卧位。

（5）局部麻醉药的选择：如果要阻滞多个皮肤位点，通常每侧需要20～30 mL的局部麻醉药。注意局部麻醉药的总剂量和潜在毒性。0.25%浓度的丁哌卡因足以持续24小时的镇痛。

2. 扫描技术

拥有一种对不同体型患者都可靠的技术是很重要的。下面的技术应该可以应用于不同身体状态的患者。

（1）将超声探头置于横断面，探头的内侧端置于肚脐上方（图4-1a）。

（2）获取腹直肌的图像。如果探头向内侧滑动或倾斜，可以看到腹直肌的内侧边缘和中线处的白线。腹直肌鞘深于腹直肌，显示为肌肉下方的高回声层。腹直肌鞘筋膜的深处是横筋膜和腹部内容物（图4-1）。

（3）将探头横向滑动穿过腹壁，以将探头放置在肋缘和髂嵴之间的腋前线上。当探头横向移动时，确保探头弯曲并与腹壁表面保持良好接触。

（4）当探头向外侧移动时，腹直肌变薄至外侧腱膜（筋膜层）。这是一条狭窄的白色组织带。

（5）进一步向外侧移动，可见的第一块肌肉是腹内斜肌，其深度与腹直肌相似。

（6）继续向外侧移动，腹外斜肌出现在腹内斜肌的浅表位置。最后，腹横肌出现，位于腹内斜肌的深处。先扫描腹直肌是有帮助的，因为TAP阻滞的3个重要肌肉层（腹外斜肌、腹内斜肌和腹横肌）的观察深度与腹直肌相似（图4-1）。

（7）注射的最佳部位是腹侧壁上所有三层肌肉（腹外斜肌、腹内斜肌和腹横肌）都存在的位置。如果在神经出现分支之前尽可能远地在外侧或后方进行阻滞，则成功率将提高。在阻滞过程中，可以看到腹横肌向后终止的点（图4-2）。

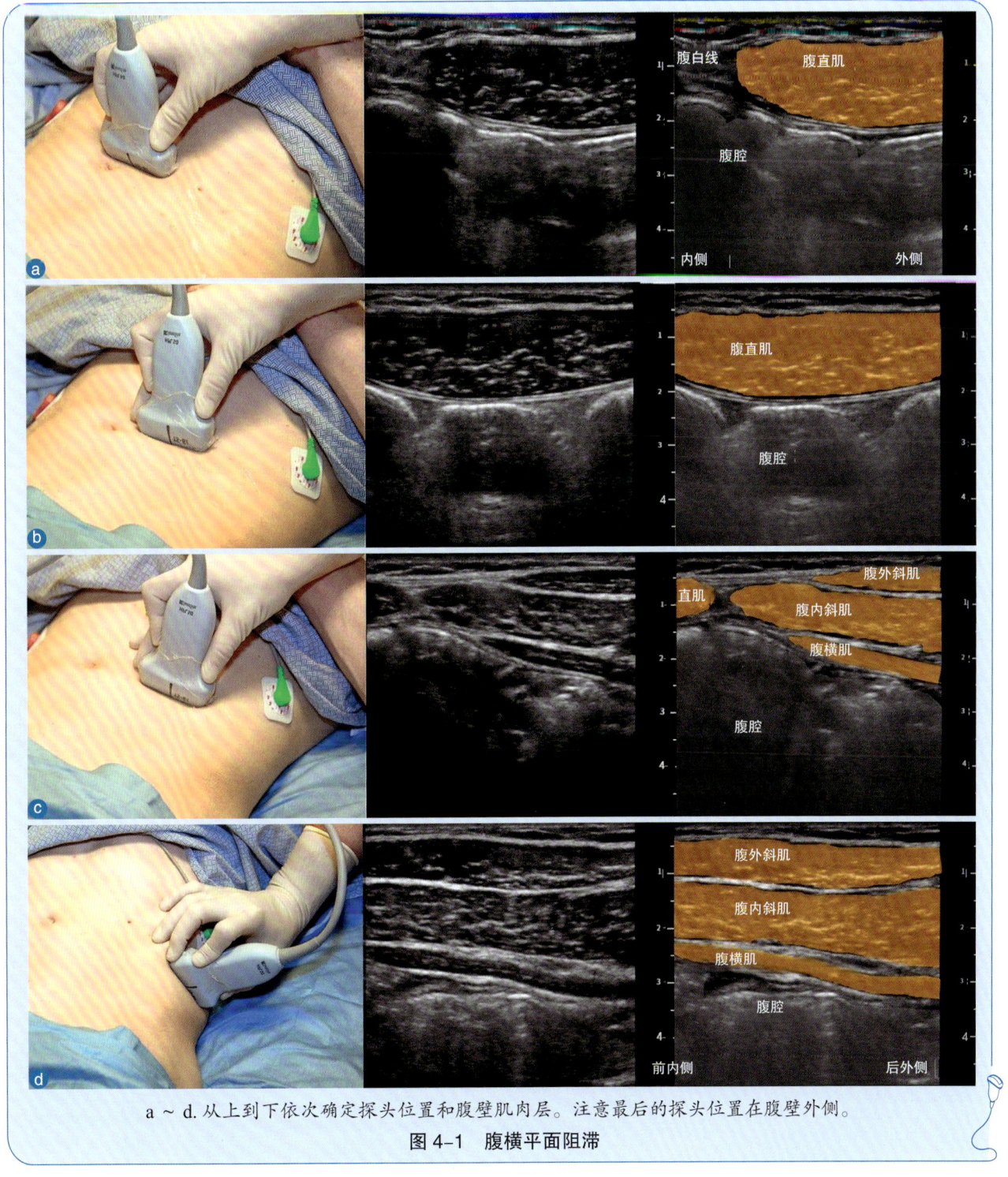

a～d. 从上到下依次确定探头位置和腹壁肌肉层。注意最后的探头位置在腹壁外侧。

图 4-1 腹横平面阻滞

（8）神经位于腹横肌浅表的腹横肌筋膜深处。

如图 4-1d 所示，腹壁的三层肌肉被识别出来。在图 4-2b 中，探头被进一步向后滑动以确定腹横肌的后缘。这种定位对于成功阻滞和患者的舒适度很重要。

（9）最佳注射部位为腹内斜肌与腹横肌之间的高回声筋膜平面下方。在分隔这两块肌肉的筋膜层之间直接注射效果较差。更确切地说，注射的目标只是在筋膜层的深处但在腹横肌之上。

（10）探头应倾斜旋转，以便针的推进将穿过尽可能多的皮层。研究表明，局部麻醉药需要数小时才能扩散达到多个层面。不要依赖于扩散，在注射过程中继续在腹横肌平面内移动针头，以达到更大面积的局部麻醉药浸润。如果探头垂直于皮层放置，可从注射过程中获得最大的皮层覆盖面积（图 4-3）。

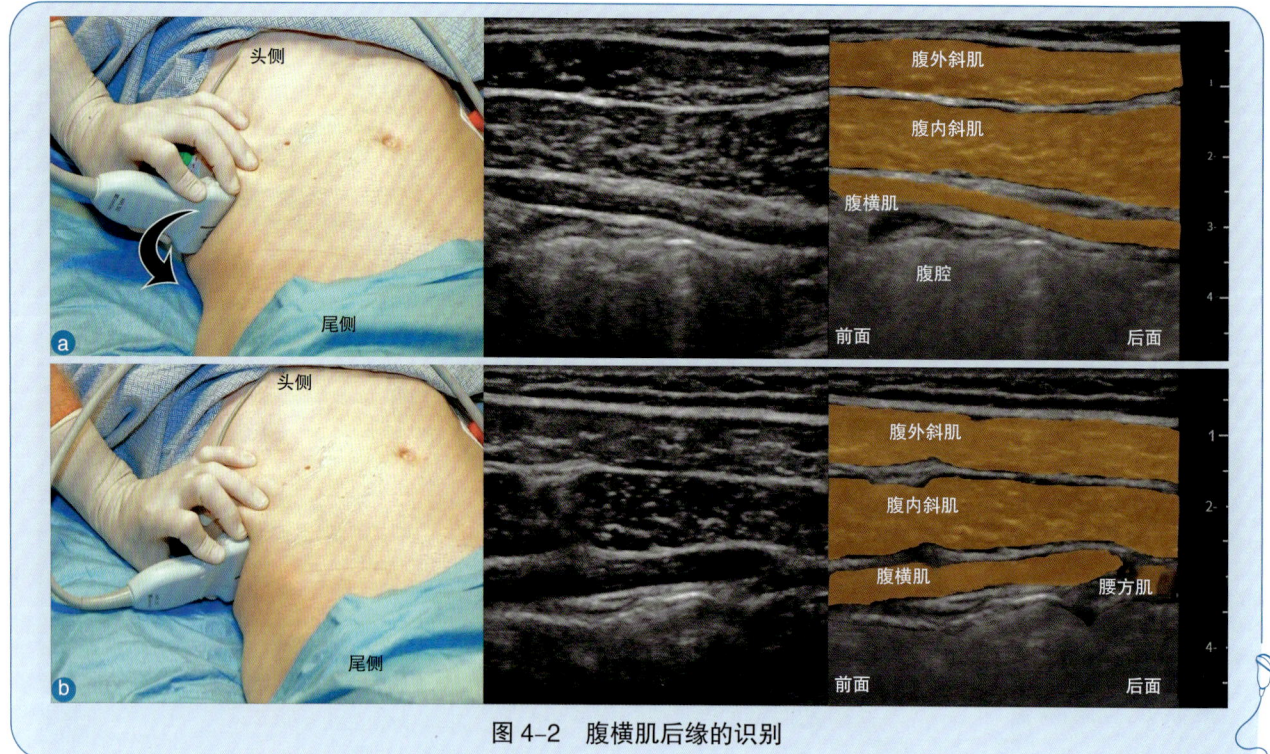

图 4-2　腹横肌后缘的识别

（11）针从探头的前内侧平面置入，穿过脂肪组织和内外斜肌。针尖置于腹横肌的浅表部分。注射少量局部麻醉药或盐水有助于引导针的放置。注意不要注射得太浅（图 4-4）。

（12）为了达到尽可能多的皮层，在注射局部麻醉药时向前推进针。这确保了局部麻醉药在多个皮层上的最佳扩散。不要在一个地方注射所有的局部麻醉药。在整个注射过程中，继续在 TAP 内移动针头（图 4-5）。

（13）针的选用可使阻滞变得容易或难。可使用传统的神经阻滞针，但它往往太钝了，难以顺利刺穿筋膜平面。当针头穿过筋膜时，它可能会穿过肌肉层，最终扎得太深，甚至可能扎进腹腔。一根连接在延长管上的 22 号腰椎穿刺针足够锋利以刺穿筋膜平面，但当它穿透组织时却足够钝，可有突破感。在肥胖患者中，显示针有助于陡峭入针角度的可视化。始终使用长针进行 TAP 阻滞，以便在超声下有平坦的针头角度和良好的针头可视性。

（14）为了提高针在整个阻滞过程中的可视性，将超声束对准针头，以帮助减少针的插入角度。此外，将针头插入距离探头 3～5 cm 处，以提供较浅且更可见的针头入路（图 4-6）。

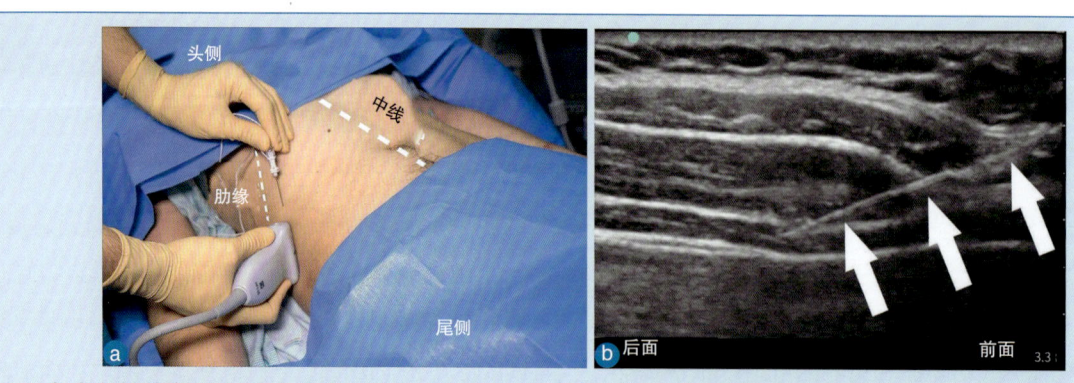

这个角度与肋缘相似，肋缘更偏向于头侧。这种倾斜的进针方向使针头在前进过程中和注射时能覆盖更多的节段。

图 4-3　探头的角度是倾斜的，而不是垂直的

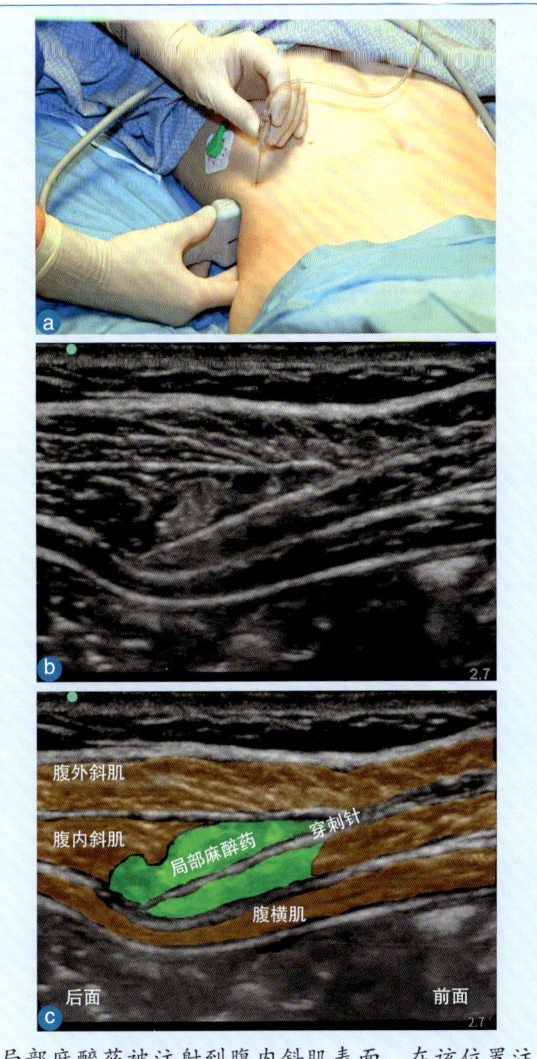

局部麻醉药被注射到腹内斜肌表面。在该位置注射可能会导致阻滞失效，所以针应该继续前进。

图 4-4 腹横肌平面阻滞穿刺针的入路

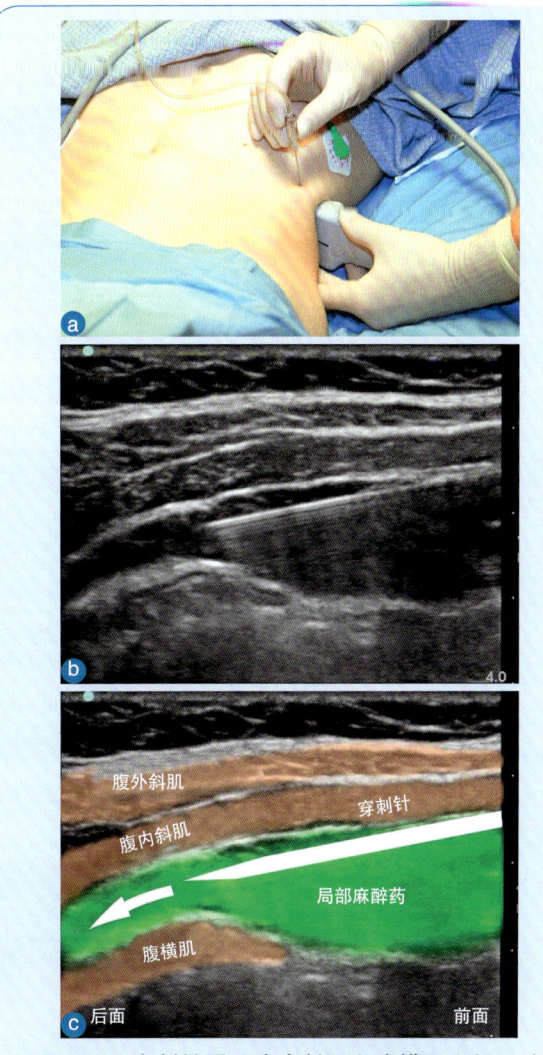

图 4-5 穿刺针置于腹内斜肌和腹横肌之间，注射局部麻醉药使两块肌肉分开。继续在扩散范围内推进针以获得更广泛的阻滞范围

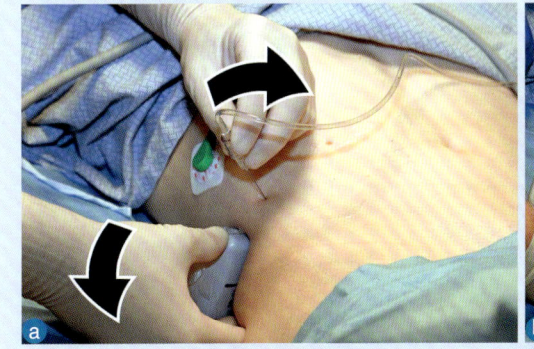
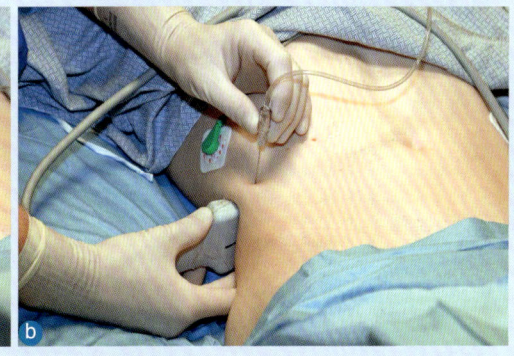

探头和针的定位不能改善针的成像（图 a）。相反，将超声束对准针，同时以一个平坦的角度推进针（图 b）。这改善了深层阻滞例如 TAP 阻滞的针的识别能力。

图 4-6 探头的位置和针的角度是成功识别针的关键

替代技术

TAP 阻滞也可在平面外进针。由于腹部内容物很深，操作者必须随时了解针尖的位置，使用第一章"如何显影神经和穿刺针"中描述的技术之一。针可以从前向后插入，并在插入时注意跟随针尖。

为了获得脐以上的镇痛，需要进行肋缘下 TAP 阻滞，请使用以下步骤。

（1）将探针置于腹直肌的外侧边缘的脐水平处。

（2）向头侧扫描，从腹直肌外侧边缘向上到肋缘。

（3）当探头向头侧移动时，可看到腹横肌延伸至腹直肌下方（图 4-7）。

（4）一旦探针到达肋缘，缓慢地倾斜旋转探针，直到与肋缘平行。

（5）针沿内侧向外侧插入，平行于肋缘并在尾部插入。在腹直肌下方但腹横肌上方的平面上进行解剖。在注射过程中，继续移动探头和针头，以横向覆盖多个皮层（图 4-8）。

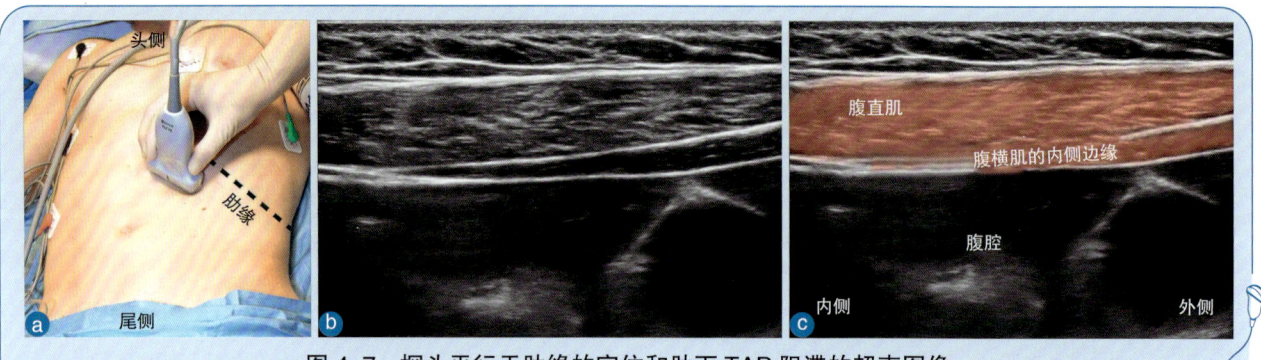

图 4-7 探头平行于肋缘的定位和肋下 TAP 阻滞的超声图像

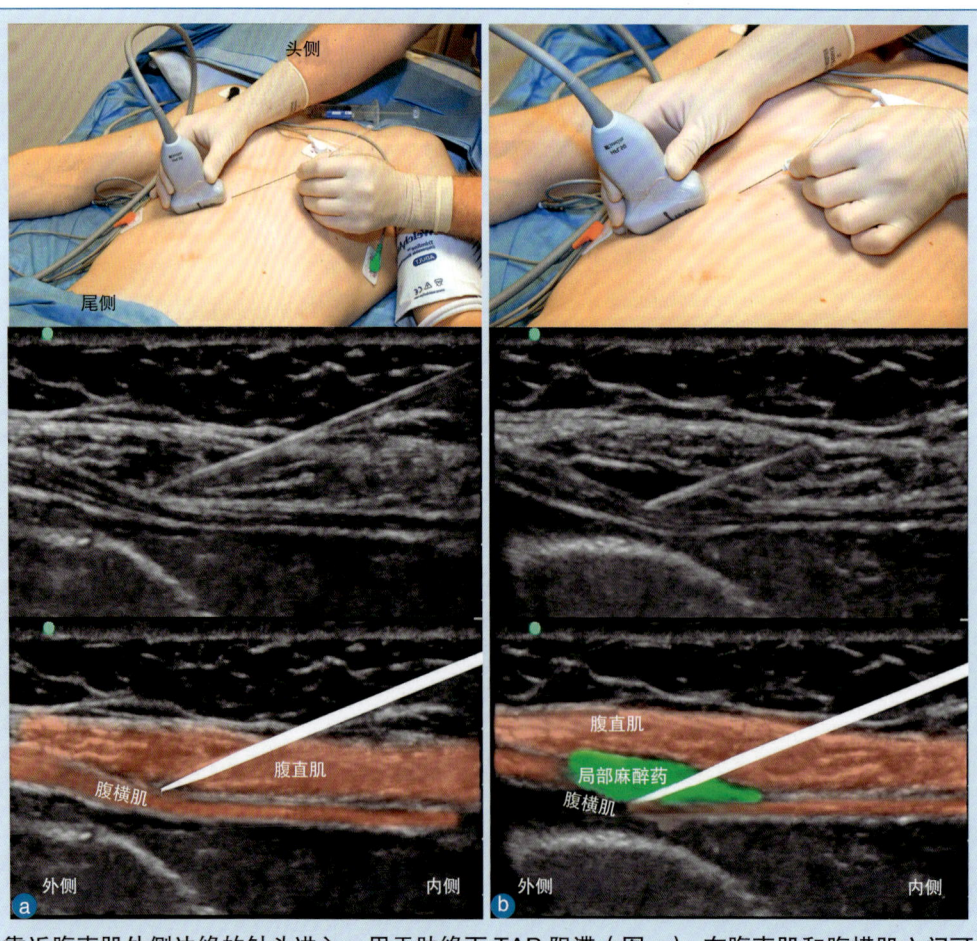

图 4-8 靠近腹直肌外侧边缘的针头进入，用于肋缘下 TAP 阻滞（图 a）。在腹直肌和腹横肌之间可见针的推进和局部麻醉药的注射（图 b）

（6）避开腹壁上动脉，以安全地进行阻滞。腹壁上动脉直接位于腹直肌和腹横肌之间的TPA平面上。如有疑问，可用彩色多普勒显像确认动脉位置。

（7）在这个神经阻滞过程中，当身体横向弯曲时，把针头保持在正确的平面上是一个挑战。偶尔需要多次注射以确保局部麻醉药的最佳扩散。

置管

可以使用TAP阻滞技术来置入导管。在尝试置管技术之前，需要对腹壁的声学解剖有详细的了解，并具备观察针头推进的适当技巧。该方法与前面描述的平面内单次注射技术相同。使用硬膜外穿刺针在放置TAP导管时具有挑战性，因为钝针以较小的角度插入时很难穿透更深的筋膜层。硬质导管很难在TAP腔隙中保持原位。有时，在这个空间插入软质导管更容易成功。一旦针头插入，将导管放置在针头已经穿过的位置，这样可以有效地将导管在正确的平面上从隧道置入数厘米（图4-9）。

并发症

TAP阻滞的并发症包括腹部穿孔、肝血肿、阻滞失效、气胸、血肿和局部麻醉药中毒。

要点

（1）TAP阻滞可在手术后患者仍处于麻醉状态时或在PACU放置。

（2）在产科，可以在脊柱或硬膜外麻醉下剖宫产手术皮肤缝合后进行阻滞。

（3）如果在术前进行阻滞，镇静是很重要的，因为阻滞会使患者不适。然而，过度镇静会导致气道梗阻，从而造成腹部晃动，增加阻滞难度。进行镇静时，确保充分控制气道。

（4）如果进行双侧TAP阻滞，要了解所使用的局部麻醉药总量，特别是对体重较轻的患者。确保记录外科医生使用的任何局部麻醉药。

（5）如果对腹股沟疝进行TAP阻滞，阻滞应放置在腹壁较尾部，刚好位于髂嵴上方，以确保L_1皮肤被阻滞（参见"髂腹下/髂腹股沟神经阻滞"）。

（6）最初，使用生理盐水检查注射深度，而不是局部麻醉药。对于低体重患者，特别是当进行双侧阻滞时，很容易造成潜在的局部麻醉药中毒。不要浪费局部麻醉药寻找正确的深度或定位针尖。

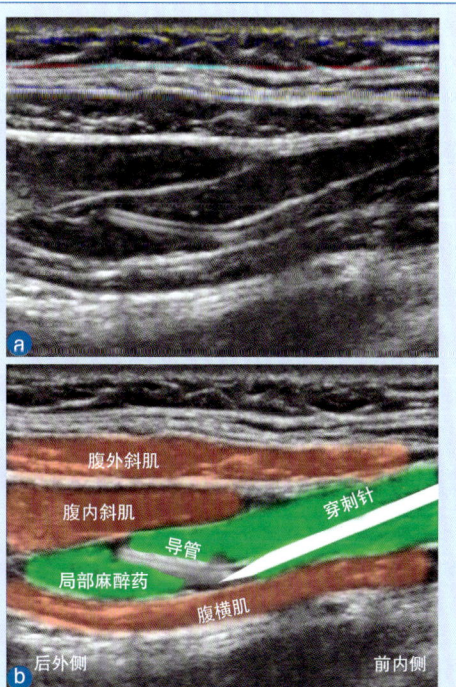

图4-9 TAP内用Tuohy针头输送导管的超声图像，通过大量局部麻醉药为导管放置创造空间。针的置入点可能非常接近手术切口，这使得术前放置导管不切实际。通常，TAP导管是在术后置入，以免手术野无菌问题。术后TAP导管可以在患者仍处于全身麻醉状态时放置，以使患者更舒适。如果术前放置导管或使置入点更靠后，可考虑从后侧（背侧）穿刺入路，对准前方。这可以通过将患者置于侧位或半侧位来完成，以便为后侧针置入留出空间

腰方肌阻滞

简介

腰方肌阻滞是一种新兴的阻滞，与TAP等其他阻滞相比，其疗效证据有限。对这种阻滞的兴趣源于TAP阻滞所遇到的局部麻醉药扩散的局限性和变化。为了找到一种更一致的阻滞方法，并反映Petit三角区（腰下三角区）中原有的标志性TAP阻滞的位置，腰方肌阻滞的概念被提出。这种阻滞的目的是通过组织层的扩散来增加局部麻醉药的扩散。一些报告声称：头侧和椎旁的明显扩散可获得更好和更广泛的镇痛效果。尽管至少有3种不同的描述，但发表的关于术后预后改善的证据仍是有限的。

这种阻滞比TAP阻滞更靠后，更靠近节段神经的起源，以便通过一次局部麻醉药产生更广泛的镇

痛作用。胸腰部筋膜层和横膈膜弓状韧带允许在这一层面广泛注射局部麻醉药。与所有筋膜平面阻滞一样，局部麻醉药通过组织的扩散是可变的。腰方肌阻滞的主要优点是操作简单、安全，以及改善了局部麻醉药的扩散；缺点是肥胖患者的组织平面较深且模糊。

解剖

腰方肌是下背部的一块肌肉，构成了腹腔后壁的一部分。这块肌肉起源于第12根肋骨的下缘，延伸到腰椎的横突下至髂后嵴。腰方肌有4个小肌腱连接到上4个腰椎的横突。腰方肌被前腹横筋膜和后外侧胸腰筋膜包围。与腰方肌相关的肌肉包括前内侧的腰大肌、后侧的骶棘肌和外侧的背阔肌。在腹壁内腰方肌的外侧和前方是TAP阻滞的腹外斜肌、腹内斜肌和腹横肌。这3块肌肉在后面继续作为胸腰筋膜和腹横筋膜包裹着腰方肌。在上面，与第12根肋骨上的横膈膜外侧弓状韧带紧密相连。腰椎节段脊神经离开椎间孔，与腰方肌紧密相连，后在TAP内运行。已经描述了3种不同的腰方肌阻滞入路（QL1、QL2和QL3），下面描述QL3方法，其他方法在"替代技术"一节中描述。

临床应用

与TAP阻滞一样，腰方肌在没有硬膜外阻滞的情况下也可用于腹部手术。泌尿科、妇科和普通外科都可能应用这种神经阻滞。

技术

1. 超声细节

（1）监测仪：ECG，NIBP，脉搏血氧仪。

（2）备皮：氯己定和酒精涂抹下腹壁外侧。确保准备充分延伸到后方，来清洁针刺入部位。

（3）探头：低频曲阵探头（2～5 MHz）可充分评估腰方肌和周围解剖结构。对于体重小于90 kg的患者，也可以有效地使用线性探头。80 kg患者的预期目标深度是3～5 cm。

（4）患者体位：侧位，上髋屈曲，或半侧位，在同侧髋下放置枕头或毯子。

（5）局部麻醉药的选择：如果要阻滞多个皮层，通常需要每侧30 mL局部麻醉药。要注意局部麻醉药的总剂量和潜在的毒性。0.25%丁哌卡因用于镇痛是足够的。

2. 扫描技术

（1）确保正确的定位是至关重要的，这样探头可以很容易地放置在后腹壁上。患者可取完全侧位或半侧位，并在髋关节下方折叠毛巾或枕头（图4-10）。

（2）先在肋骨和髂嵴之间的腋中线找到TAP的3块肌肉（腹外斜肌、腹内斜肌和腹横肌）。然后将探针向后滑动。

（3）TAP肌肉会逐渐变细，最终形成高回声筋膜层。在内侧和后方，腰方肌呈现为深色的椭圆形肌肉（图4-10）。

（4）背阔肌位于腰方肌的表面和外侧。背阔肌出现在类似的深度，但在外斜肌的后面。腰方肌位于背阔肌的后方。腰大肌应位于腰方肌前方深部（图4-11）。

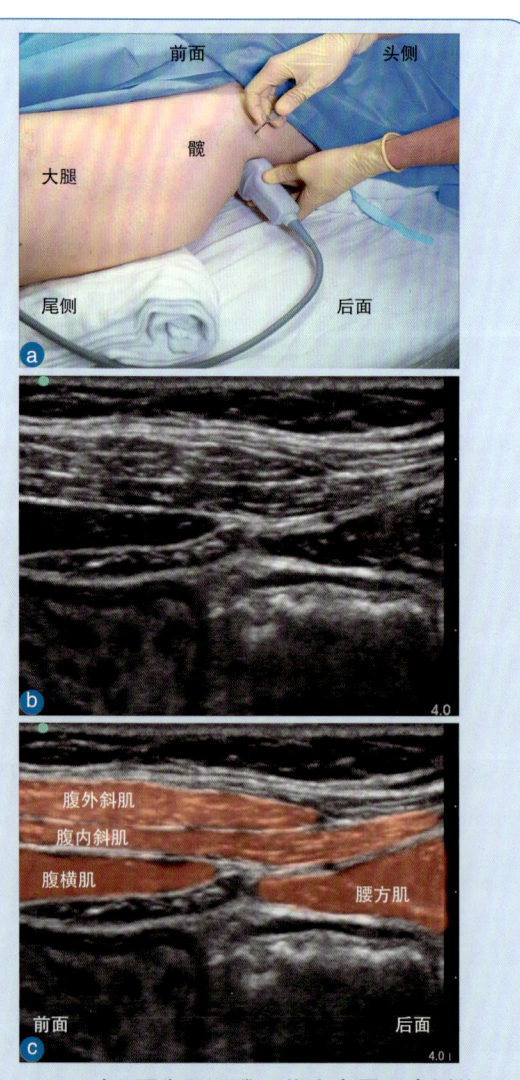

图4-10 对于腰方肌阻滞，将患者置于半侧位，在同侧髋关节下方放置折叠毯子。超声探头位于髂嵴的正上方

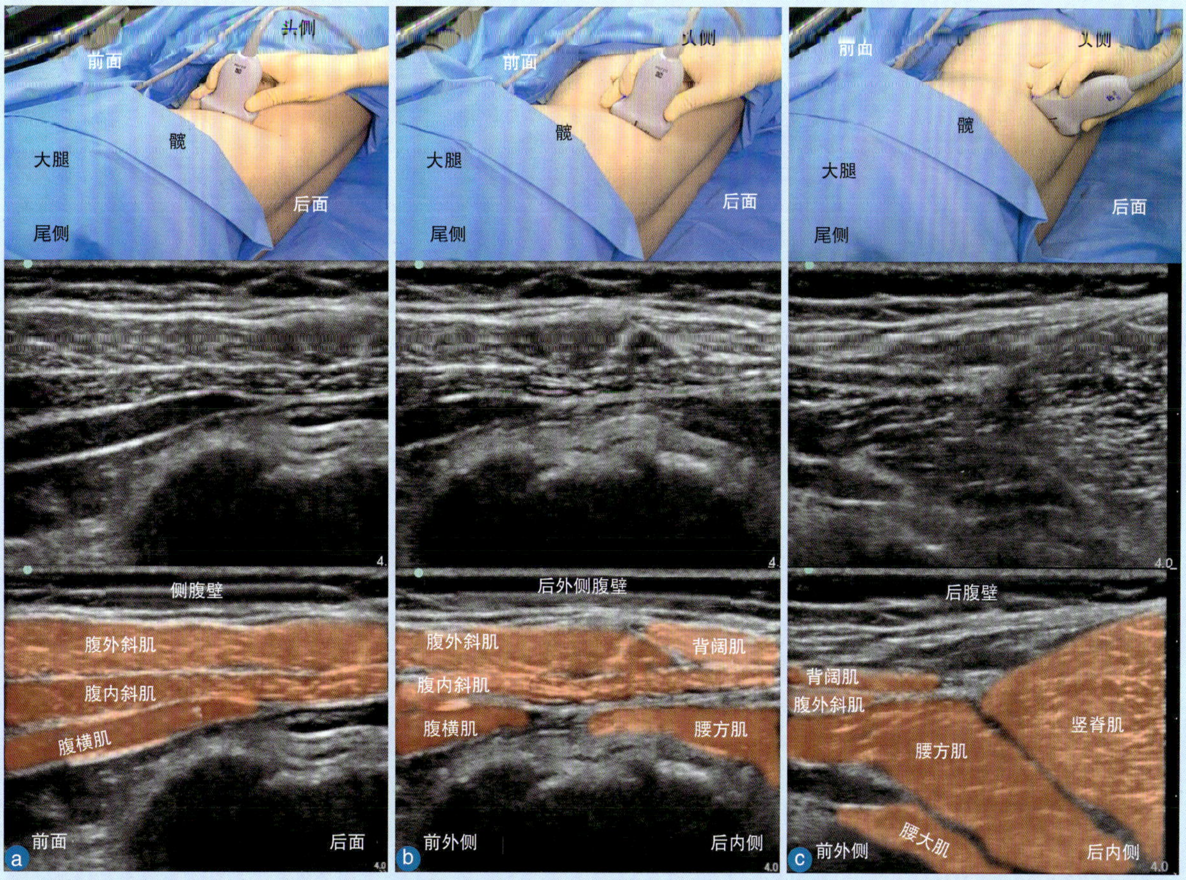

探头位置从侧面开始,以识别腹壁的3块肌肉(图a)。当探头向后移动时,3块肌肉变细,并确定了腰方肌(图b)。再往后,竖脊肌(浅肌)和腰大肌(深肌)有助于识别腰方肌(图c)。

图4-11　对于侧卧位的患者,从侧腹壁偏后方向进行系统的扫描

（5）通过找到腰椎的椎体和横突来确认腰方肌。腰椎的横突常被认为是一个黑影(图4-12)。腰方肌与横突的外侧尖端相连。超声探头可沿头尾方向缓慢倾斜,使横突的阴影出现和消失。横突可能很小,成像细微,所以要缓慢地移动探头。

（6）将腰方肌置于屏幕中间。

（7）从探头前侧插入针头,在平面内,瞄准后方。针头在平面内沿外侧/前向内侧/后向前进。确定注射部位(图4-13)。局部麻醉药的注射不必局限于一个注射部位。

（8）向前进针的终点是腰方肌和深腰肌之间的筋膜(图4-14)。逐步注射20~30 mL局部麻醉药。

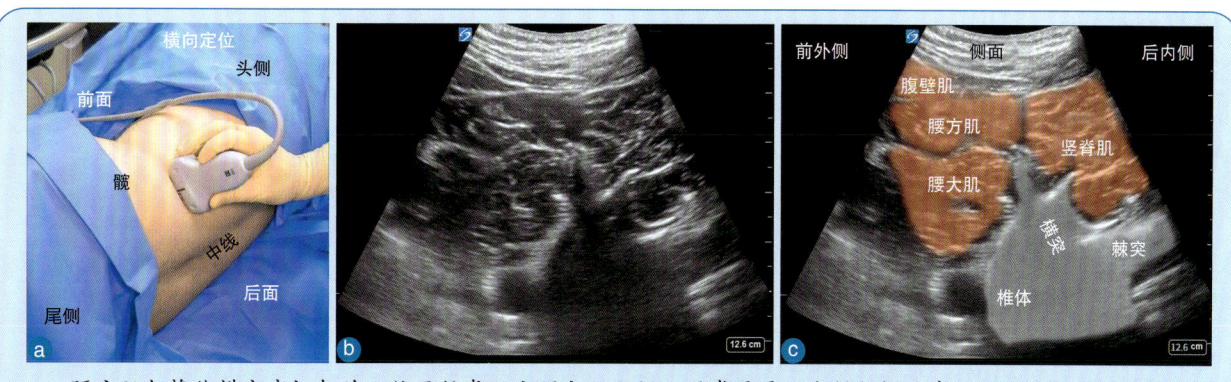

腰方肌与椎体横突密切相关,位于竖脊肌和腰大肌之间。通常需要一个低频探头来扫描这些深层结构。

图4-12　为了确认腰方肌,将探头滑动或倾斜以显示脊柱的骨性标志

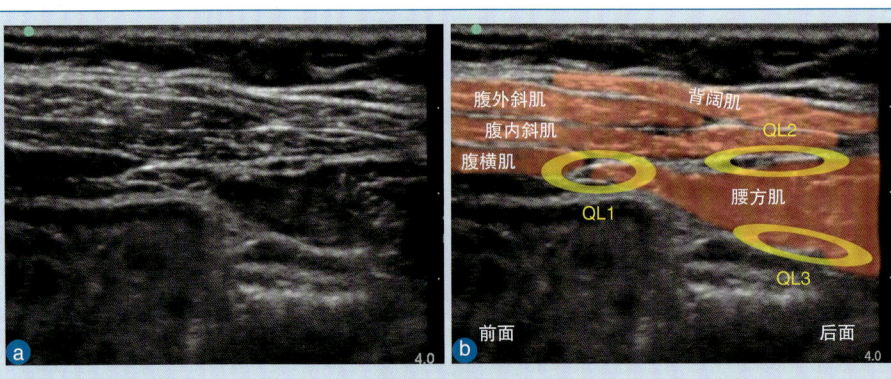

QL1 是通过在方肌外侧前缘注射进行的。QL2 是通过在腰方肌的浅部注射来完成的。QL3 是通过向腰方肌深部注射来完成的。

图 4-13 腰方肌阻滞有几种描述

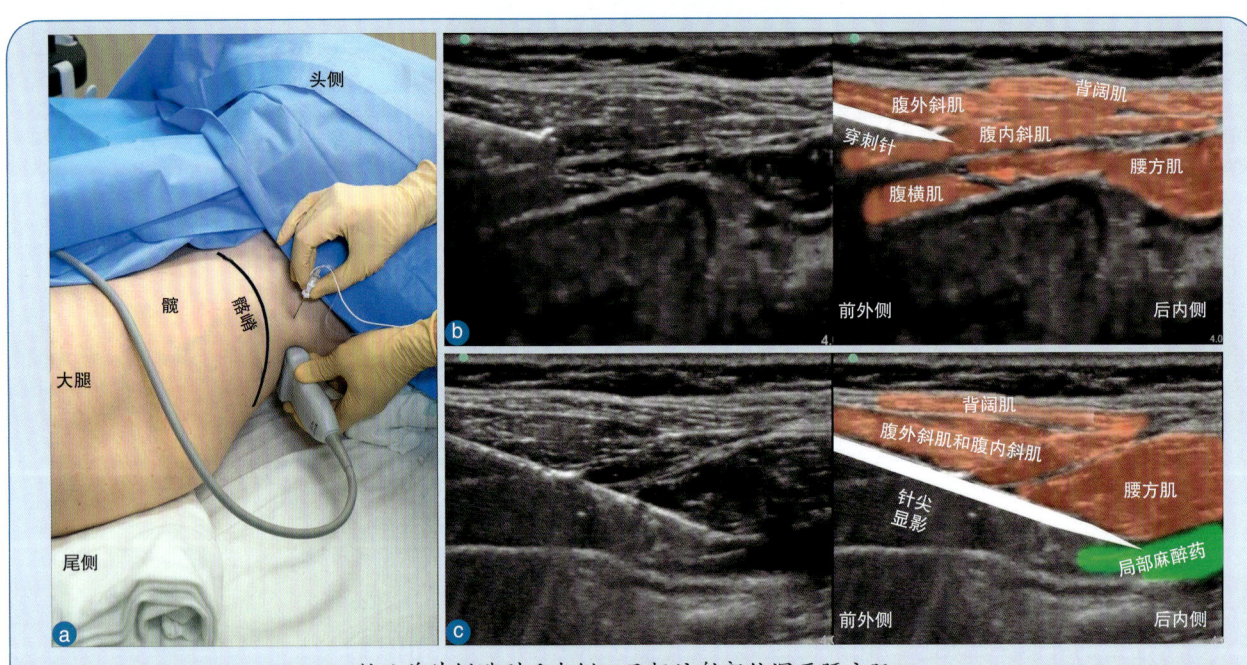

针从前外侧进到后内侧，目标注射部位深至腰方肌。

图 4-14 腰方肌阻滞在 QL3 部位注射

替代技术

该阻滞的替代技术具有相似的定位和针方向。不同的是针尖的放置和注射。前面描述的技术适用于 QL3 或经肌肉入路。这种入路可以进行最深的注射，但它有腰肌作为安全保障。QL1 和 QL2 入路是更为浅表的注射。它们相似，但比超声 TAP 阻滞更靠后。3 种不同的腰方肌阻滞入路之间没有结果差异的报道（图 4-13）。随着更多数据的发表，其中一个阻滞入路可能会被证明优于其他阻滞入路。

QL1 和 QL2 路径

3 种腰方肌入路都使用前面描述的同一位患者和探头位置。

QL1 入路：当腹壁肌肉向后结合并与腰方肌会合时，找出腹壁肌肉的后锥体（参见"扫描技术"下的步骤 3）。针头从前到后朝着腰方肌的前外侧边缘前进（图 4-15）。最终针位于胸腰筋膜的深处和腹壁横筋膜的表面，在那个位置注射局部麻醉药。这类似于非常靠后的 TAP 阻滞方法，也可能是麻醉医生最熟悉的方法。

QL2 入路：最终针尖的位置应该在胸腰筋膜中间层后面的竖脊肌、背阔肌和腰方肌之间（图 4-16）。针尖由腰方肌得背侧（浅）进针至此位置，通常穿过外斜肌到达其终点。

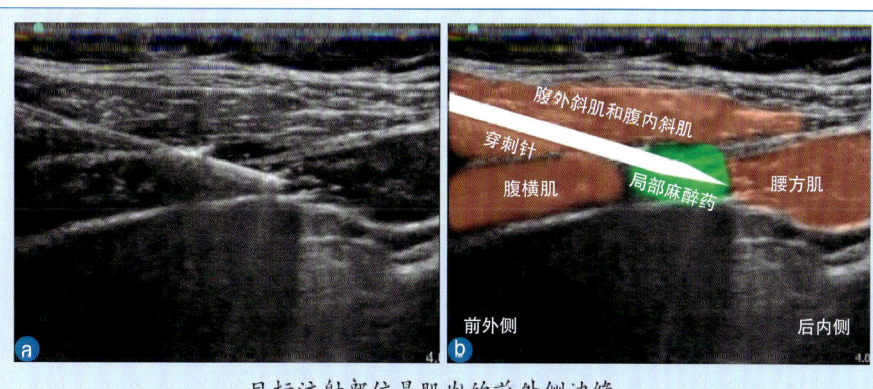

目标注射部位是肌肉的前外侧边缘。

图 4-15 腰方肌阻滞在 QL1 部位注射

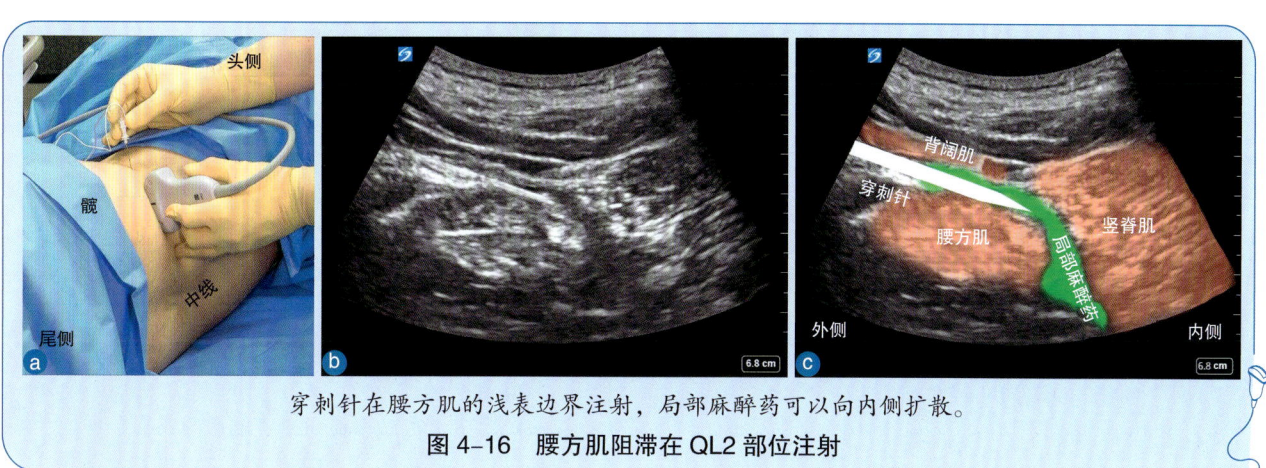

穿刺针在腰方肌的浅表边界注射，局部麻醉药可以向内侧扩散。

图 4-16 腰方肌阻滞在 QL2 部位注射

并发症

并发症包括阻滞失败、意外腹腔注射、血管内注射和损伤。

要点

（1）患者屈曲髋关节有助于辨认腰方肌。

（2）如果难以辨认标志，可增加超声屏上的深度，辨认椎体的暗影及其背后的棘突。发现横突上升为与棘突成 90° 的黑影。使用骨骼阴影来确定肌肉位置的方向。记住腰方肌附着在棘突的顶端（图 4-12）。

（3）由于阻滞的深度，进行预扫描可能有助于仔细识别腹外斜肌、腹内斜肌和腹横肌的已知标志。一旦确定了这些，增加深度以便识别腰方肌。

（4）如果针在通过腰方肌外侧 QL1 注射点的正确轨迹上，则先在该水平注射局部麻醉药。然后，继续将针推进到腰方肌和腰大肌之间（QL3）或腰大肌浅层（QL2）的注射点。

髂腹下／髂腹股沟神经阻滞

简介

髂腹下／髂腹股沟神经阻滞可用于腹股沟手术期间和手术后的麻醉和镇痛，包括腹股沟疝修补术。神经阻滞是一种典型的利用触觉穿刺筋膜平面的标志性技术，利用触觉穿刺筋膜平面。这些标志性和筋膜爆裂技术的效果相对较差，会导致阻滞失败和并发症。

解剖

髂腹股沟神经（L_1）和髂腹下神经（T_{12} 和 L_1）是腰丛的分支。起始于髂肌和腰大肌的后方，穿过腹横肌走行与腹内斜肌和腹横肌之间。

临床应用

髂腹下／髂腹股沟阻滞可用于腹股沟手术（如疝修补术）或阴囊手术（如睾丸切除术）的镇痛。此外，该阻滞可作为诊断工具，检测腹股沟疝修补术后的慢性躯体疼痛。必要时可以双侧进行髂腹下/髂腹股沟阻滞。然而，由于缺乏内脏覆盖，单独使用这种阻滞进行手术麻醉通常很困难。

技术

1. 超声细节

（1）监测仪：ECG、NIBP、脉搏血氧仪。

（2）备皮：氯己定和酒精。

（3）探头：中高频线性探头（6～15 MHz）。对于肥胖患者，可能有必要使用低频曲阵探头。80 kg 患者的预期目标深度是 3～5 cm。

（4）患者体位：仰卧。

（5）局部麻醉药的选择：通常情况下，10～20 mL 的局部麻醉药可以有效地达到单侧镇痛的阻滞。要注意局部麻醉的总剂量和潜在的毒性，因为外科医师在这些手术中也经常使用局部麻醉，而不会询问是否已经进行了髂腹下/髂腹股沟神经阻滞。0.25%～0.5% 的丁哌卡因和 0.25%～0.5% 的罗哌卡因足以持续 12～24 小时的镇痛。短期阻滞可使用 1.5%～2% 的甲哌卡因。

2. 扫描技术

（1）将患者置于仰卧位。

（2）将探针置于髂前上棘的骨隆突上。旋转探头，使其一侧位于髂前上棘上，另一侧指向脐孔（图 4-17）。

（3）向颅侧和尾侧滑动探头，使髂嵴保持在超声图像的外侧部分。有时，沿髂嵴向后滑动探头会有所帮助。

（4）确定前腹壁的层次。在该位置的腹壁层从表层到深层分别是脂肪和结缔组织、腹外斜肌、腹内斜肌、腹横肌。在一些患者中，第 4 块肌肉，即髂肌或髂腰肌，可能被视为腹横肌下厚而深的肌肉（图 4-18）。

（5）当探头从尾向头移动时，可以看到最表层的肌肉——腹外斜肌，向颅骨方向增厚。当探头向尾部相反方向移动时，腹外斜肌变薄直至消失。外斜肌的下前部是腱膜（筋膜结缔组织）。

（6）髂腹股沟神经和髂腹下神经位于腹内斜肌和腹横肌之间，类似于它们在 TAP 阻滞中的位置。有时它们表现为这两层肌肉之间的亮（高回声）带，有时表现为低回声（暗）椭圆形，有明亮的高回声覆盖层。神经与髂嵴关系非常密切，因此应该试图将它们想象为髂嵴或髂前上棘的暗声学阴影的正上方和中间。

（7）尝试尽可能从外侧进行阻滞，因为神经在前方分支，可能更难观察到。

（8）将针从内侧向外侧推进（图 4-19）。

（9）进针至腹内斜肌和腹横肌之间的筋膜平面（图 4-20）。局部麻醉药会在这些肌肉之间的平面内扩散，所以不需要用针直接瞄准神经。局部麻醉药在注射后也将继续在这个平面中追踪。

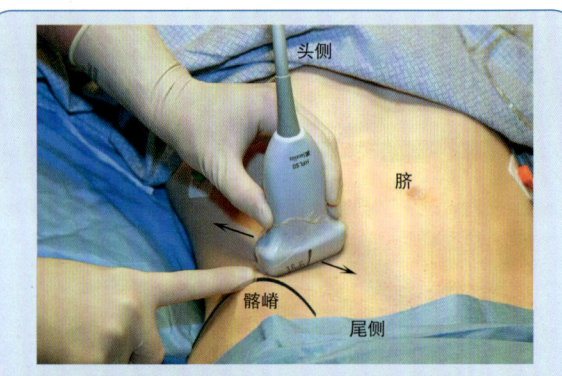

探头外侧端位于髂前上棘，内侧端指向脐。滑动探头（箭头）有助于提高超声解剖的识别。

图 4-17 髂腹股沟-髂腹下神经阻滞探头位置

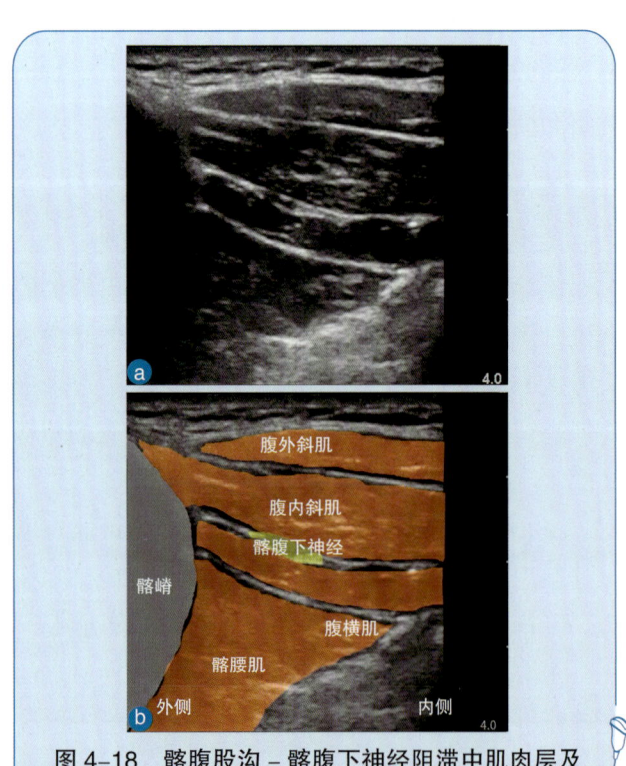

图 4-18 髂腹股沟-髂腹下神经阻滞中肌肉层及髂嵴超声图像

第四章 超声引导下躯干与脊柱区域麻醉

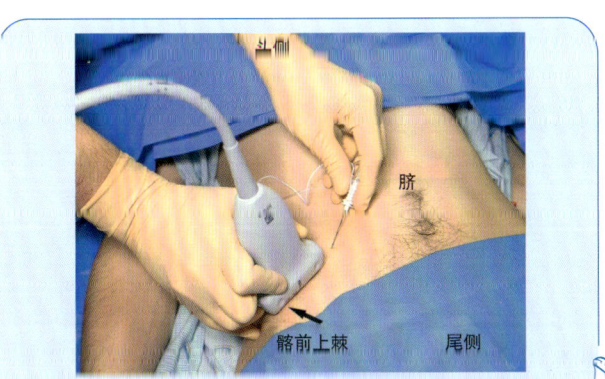

图 4-19 平面内髂腹股沟-髂腹下神经阻滞的进针方式为从探头内侧端向前推进，瞄准外侧

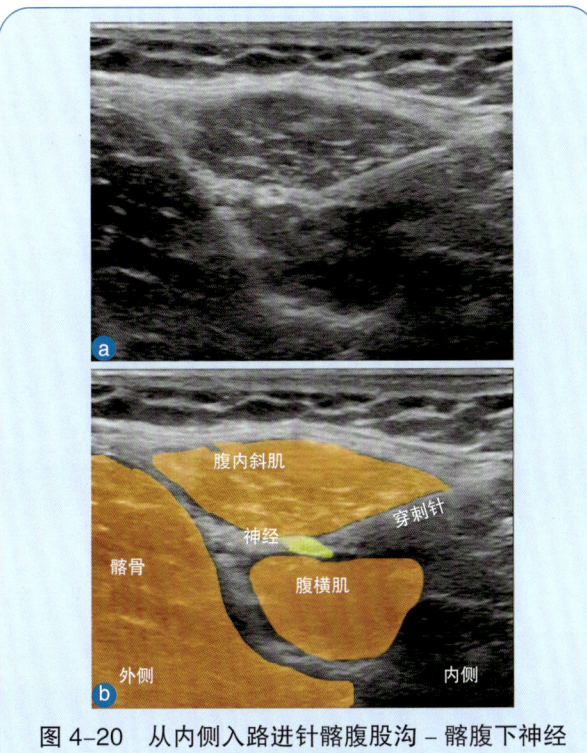

图 4-20 从内侧入路进针髂腹股沟-髂腹下神经的平面图像

滑动探针、倾斜探针、调整针。

（3）与平面内技术一样，针不需要直接进入神经，而是直接进入腹内斜肌和腹横肌之间的筋膜平面。局部麻醉药会扩散到筋膜平面内的神经（图4-22）。

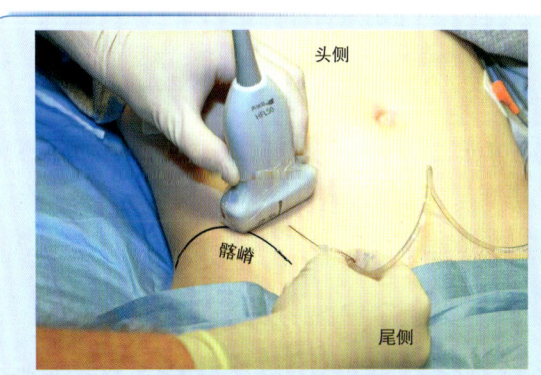

图 4-21 髂腹股沟-髂腹下神经阻滞的平面外入路

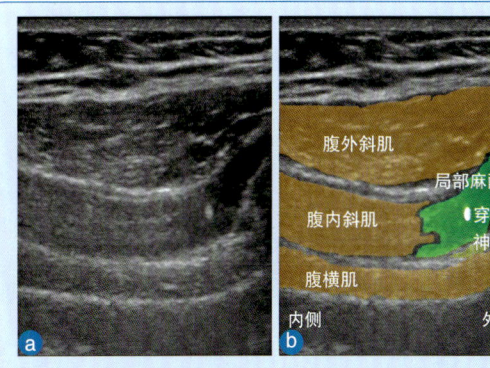

髂腹下/髂腹股沟阻滞的并发症包括但不限于阻滞失败、血肿、针或局部麻醉药引起的神经损伤、腹壁穿刺和局部放置在错误的平面太深时的股神经阻滞。手术后行走前评估患者的腿部无力。

图 4-22 髂腹股沟-髂腹下神经阻滞行平面外注射时局部麻醉药扩散及针尖的超声图像

（10）如果无法识别具体神经，只需将局部麻醉药置于筋膜平面即可。

替代技术

由于这种神经的深度，当针的可视化受到平面内技术的影响时，可以使用平面外技术。

（1）如平面内技术描述中所述，识别肌肉平面和（或）神经。将目标结构放在超声图像的中间，然后将针的图像放在超声探头的中间。从距离探头几厘米的地方开始，试图使针的"点"更亮（图4-21）。

（2）使用一种或多种在第一章"如何显影神经和穿刺针"中描述的平面外技术。这些技术包括：

要点

（1）髂腹下/髂腹股沟神经非常靠近髂嵴。在阻滞过程中，尽量在图像中保留部分髂嵴，以确保局部麻醉药的准确放置。

（2）神经被筋膜层覆盖。尝试将局部麻醉药注射至腹内斜肌和腹横肌之间的筋膜稍深处，以确保最佳效果。

（3）对于可能难以对解剖结构和针进行成像的肥胖患者，在多个筋膜平面注射以确保局部麻醉药到达正确的平面。

（4）用于识别腹壁肌肉组织层的探针的初始

117

放置是至关重要的。如果有大量的脂肪组织，肌肉会很深，很难识别。为了改善图像，调整探头的频率并改变光束的焦点位置，以帮助识别更深的神经。

（5）如果仍然难以识别肌肉，将探头滑动到脐部并扫描以识别腹直肌（参见"腹横肌平面阻滞"）。将探头滑动到腹直肌的外侧边缘，识别3个肌肉层（腹外斜肌、腹内斜肌和腹横肌）。在肚脐水平，腹内斜肌是腹直肌外侧腱膜的延续。一旦识别出腹内斜肌，就进行横向扫描以识别腹外斜肌的浅层和腹横肌的深层。最后，像以前一样将探头滑动到ASIS，同时对3个肌肉平面进行成像。

（6）对该阻滞有信心，或者当神经被很好地识别时，可以使用较小的针（如25号针）来尝试减少穿刺疼痛和擦伤。

（7）这种阻滞可导致股四头肌无力，因为注射至腹横肌深处和髂筋膜下方（如髂筋膜阻滞）。如果阻滞是在手术前进行的，则在手术前确保股四头肌的运动强度。外科医师经常在这个区域大量注射局部麻醉药，导致股神经阻滞。出院时，警惕作为潜在并发症的股四头肌无力。已有报道显示这种疏忽导致的股神经阻滞造成了股骨骨折。

（8）这个区域血管非常丰富。注射前，应使用彩色多普勒成像来识别任何伴随的血管。然后，确保针头不会意外刺破血管。

腹直肌鞘阻滞

简介

腹直肌鞘阻滞用于腹部中线切口。先前使用筋膜"咔嗒声"或"划痕"在该区域放置局部麻醉药的技术是有效的，但效果时好时坏。超声通过直接观察腹直肌鞘大大提高了阻滞的成功率。从理论上讲，腹直肌鞘阻滞的优势之一是可以进入腹直肌后部的连续平面。这可能使局部麻醉药扩散并覆盖多个皮肤层。这是另一种可以在全身麻醉下进行的平面阻滞，以使患者更加舒适。

解剖

下5根肋间神经和肋下神经穿入腹直肌鞘，终止于前皮支。这些分支供应腹直肌和覆盖它的皮肤。肌体后面是筋膜层。在弓状线（位于脐和耻骨之间）上方，深至腹直肌的筋膜是腹内斜肌和腹横肌的延续。在弓状线以下，腹直肌深处的高回声筋膜层是横筋膜和壁腹膜。不考虑水平，腹部内容物位于这个明亮的筋膜下。

临床应用

腹直肌鞘阻滞用于从耻骨到剑突的中线切口。当有硬膜外麻醉禁忌时，这种阻滞可以代替硬膜外麻醉。人们应该认识到，躯体疼痛（腹壁）会减轻，但内脏疼痛（腹部器官）不会被这种阻滞所覆盖。

技术

1. 超声细节

（1）探头：高频线性探头（10～15 MHz）；80 kg患者的预期目标深度为2～3 cm，这在很大程度上取决于脂肪组织的数量。

（2）患者体位：仰卧。

（3）局部麻醉药的选择：该阻滞主要用于术后镇痛，因此首选长效局部麻醉药。使用0.25%～0.5%的丁哌卡因或0.25%～0.5%的罗哌卡因。

（4）针：可以使用22号、100 mm（约4英寸）的绝缘块针头。体重轻的患者和儿科患者使用25号的皮下或脊椎针头。较小的针头往往会减少患者的不适。

2. 扫描技术

（1）将超声换能器放置在横过腹部中线的平面上（图4-23）。当探头横向移动几厘米时，可以看到腹直肌体（图4-24）。随着探针进一步向外侧移动，可以识别出直肌的外侧边界。

（2）深入腹直肌，识别筋膜的亮白色（高回声）层，即腹横筋膜。明亮的筋膜下是腹部内容物（图4-24）。

（3）一次注射不能对从胸骨到耻骨的整个腹部提供镇痛作用。尽管该阻滞具有良好的多皮区扩散，大切口需要多次注射，所有的阻滞都需要双侧进行。局部麻醉药物注射的剂量取决于手术部位的不同。注射腹直肌在切口的同一水平，就在切口的外侧。

（4）针在平面上由外侧向内侧推进。针穿过脂肪组织，穿过肌肉，直达腹横筋膜（图4-25）。

（5）最佳注射点在后筋膜表面。将大部分局部麻醉药集中在腹直肌的外侧（图4-26）。

(6）如果针难以成像，可以通过少量注射局部麻醉药来确认针的位置。

（7）一旦针成功放置，总共注射10～20 mL的局部麻醉药。

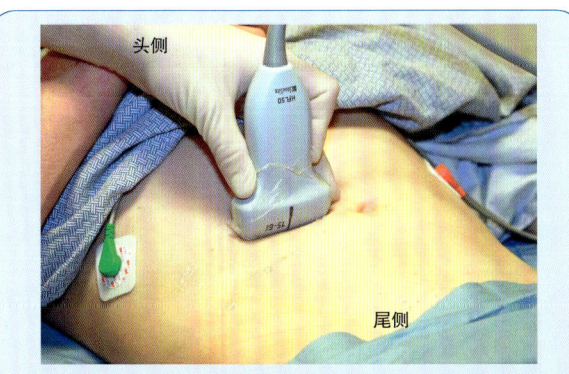

图 4-23 腹直肌鞘神经阻滞探头初始位置

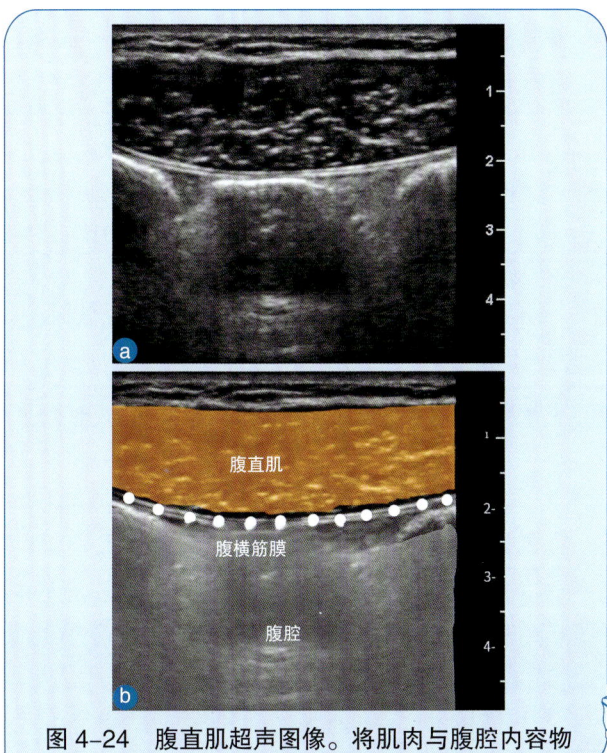

图 4-24 腹直肌超声图像。将肌肉与腹腔内容物分开的筋膜是腹横筋膜

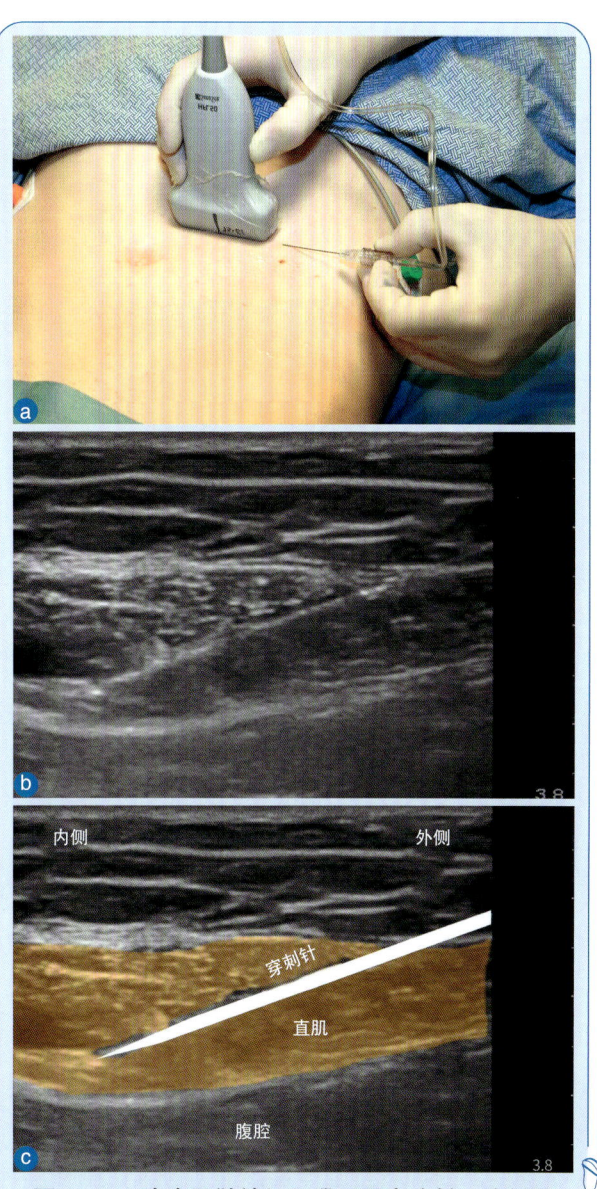

图 4-25 腹直肌鞘神经阻滞平面内注射。确保局部麻醉药扩散到腹直肌外侧缘以获得最佳效果

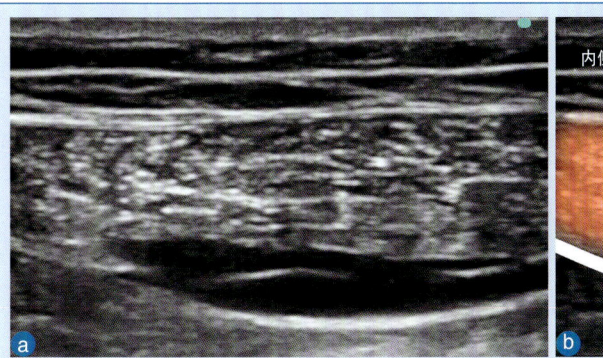

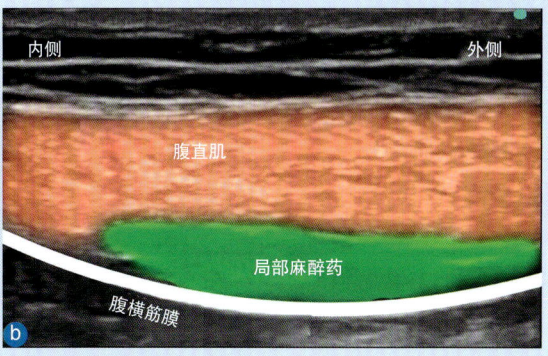

图 4-26 在腹直肌鞘神经阻滞中，将局部麻醉药正确注射在肌肉深处

替代技术

导管放置的技术与单针阻滞相同，对于腹部中线切口不太长者应考虑。这种方法的缺点是导管的插入位置非常接近手术伤口，所以导管最好在术后期间放置。通常情况下，当患者在手术结束仍处于麻醉状态时，这些阻滞被放置，以消除患者在阻滞期间的不适感。

并发症

腹直肌鞘阻滞的并发症包括阻滞失败、无意的腹腔内注射、血管内注射和挫伤。

要点

（1）在肥胖患者中，脂肪组织可能与腹直肌混淆。将探头向内侧和外侧滑动，以观察两侧腹直肌变细情况。在侧面，腹直肌逐渐变细，直至半月线；腹壁外侧的3层肌肉（腹外斜肌、腹内斜肌和腹横肌）也可以在同一平面上看到。

（2）成功与否取决于手术切口的长度及麻醉医师放置单独的双侧阻滞的数量。对于较大的切口，考虑4个不同的注射部位：2个双侧上注射和2个双侧下注射。

（3）如果时间只允许双侧1个注射部位，则阻塞上皮囊上方脐。这应该可以改善呼吸疼痛，潜在地改善肺功能和促进恢复。

（4）有时，这些阻滞与TAP阻滞（用于脐下镇痛）一起在脐上方进行。

（5）如果进行术前腹直肌鞘阻滞，一定要在手术开始前与外科医师充分沟通，以确定确切的切口位置。

肋间神经阻滞

简介

肋间神经阻滞是胸壁和腹部麻醉的基本神经阻滞之一。多年来，已用于许多适应证，如肋骨骨折和开胸。随着肥胖率的增加，传统的肋骨触诊（曾经的主要定位方法）变得越发困难。肋间神经阻滞的主要风险是胸膜穿刺，但在超声引导和良好的技术下，这种风险会被降低。

解剖

胸腔和上腹部的躯体感觉神经支配来自脊神经腹侧支，其走行于相应肋骨的肋下沟，位于肋间肌与肋间内肌之间。每条神经都会发出一个外侧皮支，在腋窝前线分叉，作为前皮支终止于腹部腹侧。

临床应用

单节段或多节段肋间阻滞几乎适用于任何胸廓或上腹壁手术。

当硬膜外麻醉困难或有禁忌证或需要单侧镇痛时（如开胸术、肋骨骨折），通常可使用这些阻滞。如果椎旁神经阻滞（paravertebral nerve blocks，PVB）有困难或有禁忌证，可考虑行肋间神经阻滞。

技术

1. 超声细节

（1）监测仪：ECG，NIBP，脉搏血氧仪。

（2）备皮：氯己定和酒精。

（3）探头：高频线性探头（10～15 MHz）；80 kg患者的预期目标深度为1～2 cm。

（4）患者体位：患者可坐位、侧卧位或俯卧位。坐着或俯卧是最好的双侧阻滞的姿势。横向定位对于单侧阻滞是有效的。

（5）局部麻醉药的选择：通常情况下，如果要阻塞多个肋间节段，每侧需要20～40 mL局部麻醉药，每个肋间隙注射5 mL。0.25%的丁哌卡因或0.25%的罗哌卡因可提供持续24小时的镇痛。要注意局部麻醉药的总注射剂量和潜在的毒性，因为这些阻滞与各部位神经阻滞的最大全身吸收量有关。

2. 扫描技术

（1）如果进行单侧阻滞，根据需要定位患者并确保正确的侧卧位。

（2）探头最初应放置在肋骨角度上方的冠状（垂直）平面上，距离中线至少8～10 cm（图4-27）。这些阻滞也可以在腋窝中线更外侧的位置进行，仍然有效。探头置于内侧太远，将需要在靠近椎旁间隙的较深位置进行阻滞，从而增加了难度。

（3）识别骨反射下方有声差（暗消声阴影）的肋骨的明亮（高回声）凹凸（图4-28）。

（4）确定肋骨之间的空间和胸膜较深的亮线，大约比肋骨深1 cm。这是肋间隙。

（5）有时，可以识别胸膜表面肋间肌的多层。

肌肉层从浅到深依次为肋间外肌、肋间内肌和最内侧肋间（图4-29）。神经位于内肋间和最内肋间之间。通常，很难识别特定的肌肉，它们会集体出现在胸膜上方。肋间神经通常不可见，因为它们被外垂肋骨的肋下沟所覆盖。

（6）沿着肋骨内侧和外侧滑动探头。当探头向内侧移动时，由于肋骨与横突相连，肋骨会下降得更深。此部位内侧为椎旁间隙（见"椎旁神经阻滞"）。

（7）肩胛骨会遮挡靠上的肋骨，这使得PVB成为最适合的替代技术。继续向外侧移动探头至腋中线，此时肩胛骨不再遮挡肋骨，可获得肋骨和胸膜的图像。为了进行骶管阻滞，探头下移仍可见到肋骨，但肋骨之间是腹膜壁层，而非胸膜。腹膜壁层呈高回声，但不如胸膜亮。

（8）将针插入距探头1～2 cm处，对准头部（图4-30）。

（9）把针插入肋骨的下侧。确保针进入肋骨的深处，而不仅仅是表面的边缘。

（10）在最内侧肋间肌和肋间内肌之间注射局部麻醉药（图4-31）。

（11）针尖时刻保持在胸膜上方，仔细抽吸后注射局部麻醉药。如果针尖看不见，可以少量注射盐水或局部麻醉来定位针头。寻找局部麻醉药在注射时将胸膜推得更深。这是一个好迹象，说明针尖在正确的位置。

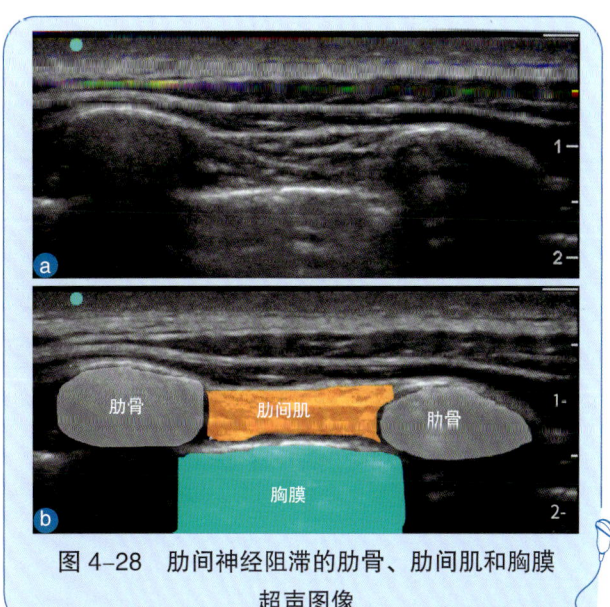

图4-28 肋间神经阻滞的肋骨、肋间肌和胸膜超声图像

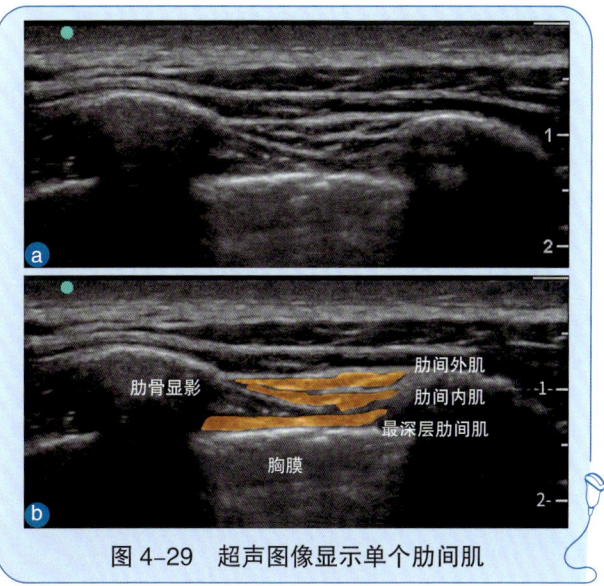

图4-29 超声图像显示单个肋间肌

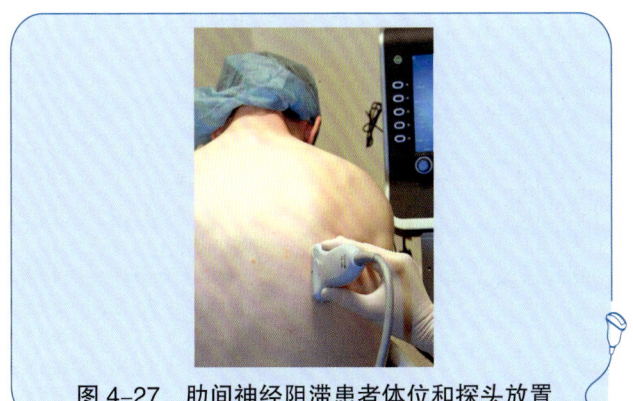

图4-27 肋间神经阻滞患者体位和探头放置

替代技术

横向图像，平面内技术

探头可置于横断面，针可由内侧向外侧或由外侧向内侧推进。图像将类似于椎旁图像，但注射点将更侧向和更浅。已经将这种技术用于治疗肥胖、

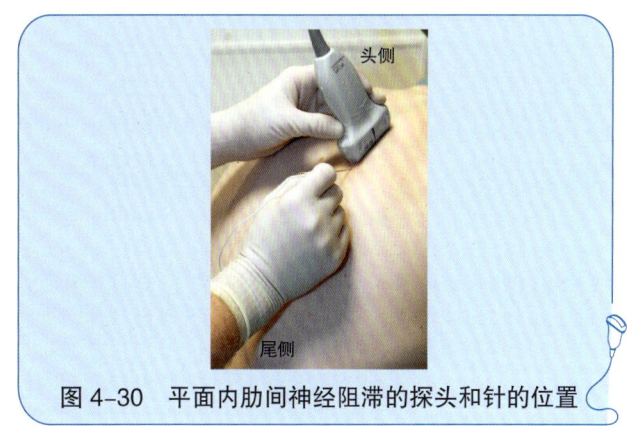

图4-30 平面内肋间神经阻滞的探头和针的位置

椎旁间隙太深无法观察的患者，在术后，暴露患者背部会更加困难。用这种技术也可以放置连续导管。这些阻滞可以在胸壁外侧和前壁上进行。采用与横

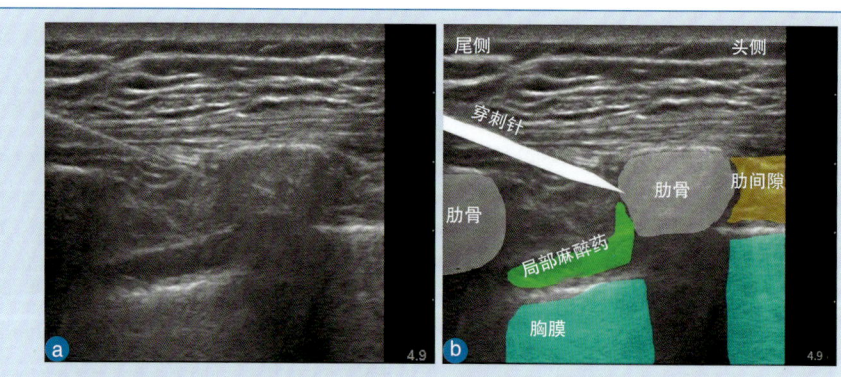

图 4-31 肋间神经阻滞的超声图像

椎旁入路相似的技术（参见"椎旁神经阻滞"），但注射点将更偏向外侧。

（1）如前所述，通过"扫描技术"步骤（7）确定肋间隙。

（2）保持一根肋骨在图像的中心，缓慢旋转探头 90°，以便在屏幕上识别出肋骨的纵向图像（图 4-32）。它将显示为一高回声条纹，下方有完整的衰减。

（3）从肋骨的下缘沿尾部方向滑动探头，保持探头与肋骨平行。

（4）现在应该可以看到肋间肌及其深处的胸膜（图 4-32）。

（5）找出胸膜最浅的区域，将针在平面内由外侧向内侧或由内侧向外侧推进。当针在胸膜上方但深入到大部分肌肉组织时进行注射（图 4-33）。

（6）如果放置导管，使用外侧至内侧技术。这允许导管的尖端尽可能靠近椎旁间隙，在那里可以发生多节段扩散。

（7）当胸膜浸润时，寻找局部麻醉药将胸膜推得更深。这是一个好迹象，说明针尖在正确的位置。

（8）在插入导管时，先注射局部麻醉药以创造空间，然后将导管向前推进针尖插入那个空间。

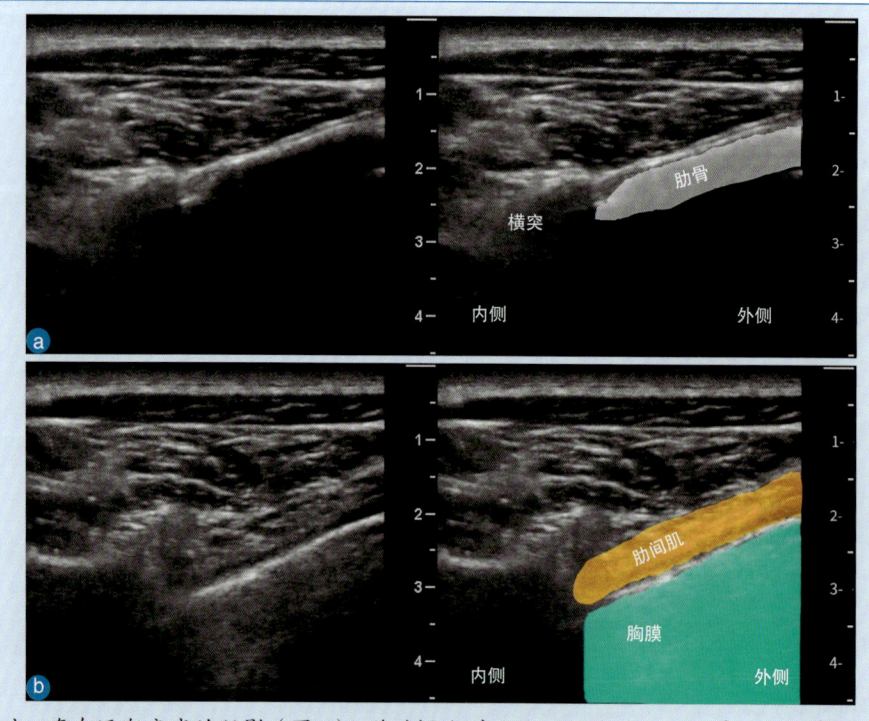

当沿肋骨扫描时，存在逐渐衰减的阴影（图 a）。移动探头到后端，仍然平行于肋骨，但现在位于肋间肌的平面上，在肋间肌深处是胸膜（图 b）。

图 4-32 探头沿肋骨横向放置所获得的超声图像

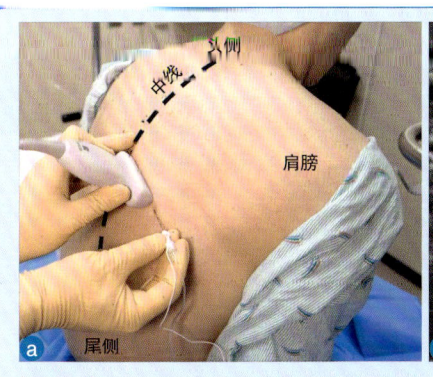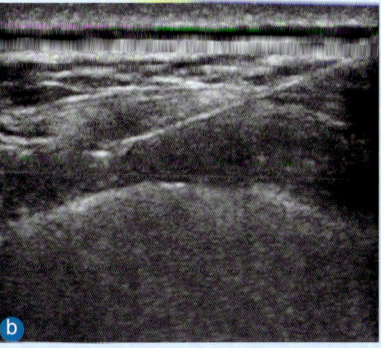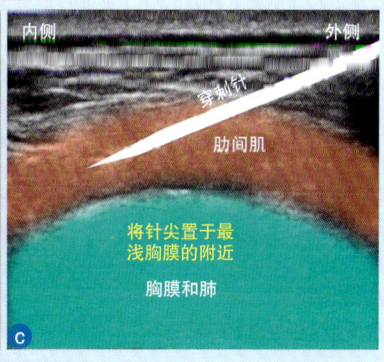

图 4-33 肋间神经阻滞的横切面图像。寻找胸膜最浅的位置，提高进针的便利性。注射前将针置于胸膜上方

并发症

并发症包括阻滞失败、气胸、血肿、硬膜外扩散和肋间间隙吸收率高引起的局部麻醉药中毒。

要点

（1）肋骨骨折和开胸术后：先将探头放置在骨压痛最大的点或开胸瘢痕外侧的冠状（垂直）平面上。扫描肋骨内侧以确保阻滞在正确的脊柱水平。

（2）胸部外侧和腹壁外侧麻醉：注射点应在后方和内侧（距中线不超过 15 cm），以确保肋间神经外侧支包括在阻滞内。

（3）在注射过程中观察胸膜是否被推得更深。这是类似于椎旁阻滞的肋间阻滞针位良好的特殊标志。然而，即使在注射时胸膜没有被推得更深，阻滞也可能是有效的，所以不要仅为了确保在注射时胸膜向深处移动而冒气胸的风险（图 4-33、图 4-50 和图 4-52）。

（4）这类阻滞可用于术后评估切除范围以及覆盖切口所要求的水平。

胸肌平面阻滞

简介

胸肌平面阻滞（PECS Ⅰ和 PECS Ⅱ）和前锯肌平面阻滞被应用于胸部手术（包括乳房手术）的术后镇痛。它提供手术浸润/PVB 的替代或补充镇痛。目前缺乏关于这些技术临床疗效的数据。与椎旁阻滞相比，PECS 阻滞的成功率尚未得到证实，但其简单性和安全性使其受到欢迎。最初对超声引导下 PECS Ⅰ阻滞的描述仅针对胸外侧和内侧神经，这些阻滞可用于乳房手术的镇痛，比如立即重建乳房术或在胸肌深处放置组织扩张器。PECS Ⅰ阻滞现在很少被单独使用，它通常与更深的 PECS Ⅱ阻滞、前锯肌平面阻滞或 PVB 联合使用。而 PECS Ⅱ阻滞被应用于减轻腋部疼痛，前锯肌平面阻滞是这些前胸壁阻滞的最新迭代，它比 PECS Ⅱ放置在更外侧和更低的位置，有可能提供更广泛的胸壁镇痛。

解剖

乳房和胸壁的神经支配是复杂的，有多条神经参与术后疼痛的产生。胸肋间神经通过皮节 2～6 的侧支和终支支配胸壁和乳房组织。腋窝部位由胸皮节 1 和皮节 2 提供的皮肤神经支配。胸神经的前末端分支在肋间肌肉和肋骨之间延伸，在肋间肌和肋骨之间穿入筋膜，支配乳房内侧。胸神经的前末端分支不被 PECS 阻滞所阻断。外侧穿支离开肋间神经，并在前锯肌和胸小肌之间行进，然后穿透组织并支配乳房中部和外侧部分的皮肤。胸神经外侧穿支穿过这些筋膜层的过程允许其被 PECS Ⅱ阻滞阻断。

在胸壁较深处，覆盖胸肌的筋膜及胸大肌和胸小肌本身由胸外侧神经和胸骨内侧神经支配。胸神经是臂丛外侧索和内侧索的分支，在胸大肌和胸小肌之间穿行。胸肩峰动脉的分支也可见于肌间层。

与椎旁神经阻滞相比，PECS 阻滞的一个优点是可以阻滞前锯肌及其神经支配（胸长神经）。在一些复杂的腋窝解剖病例中，外科医师可能担心损伤胸长神经，从而导致 PECS 阻滞不合适。乳房的上侧有来自颈丛的神经支配，椎旁阻滞和 PECS 阻滞都不能在那里提供镇痛作用。

临床应用

肿瘤或整形外科的乳房手术、腋窝解剖、胸壁解剖及组织扩张器或植入物的放置都是需要胸肌松弛的手术。这种阻滞在乳房的内侧解剖可能作用不大。前锯肌神经阻滞（稍后讨论）可用于肋骨骨折、胸外科手术和胸管放置。

技术

1. 超声细节

（1）监测仪：ECG、NIBP、脉搏血氧仪。

（2）备皮：氯己定和酒精。

（3）探头：高频线性探头（10～15 MHz）；其中80 kg患者的预期目标深度为2～3 cm。

（4）患者体位：患者仰卧，手臂外展45°。

（5）局部麻醉药的选择：局部麻醉药可以选择0.25%丁哌卡因或0.25%罗哌卡因，其中PECS Ⅱ阻滞注射20 mL，PECS Ⅰ阻滞注射10 mL，足以维持24小时的镇痛效果。在需要双侧阻滞或外科医师同时注射局部麻醉药时，要注意局部麻醉药的总剂量。现阶段还没有发表关于该阻滞全身吸收峰值的研究，但阻滞的部位非常接近肋间间隙，需要特别注意肋间神经阻滞的潜在毒性。

2. 扫描技术

（1）使患者仰卧，手臂微微外展。将超声屏放在患者腰部需要阻滞的一侧，操作者站在患者床头。

（2）从患者头部站立的位置，将探头放置在锁骨正下方的三角外沟中。它的位置与锁骨下神经阻滞完全相同（图4-34）。

（3）识别锁骨下区搏动的腋动脉。静脉是可压缩的，位于动脉的尾部。第2根肋骨位于动脉的下方或稍后方，通常易于识别。明亮的、高回声线的第2根肋骨将被识别出来，因为其深处有黑色的阴影。胸膜可在肋骨两侧识别，并位于肋骨旁边和肋骨深处。

（4）识别动脉浅的胸肌：胸大肌（浅）和胸小肌（深）。

（5）一旦识别出第2根肋骨和胸膜，应将探头沿尾部和胸部横向向下移动。当探头沿胸壁向下移动时，对每根肋骨进行计数。在第4根肋骨处停止（图4-34）。

（6）对于图片中的第3根和第4根肋骨，将探头从外侧向内侧倾斜，以识别肌肉层和它们之间的筋膜层。此时，胸小肌较薄，并向尾部和侧面逐渐变细。较大的胸大肌位于上方。前锯肌位于肋骨上方，是一条非常细的肌肉带。

（7）在扫描过程中，尝试在针插入之前识别胸肌之间的胸肩峰动脉。如果无法识别该动脉，则可能位于更内侧。这是进行PECS Ⅰ阻滞的一个很好的标志，但同时应该避免继续进针（图4-35）。

（8）在PECS Ⅱ阻滞期间，自上而下缓慢进针，进针的目标位置是达到第4根肋骨作为骨支撑，插入的终点是胸小肌和前锯肌之间的筋膜平面。如果这两块肌肉之间的平面无法注射，则只需在第4根肋骨上注射（图4-36和图4-37）。

（9）与所有筋膜平面注射一样，扩散是可变的，并且可能需要一些进针操作来获得局部麻醉药的最佳扩散。一个好的结果是局部麻醉药在肌肉平面之间扩散，而不是在肌肉内部。在负压抽吸后，用递增注射技术缓慢注射15～20 mL 0.25%罗哌卡因或0.25%丁哌卡因。

（10）第1次注射完成后，将针撤至胸大肌和胸小肌之间的筋膜平面。这是PECS Ⅰ阻滞的位置（图4-37）。负压回抽后，注射10 mL罗哌卡因或丁哌卡因（图4-38）。

替代技术

也可以使用PECS阻滞进行平面外进针。因为针头非常靠近肺部，所以必须有熟练的技术。导管也可放置在此处，但应在术后进行放置，因为导管可能位于手术区域内。

如果操作者无法站在床头（如前所述），也可以站在患者一侧进行阻滞。站在床头的好处是，操作者可能会发现对准针头和探头更容易。

前锯肌平面阻滞

前锯肌平面阻滞可比PECS阻滞提供更广泛的胸壁阻滞。

该阻滞目前已被用于肋骨骨折、胸部手术和乳房手术。当前，关于这种阻滞疗效的比较文献有限，相关毒性数据也有限。

解剖和临床应用已经讨论过（见"胸肌平面阻滞"）。超声操作细节与PECS阻滞相同。

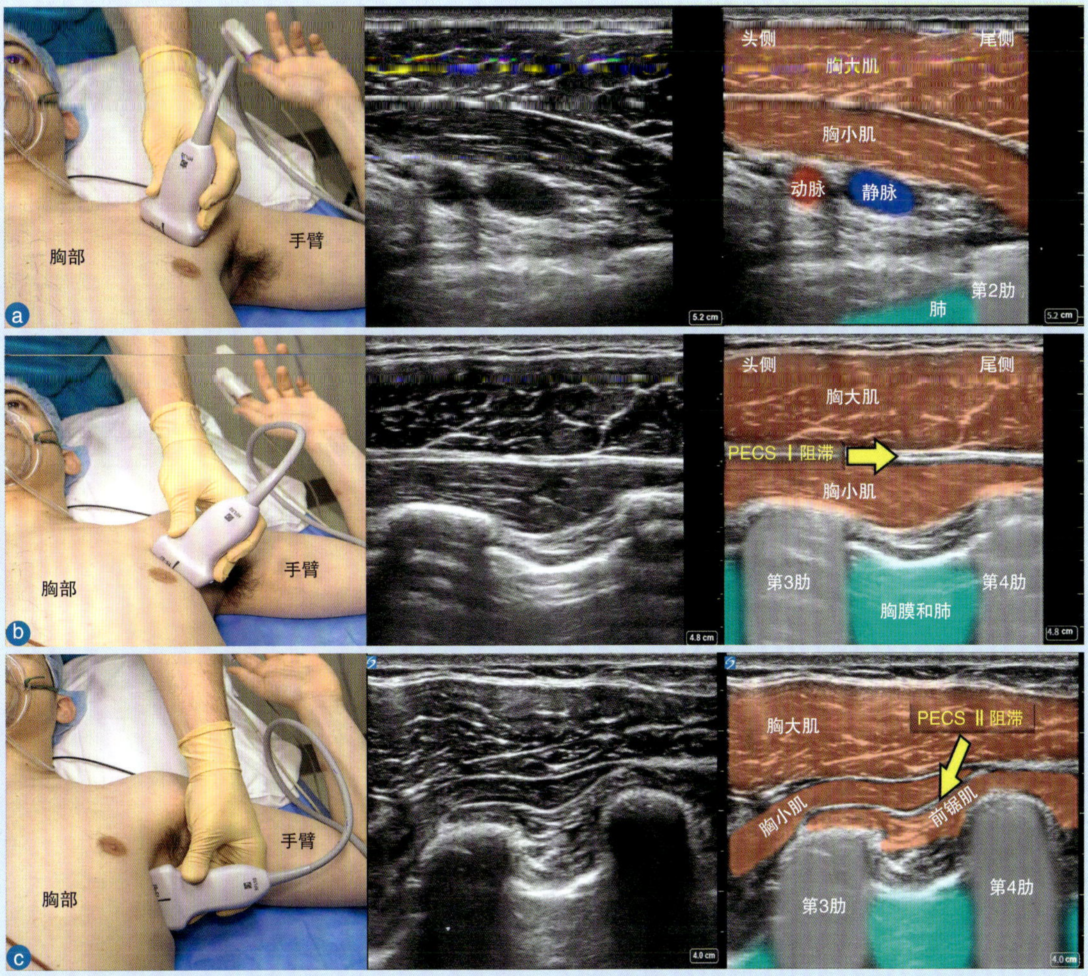

在图 a 中，探头被放置在三角胸肌沟中。可以像锁骨下神经阻滞一样成像腋动脉和静脉。接着，将探头向尾部滑动，定位位于第 3 和第 4 肋骨上的胸大肌和胸小肌（图 b）。PECS Ⅰ 注射平面在这里在胸大肌和胸小肌之间。将探头进一步向尾部和外侧滑动，以确定胸小肌的后缘（图 c）。覆盖在肋骨上的肌肉是前锯肌。PECS Ⅱ 注射平面位于前锯肌和胸小肌之间，靠近胸小肌外侧缘。

图 4-34 PECS Ⅰ 和 PECS Ⅱ 阻滞的探头位置和超声解剖

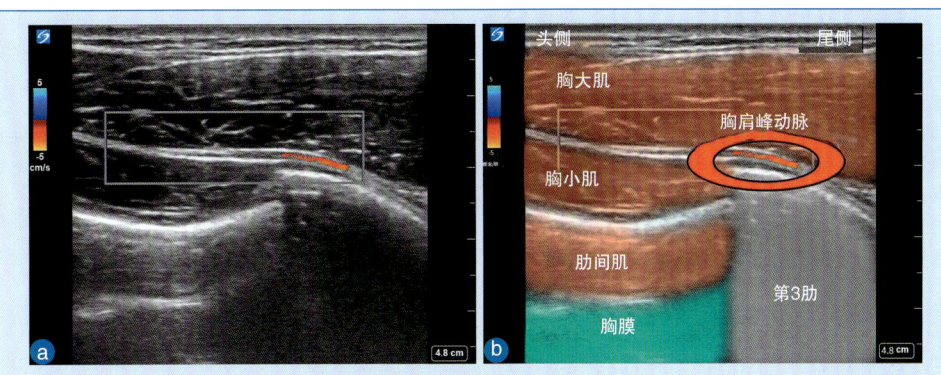

在 PECS Ⅰ 注射过程中，要小心这个平面内的血管。彩色多普勒成像可用于识别小动脉和静脉。

图 4-35 胸肩峰动脉位于胸大肌和胸小肌之间

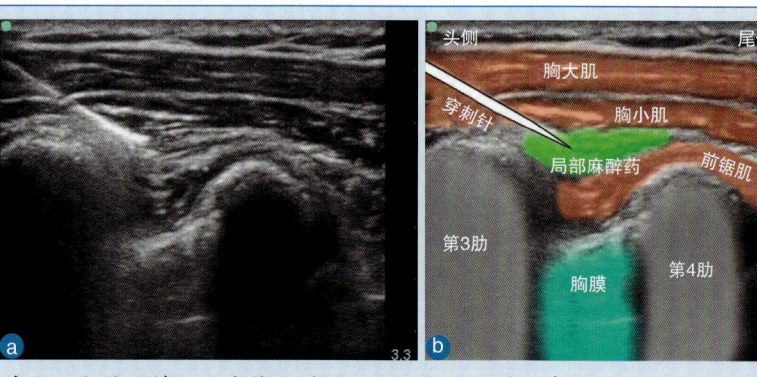

这有助于在无意中注入气泡的情况下成像。对于PECS Ⅱ型阻滞，在胸小肌和前锯肌之间注射。通常，前锯肌非常小，难以识别。如果是这样，在第4根肋骨上注射可做适当的调整。

图4-36　如果要同时进行PECS Ⅰ和PECS Ⅱ阻滞，则先进行PECS Ⅱ阻滞

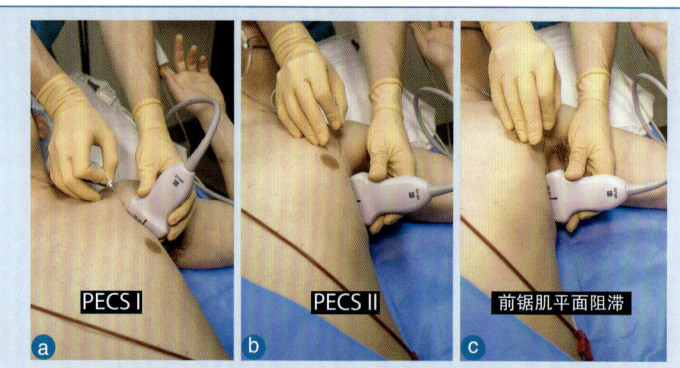

图4-37　PECS Ⅰ、PECS Ⅱ和前锯肌平面阻滞的探头和针的位置

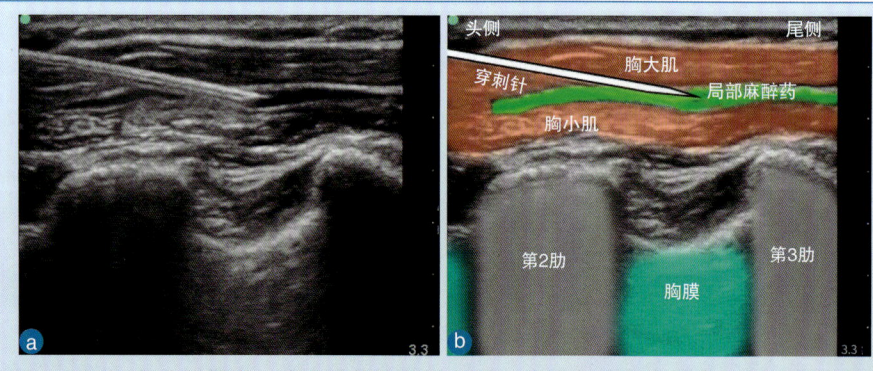

图4-38　PECS Ⅰ注射最浅，应在其他注射后进行。在胸大肌和胸小肌之间注射局部麻醉药

技术

（1）将患者置于仰卧位，手臂外展45°。

（2）在乳头的高度，将高频线性探头放在腋窝前线上。这是第4根肋骨的高度（图4-39）。

（3）识别第4根肋骨并向下滑动至第5根肋骨。

（4）将探头向后移动到腋后线。应该可以看到背阔肌。向后倾斜探头可能有助于识别该肌肉（图4-39）。

（5）前锯肌位于背阔肌的下方。

（6）使用彩色多普勒超声，在前锯肌上方的平面中扫查包括胸背动脉在内的血管，并确保它们不在进针的预期路径中（图4-40）。

（7）在平面内从上部和前部向下部和后部推进针（图4-37）。

（8）注射针的理想位点是前锯肌浅层（图4-41）或深层（图4-42）。负压抽吸后，注射20 mL 0.25%丁哌卡因或0.25%罗哌卡因。如果不能在前锯肌上注射，则将局部麻醉药注射到前锯肌下方和肋骨

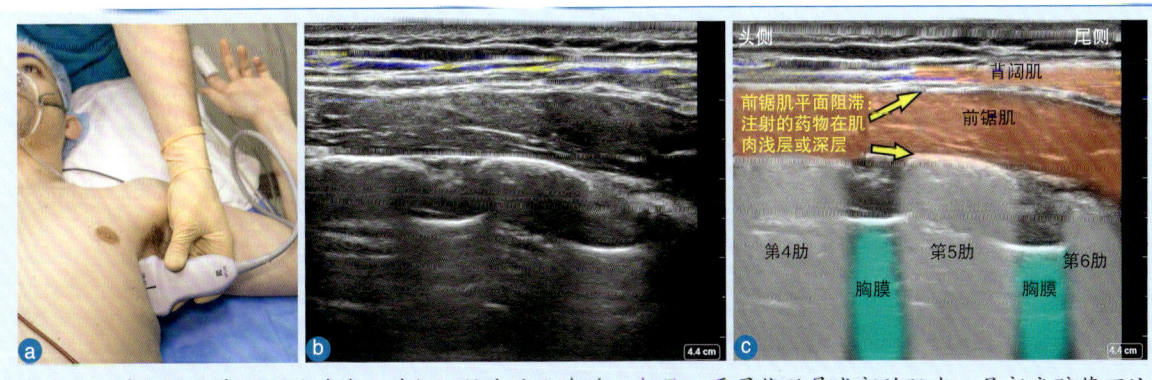

图片显示了前锯肌和背阔肌的前缘。前锯肌很少这么发达。相反,要寻找肋骨浅部的肌肉。局部麻醉药可注射于前锯肌上方或下方。

图 4-39 前锯肌平面阻滞可通过识别胸部外侧肋骨上的肌肉进行

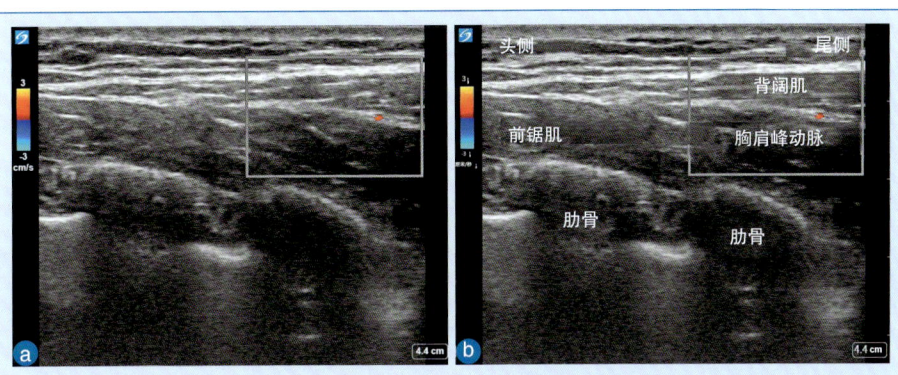

在这个平面内进针时要小心,多普勒成像可用于识别小血管。

图 4-40 胸背动脉可覆盖前锯肌

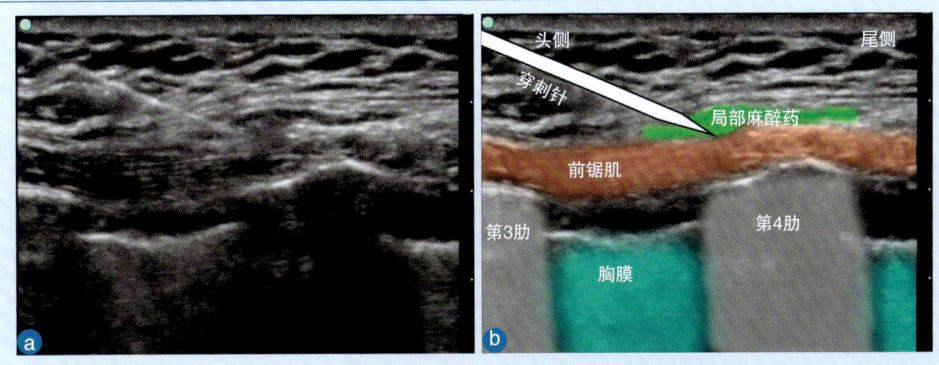

图 4-41 前锯肌上方注射的前锯肌平面阻滞

顶部。

并发症

前锯肌平面阻滞的并发症包括阻滞失败或覆盖不全、气胸、血肿和高吸收率引起的局部麻醉药中毒。

要点

(1)在初始扫描期间,增加深度、增加增益、降低频率或调整超声屏幕上的焦点位置可以使肋骨和胸膜的识别更容易。

(2)探头的倾斜运动,如第一章所述,可改善地标结构的图像。将探头向前或侧向滑动也会使胸膜和肋骨更亮,更容易沿着胸壁向下移动。

(3)为了提高安全性,使用第 4 根肋骨作为进针的骨支撑。

(4)应用彩色多普勒成像以确保在进针的预期路径中没有动脉分支。

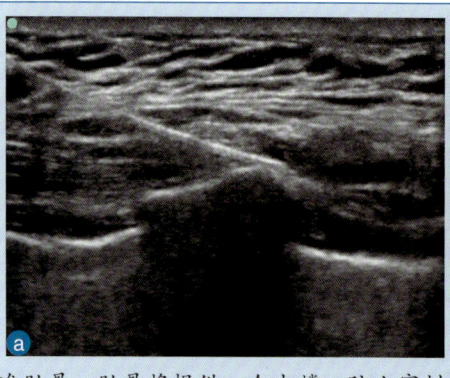
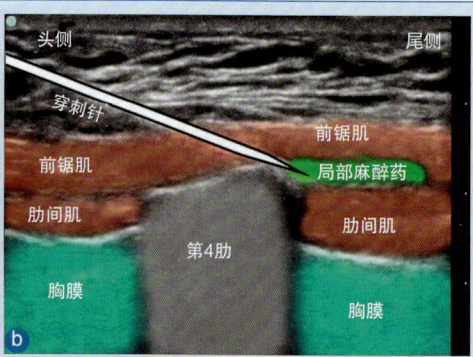

把穿刺针对准肋骨，肋骨将提供一个支撑，防止穿刺针向胸膜过度推进。图像中局部麻醉药注射在前锯肌下方、肋间肌上方。

图 4-42　前锯肌下的前锯肌平面注射

（5）如果在进行 PECS 阻滞期间，前锯肌不易识别，则将探头向外侧或向后移动到腋下。前锯肌会变得更厚，更容易识别。一旦确定了该层，将探头缓慢向前移动。

（6）对于体弱或年老的患者，前锯肌并不总是很容易看到，所以常在第 4 根肋骨上注射局部麻醉药。

（7）如果由于肥胖或肌肉质量不足而导致组织或肌肉平面不清晰，则在多个平面注射以确保适当的局部麻醉药物扩散。与往常一样，在使用大量药物时，请记住总的局部麻醉药量，以避免局部麻醉药中毒。

（8）对于外科腋窝解剖，T_1 皮节不易被 PECS 或前锯肌覆盖。考虑在 PECS 阻滞中添加 T_1 和 T_2 的椎旁阻滞，以获得足够的覆盖。

（9）如果乳房手术是中间和下部的，考虑 PVB 而不是 PECS 阻滞，以获得更好的镇痛效果。

（10）意外的注射空气将会降低图像深度，所以先进行更深部位的注射。

椎旁神经阻滞

简介

椎旁神经阻滞（PVB）可用于胸部或腰部皮肤的镇痛。PVB 的一个好处是，单次注射可以在多个椎骨层面上扩散，包括头部和尾部。PVB 可以单次注射或放置导管，也可以作为麻醉和镇痛的单侧或双侧阻滞。最近，由于报告显示慢性疼痛减轻，癌症复发率可能降低，人们对胸部 PVB 在乳腺手术中的应用越来越感兴趣。

对那些有将针插入椎旁间隙经验的人来说，标志性技术效果很好。PVB 没有常规使用，因为仅使用标志性技术很难确定某些重要的解剖标志（例如，准确的椎骨水平、横突深度、肺位置）。

现在可以通过以下两种方式之一使用超声进行 PVB：①超声辅助，即确定横突的位置和深度，并可视化胸膜的位置和厚度；②实时针引导，即使用超声可视化将针推进椎旁间隙。本节介绍几种使用实时超声引导的方法。

通过单次注射 PVB 检查局部麻醉扩散程度的研究是可变的。一些患者在单次注射后出现广泛的皮肤病扩散，达到 6 个椎体水平。在其他情况下，传播可能仅达到 1 个或 2 个皮肤层。如果镇痛必须达到 2 个以上的皮肤层，则应多次注射以确保足够的扩散。

解剖

椎旁间隙是胸腔内的一个三角形间隙，由椎体内侧界定。在前面，肺的壁胸膜和内脏胸膜描绘了椎旁间隙的边界。横向上，椎旁间隙终止于肋骨和肋间肌肉与胸膜之间的三角形顶点。横突和上肋横韧带形成椎旁间隙的后边界。椎旁间隙由一个称为胸内筋膜的筋膜分隔，在超声下通常看不到。该筋膜将椎旁间隙分为前室和后室。前室也被称为胸膜外腔携带交感神经；后室被称为胸骨下隔间，携带脊柱神经根，脱离了脊髓。目前尚不清楚椎旁间隙的哪个隔室最适合局部麻醉药的沉积，因为不同研究的扩散模式和临床结果有所不同。临床上，考虑在椎旁间隙内的几个不同平面进行注射以获得最佳效果。

临床应用

PVB 用于胸壁手术（如开胸术、视频辅助胸腔镜手术、肋骨骨折）和乳房手术等胸外科手术，也用于单侧或双侧腹部手术（如腹股沟疝、脐疝、结肠造口术、肾切除术）。硬膜外阻滞禁忌时可考虑 PVB。

技术

胸部 PVB 有两种成像技术。第一种技术使用横向探头位置，超声探头平行于肋骨。第二种技术描述了一种矢状面旁超声探头位置，超声探头平行于脊椎。平面内或平面外成像技术可用于推进针头。在这里，描述了两种扫描技术和四种进入椎旁间隙的全针入路。目前没有一种技术被证明对所有患者都有效，也没有公开发表的证据表明某一种进针技术比另一种更有效。

（1）平面内横向扫描技术。

1）平面内横向扫描技术详见图 4-43。

2）平面内横向扫查技术有以下优点。

①这种方法对于体重小于 80 kg 的患者是有用的。

②它可以提供良好的针头可视化。

③即使椎旁注射效果不理想，在水分离过程中进行的浅层注射仍可能会导致肋间阻滞。

④这是最容易学习的技术，如果操作者有以前平面内阻滞的经验。

3）平面内横向扫查技术有以下风险。

①针头对准神经轴。

②最初的针头轨迹对准肺部。

③由于针尖角度较陡，这种方法对肥胖患者来说是困难的。

④狭小的肋间间隙会使针头难以推进到目标处。

4）总结：这是体重小于 80 kg 的患者单次注射 PVB 的首选方法。

（2）平面外横向扫描技术。

1）平面外横向扫描技术详见图 4-44。

2）平面外横向扫描技术有以下优点。

①针头在任何时候都指向椎旁间隙（绝不指向

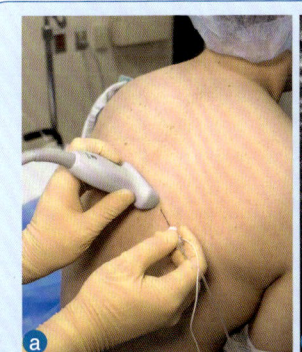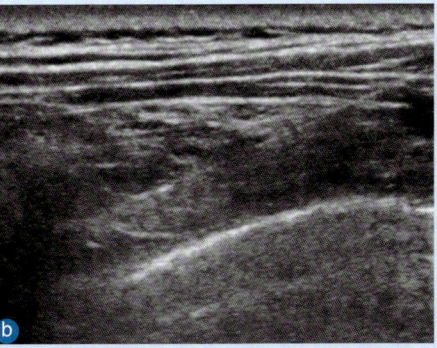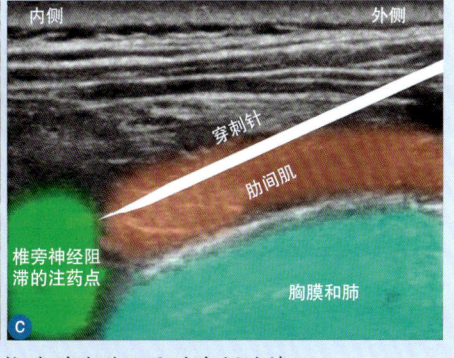

针头向前推进，在椎旁间隙注射局部麻醉药。不要把针推进到胸膜可见的内侧边缘。

图 4-43 椎旁神经阻滞的横切面扫描，从外侧向内侧推进穿刺针

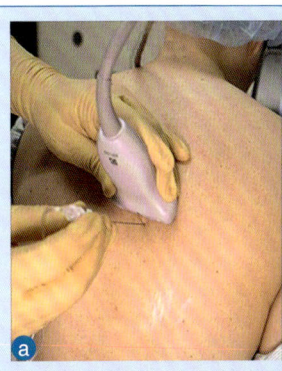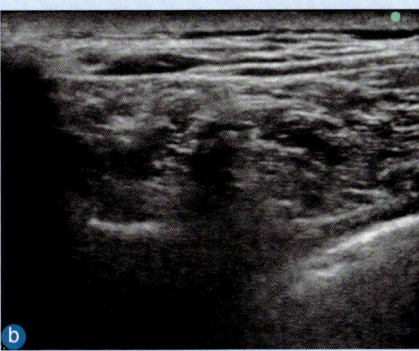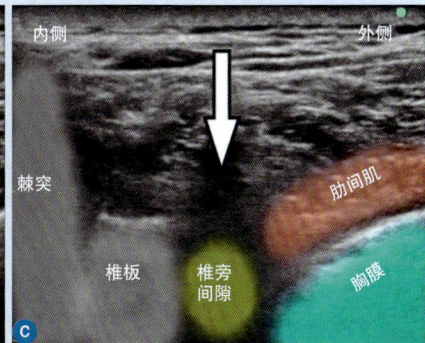

图 4-44 平面外横向扫描。穿刺针从尾侧向头侧推进。由于穿刺针前进的角度过于陡峭，以至于表示针尖的白点通常不可见。使用小剂量、间歇注射生理盐水或局部麻醉药来帮助确认针尖位置（箭头）。一旦针尖位于椎旁间隙，在此处可注射大部分局部麻醉药

肺或脊柱）。

② 导管容易放置在内侧的插入点。

③ 它为肥胖患者提供了一个良好的方法。

3）平面外横向扫描技术有以下风险。

① 平面外的针头角度必须是尖锐的，所以不可能沿着屏幕上的高回声点一直到椎旁间隙。

② 狭窄的横间隙会阻碍针的前进。

4）总结：这是体重超过 80 kg 患者深部阻滞或者放置连续导管的首选方法。

（3）平面内旁矢状位扫描技术。

1）平面内旁矢状位扫描技术详见图 4-45。

2）平面内旁矢状位扫描技术有以下优点。

① 如果穿刺针保持在平面上，将能避免引导其到达胸膜或脊柱。

② 这种针法类似于标准标志定位技术（如果操作者具有经验）。

3）平面内旁矢状位扫描技术有以下优点。

① 由于穿刺方向接近垂直，几乎不能看到穿刺针。

② 由于无法对穿刺针成像，很难确保不穿到胸膜。

4）总结：这是使用回声针时或没有经验的操作者的首选方法。

（4）平面外旁矢状位扫描技术。

1）平面外旁矢状位扫描技术详见图 4-46。

2）平面外旁矢状位扫描技术的优点是穿刺针通常可以畅通地在横突之间前进。

3）平面外旁矢状位扫描技术有以下风险。

① 这种方法给人一种安全的假象，因为穿刺针容易穿到看不见的胸膜或神经轴（即使使用水分离

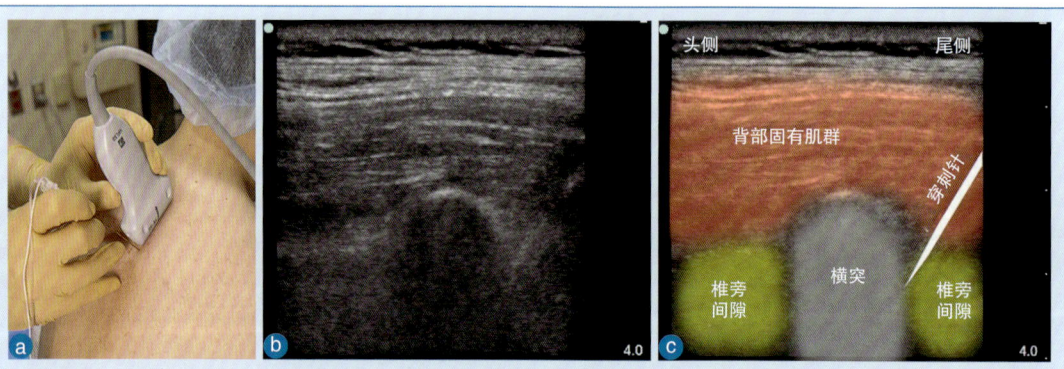

穿刺针插入起始非常接近探头，并以一个陡峭的角度推进。通常很难看到针头，所以使用间歇的注射生理盐水或局部麻醉药来帮助评估针尖的位置。以一个陡峭的角度将针头放置到椎旁间隙，而不触及其他骨性标记。

图 4-45　椎旁阻滞的矢状面扫描平面内进针技术

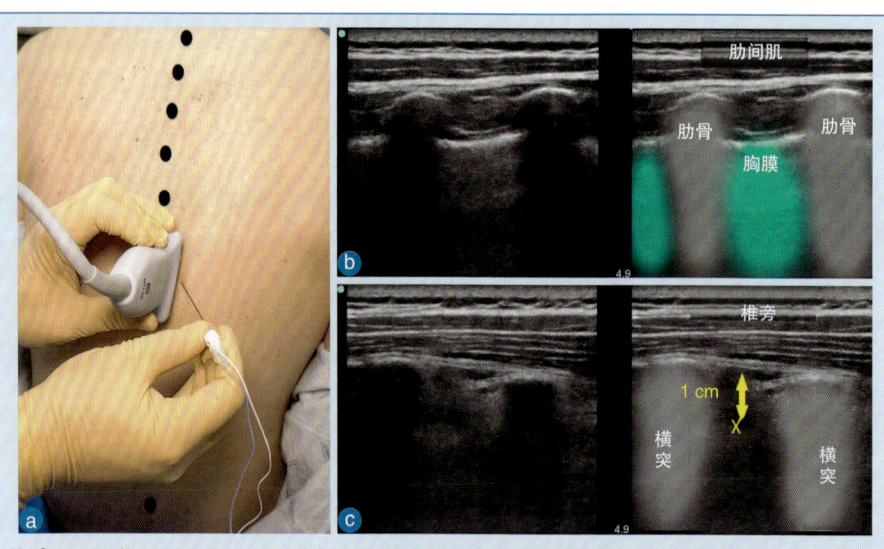

确保成像的是椎旁间隙（图 c），而不是肋间隙（图 b）。胸膜不能很好地显示在横突之间。将穿刺针从探头中点以一个很陡的角度从外侧向内侧推进（图 a）。间歇地使用小剂量推注来帮助评估针尖的位置。

图 4-46　椎旁阻滞的矢状面扫描平面外进针技术

技术）。

②因为进针角度太大很难确认穿刺针的位置。

③应注意在高风险、高难度的神经阻滞中，该方法对初学者不安全。

4）总结：由于这些风险，很少使用这种方法。

1. 超声细节

（1）监测仪：ECG、NIBP、脉搏血氧仪。

（2）备皮：氯己定和酒精。

（3）探头：高频线性探头（10～15 MHz）。对于肥胖患者，选择低频凸阵探头可能更好。80 kg 患者的预期目标深度为 2～3 cm。

（4）患者体位：可选择坐立位、俯卧位或侧卧位。通常单侧阻滞可选择侧卧位，双侧阻滞则选择坐立位或俯卧位。

（5）局部麻醉药的选择：阻滞麻醉可以使用 0.5% 或 0.75% 的罗哌卡因。应计算总量，罗哌卡因或丁哌卡因的总量应小于 3 mg/kg，因为在该区域局部麻醉药会被高度吸收。使用 1:400 000（2.5 μg/mL）的肾上腺素可降低局部麻醉药的吸收峰值。计算总剂量后平均分配到各个注射点，并在每点单独注射。通常，每点至少注入 5 mL。有些操作者更喜欢单次注射，即单次注射最高达 30 mL 的局部麻醉药来覆盖多个节段。由于扩散是可变的，因此建议使用多点注射来覆盖大面积。例如，为了覆盖整个乳房切除的手术区域（T_1～T_6），在 T_2、T_4 和 T_6 水平注射。不需要在每个脊椎水平注射，因为 PVB 可以扩散到数个节段。

2. 扫描技术

无论使用何种方法，评估和确认正确的皮节区水平非常重要。肋骨是评估阻滞位置的可靠标志。通过超声识别第 1 肋，向下数到所需水平，这是一种有效且准确的技术。或者找到第 12 肋，在探头向颅侧移动时计算肋骨数也是有效的。这应该在肋骨角的正后方（中线外侧 4～5 cm）进行，以保证不受肩胛骨影响。对于术后阻滞，使用超声识别最靠近切口的肋骨，向后和向内移动探头，使该肋骨保持在平面上。

将肋骨识别为高回声（明亮）、弯曲的条纹，并有较深的声影（暗色脱落）。肋骨之间，肋间肌肉会呈现灰色，胸膜下方会呈高回声（明亮）。有时可以看到胸膜在呼吸过程中前后滑动（图 4-47）。

（1）椎旁扫描技术 1：横向扫描的平面内和平面外进针技术如下。

1）如前所述，确定适当的脊柱水平。

2）将探头旋转 90°，使其位于平行于肋的横向平面内（图 4-48）。

3）向头侧或尾侧滑动探头，直到识别肋骨。轻轻旋转探头，直到在超声屏幕上看见整个肋骨（图 4-49）。

4）肋骨将表现为高回声（明亮）结构，其下方有完整的超声衰减（阴影）。肋骨的内侧边缘与横突连接。关节（肋横突关节）可以被识别为肋骨和横突之间的轻微凹陷（图 4-50 和图 4-51）。

5）一旦识别出肋骨，将探头向尾侧滑动几毫米，直到它刚好位于肋骨下方，但仍与肋骨平行。横突可能仍然可见，现在肋间肌（灰色）和胸膜（明亮、深）应该可见。胸膜呈亮条纹，与肋骨相似，但有两个不同的特征：①比肋骨深约 1 cm；②具有微光质量，有一定的超声穿透深度（没有肋骨那么深的阴影）（图 4-51）。

6）横突是 PVB 的重要标志。在横向扫描过程有助于标记注射点。靶注射部位距横突表面边界约 1 cm 深。在横突内侧注射导致脊椎或硬膜外注射的可能性更高。

7）横突应该不可见，尤其是当探头位于椎旁间隙的确切中心时（图 4-51）。然而，横突可作为穿刺针插入的中间界限。如果看不到横向突起，向头部和尾部滑动探头，以显示上方和下方的横突（图 4-50 和图 4-51）。笔者发现，当看不到横突且穿刺针位于椎旁间隙而不是外侧的肋间隙时，这些阻滞可改善多阶段扩散，且临床效果更好。

8）横向扫描进针。

①平面内：一旦获得图像，将针从外侧向内侧推进。将针向内推进直至横突和（或）可见的胸膜边缘。针应位于横突凸起的高回声的深处，并向前推进，直到刚好位于胸膜上方（约 0.5 cm）或比横突深 1 cm（图 4-43）。

②平面外：在超声图像上将椎旁间隙居中。确定椎旁间隙内侧的椎板和椎旁间隙外侧的胸膜。正确的注射深度为比横突深约 1 cm。请注意，使用这种成像技术，看不见横突（比较图 4-43、图 4-44、

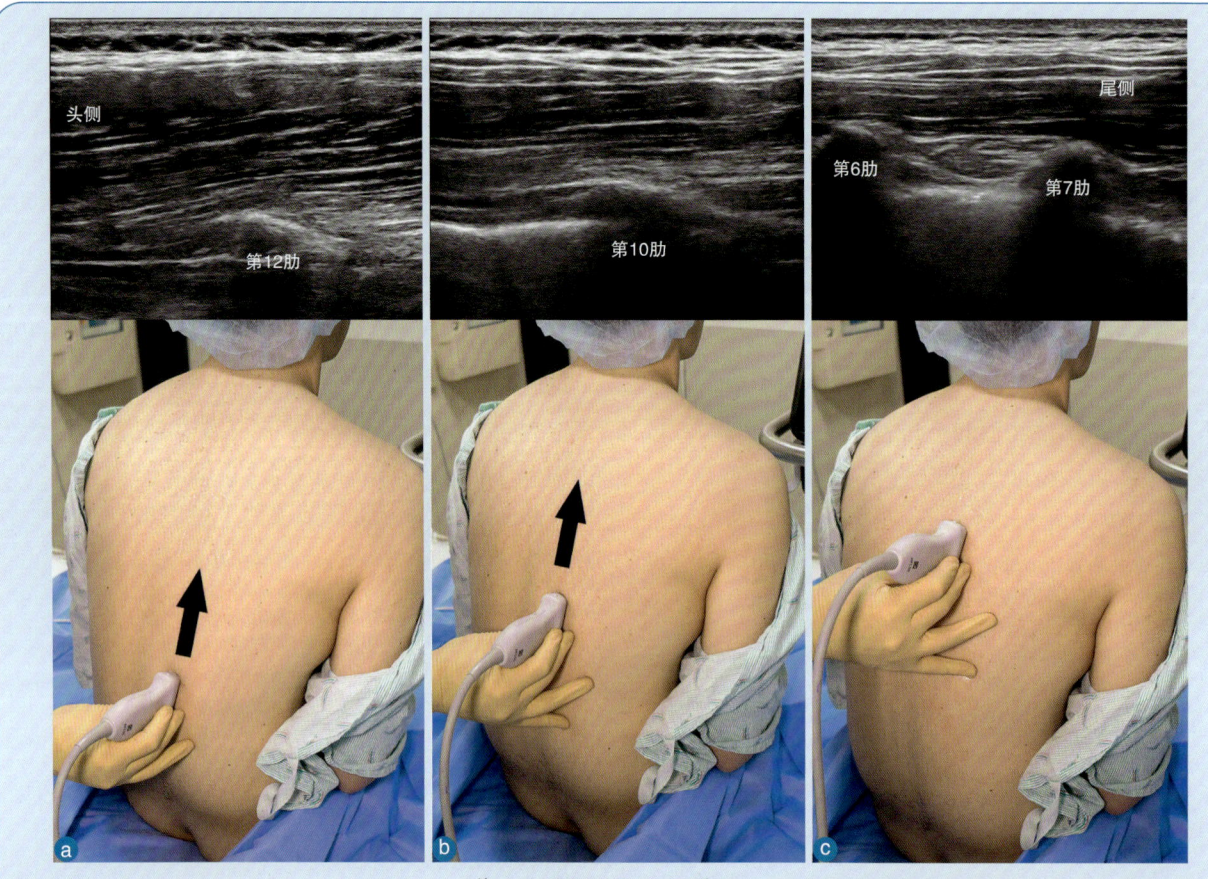

箭头：将探头向头侧滑动。

图 4-47　确定椎旁神经阻滞或胸段硬膜外穿刺的正确水平可以通过找到最尾端肋骨（T_{12}），在计数肋骨时将探头向头侧滑动来完成。肋骨也可以从 T_1 开始向下数

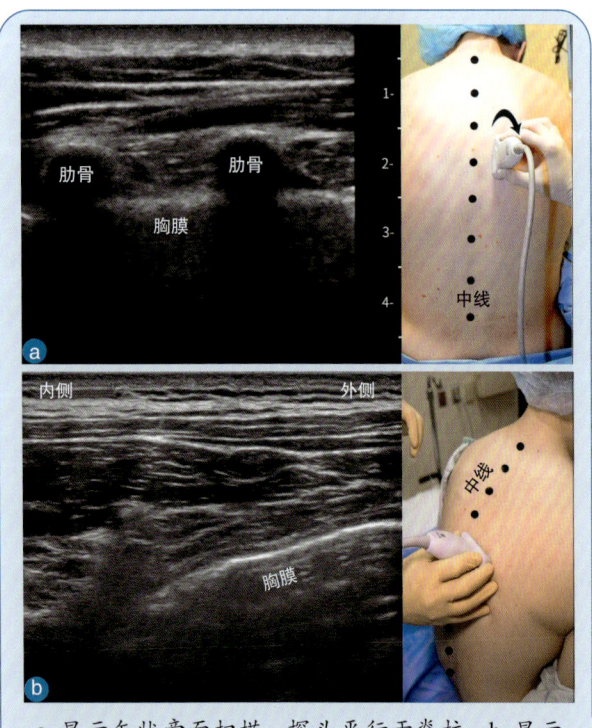

a. 显示矢状旁面扫描，探头平行于脊柱；b. 显示探头垂直于脊柱的横向扫描。

图 4-48　椎旁神经阻滞的探头放置位置和超声图像

图 4-50 和图 4-51）。将针紧靠探头中心放置。从探头中间进针至适当深度——比横突深约 1 cm。当针到达 PVB 间隙时通过小剂量注射来确认针尖的位置。从尾部向头部进针更容易，由于骨结构（横突和肋骨）之间的间隙在这个方向上更大（图 4-44）。

9）吸气，然后以递增剂量（每次 3～5 mL）注射局部麻醉药。

10）在深而困难的阻滞中，使用少量的生理盐水或局部麻醉药来确认针尖位置。在该阻滞中无法看到针尖可能导致严重的并发症和高死亡率（如气胸、意外的脊髓或硬膜外注射、血管内注射）。

11）胸膜凹陷是确定椎旁注射的一个特殊征兆。尽管没有研究证实胸膜凹陷会改善预后，但这一迹象表明不需要进一步进针（图 4-52）。

无论采用何种入路，胸膜被下压是椎旁注射的良好超声征象。

（2）椎体旁扫描技术 2：矢状旁入路平面内和平面外针进针。

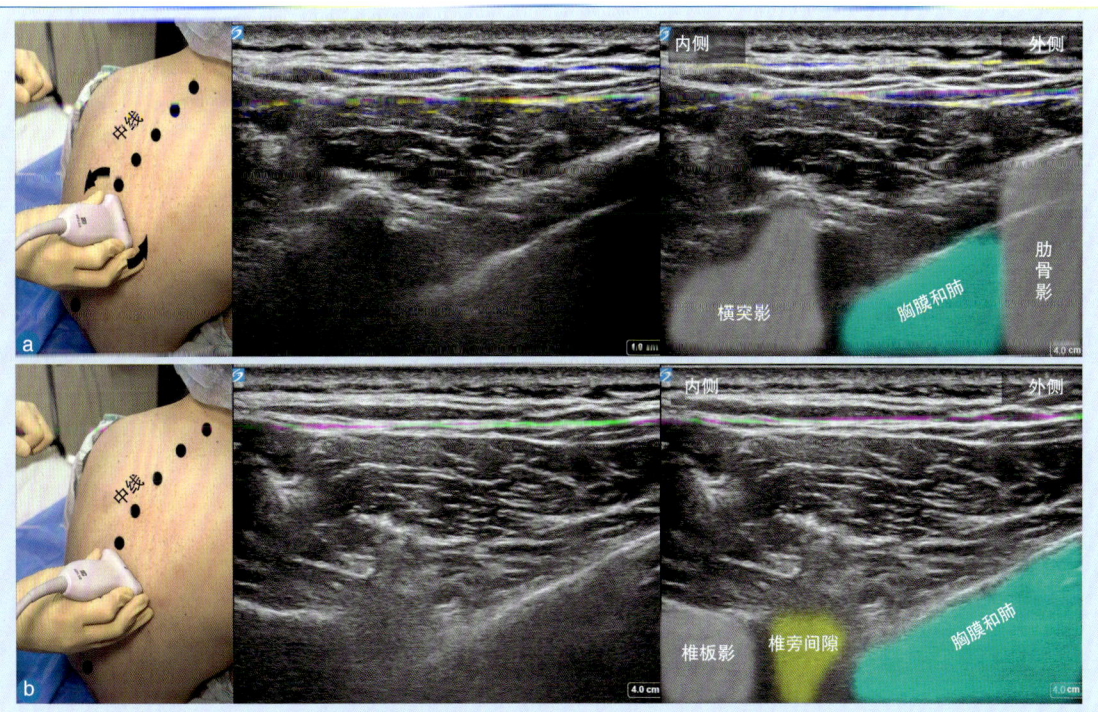

a. 所有 3 个结构都是可视化的，表明扫描平面不在肋骨间隙内。使用旋转（弯曲箭头）来更好地将探头对准肋骨间隙。b. 探头完全位于肋间隙内，因此看不到肋骨或横突。

图 4-49　探头位置和横突、肋骨和胸膜的超声图像

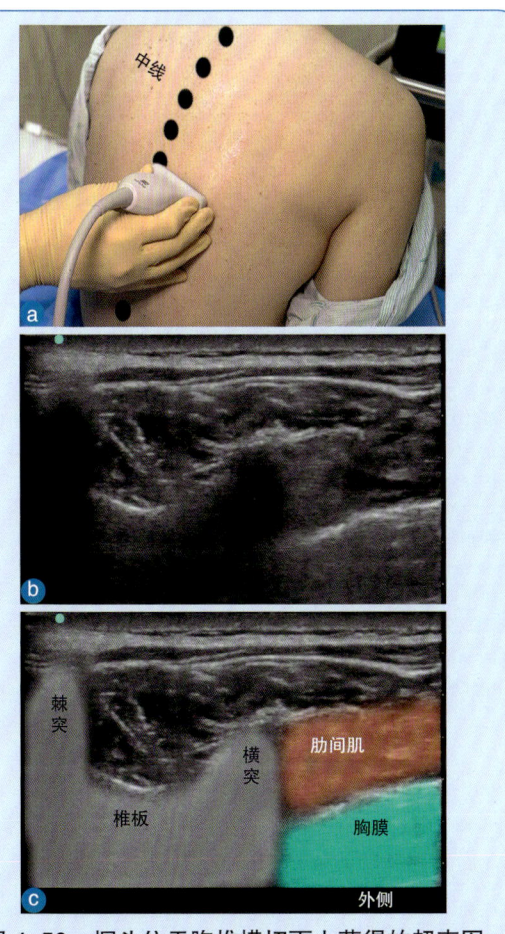

图 4-50　探头位于胸椎横切面上获得的超声图像。可见横突，以及其他椎体结构（棘突和椎板）

1）确定合适的水平后，将探头置于旁矢状平面（平行于脊柱，中线外侧 4～5 cm）。如前所述，识别肋骨，以找到合适的平面。

2）一旦确定了合适的肋骨，将探头向内侧滑动，对椎旁间隙和横突进行成像（图 4-53）。肋骨和横突之间有明显的差异。与横突相比，肋骨稍微更靠近头侧和（或）更浅，肋骨之间有胸膜，且更凸（图 4-53）。

3）在这个方向上，横突表现为高回声和扁平，并产生超声衰减（暗影）；而且横突成像中通常看不到胸膜。如果可以看到胸膜，它应该更深，更模糊。

4）如果探头向内侧移动太远，受椎体和椎板外侧部分的干扰，将看不到椎旁间隙。向外移动探头，则可看到椎旁间隙。

5）理想的图像是可见目标椎旁间隙位于 2 个横突间。

6）旁矢状面进针。

①平面内：获得图像后，向头部滑动探头，使目标间隙靠近探头的尾缘，即针进入的位置。这种移动使针进入椎旁间隙，而不碰到横突。在平面内由尾部向头部进针。如果看不到胸膜，进针至距离

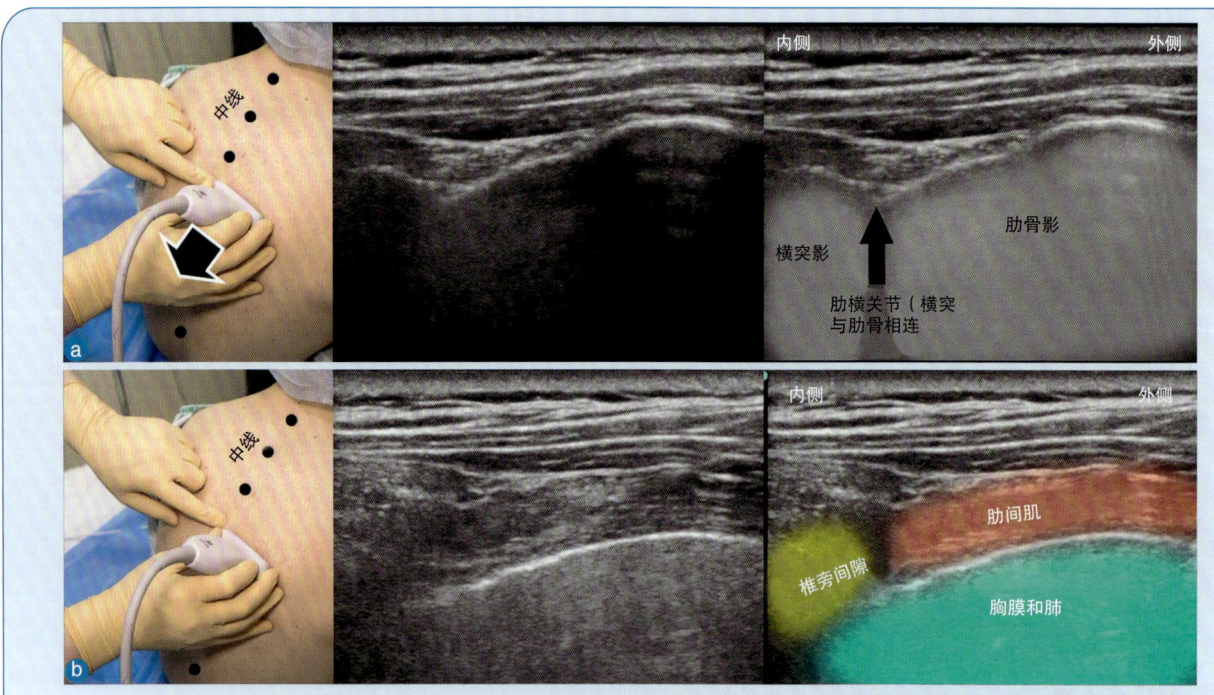

图 4-51 找到横突或肋骨,将探头向尾部滑动(箭头),以更好的显示椎旁间隙(图 a);椎旁间隙超声图像,部分横突不可见(图 b)。如果可见横突或肋骨,将探头向尾端滑动以更好地显示椎旁间隙

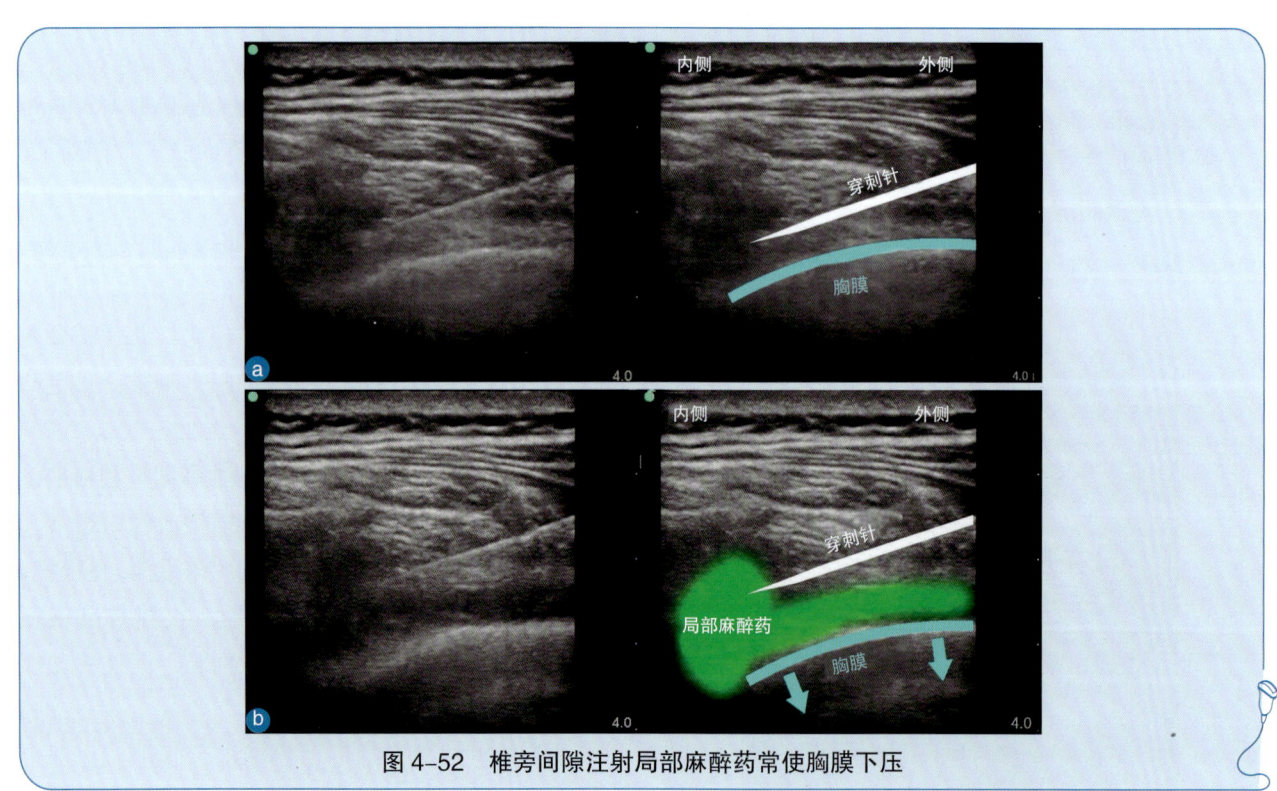

图 4-52 椎旁间隙注射局部麻醉药常使胸膜下压

横突的浅(背)表面 1 cm 深;如果看得到胸膜,则进针至高于胸膜。进针角度通常很大,因此很难看到针。通过间歇注射确认针尖深度(图 4-45)。

②平面外:一旦获得图像后,将椎旁间隙置于超声图像的中心。确定屏幕上的正确深度。从探头中部进针(图 4-46)。针放置在探头的外侧,指向从外侧到内侧的方向,因此远离胸膜。通过小剂量注射确认针头位置。如果看不到胸膜,进针终点为距离横突浅表面 1 cm 深处;如果看得见胸膜,则仅需高于胸膜。

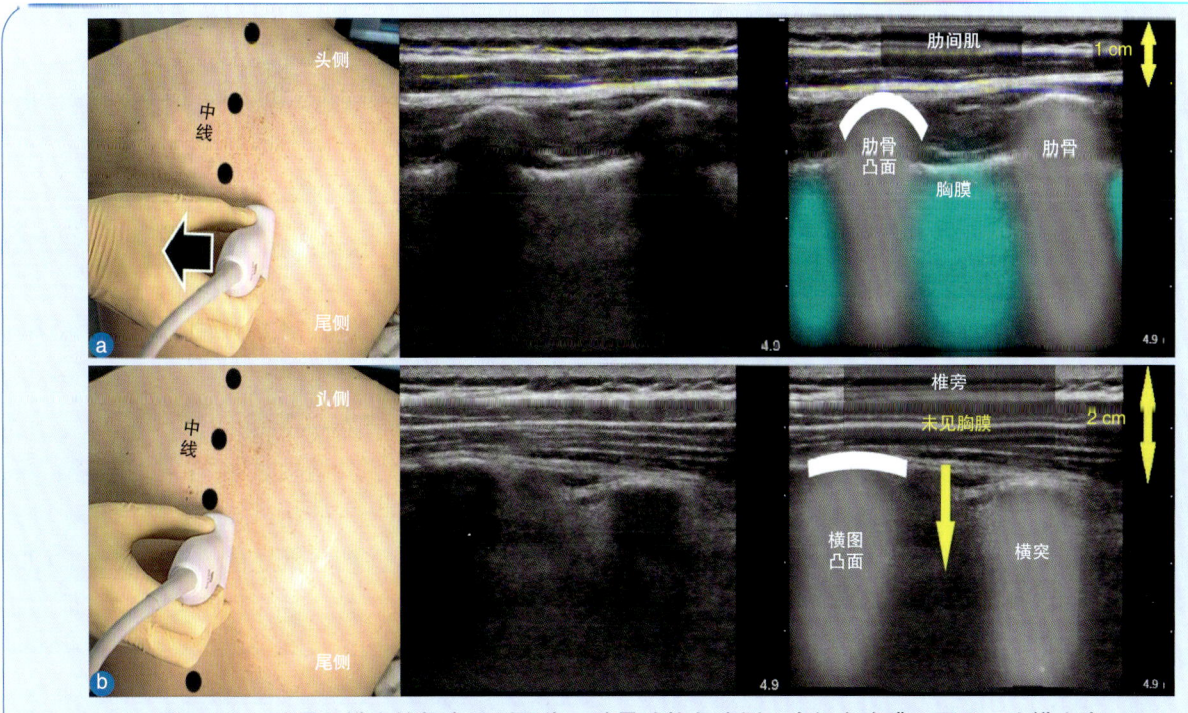

图 4-53 肋骨和横突的超声识别图像。肋骨略偏向头侧,中间有胸膜,更凸,比横突浅

7)吸气,然后以递增剂量(每次 3～5 mL)注射局部麻醉药。

替代技术

可以使用与单次注射类似的技术放置导管。导管很难在椎旁间隙推进。单次注射或放置导管时,可以在 PVB 上加用神经刺激仪。肋间肌随着神经刺激而抽搐意味着针头正确放置在椎旁间隙。

并发症

并发症包括气胸、硬膜外注射、鞘内注射、血肿和局部麻醉药中毒(高吸收区)。

要点

(1)PVB 在肥胖患者中应用较困难。建议初学者先对苗条的患者使用超声,以熟悉这项技术。

(2)对于肥胖患者或肌肉发达患者,凸阵或曲阵超声探头有 2 个优点。第一,探头的频率较低,可以更好地穿透组织。第二,探针的足迹允许它积极地转向前进的穿刺针,允许进针角度更浅,针的可见性更好(图 4-54)。

(3)胸椎中部的椎旁间隙最浅,成像更容易。这是开始学习这项技术的好部位。

(4)记得调整超声机的频率和焦点位置,以优化更深神经阻滞时的图像。

(5)即使是专业的超声医师,肋横突韧带的识别也较困难。探头可以保持在矢状面上,但韧带并不是真正沿矢状方向延伸。上肋横突韧带在上升

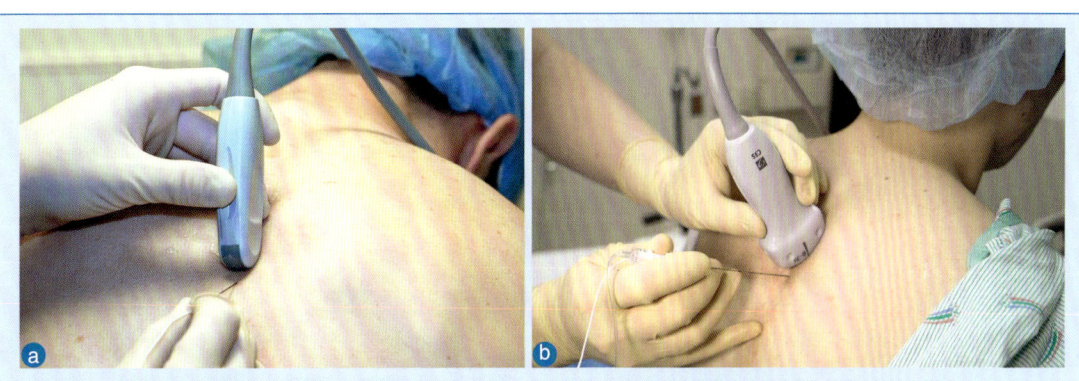

图 4-54 曲阵(图 a)或凸阵(图 b)探头可在椎旁神经阻滞手术中帮助识别针头

时会倾斜和侧向移动，这使得沿其长度扫描变得困难。韧带通常部分可见，为横穿图像的高回声线，但很难显示从一根肋骨到下一个横突上的完整成像。

（6）因为这些阻滞可能导致高水平的血管内吸收，所以使用盐水而不是局部麻醉药进行水分离，从而帮助评估针尖位置。一旦针尖到达正确位置，注射所需剂量的局部麻醉药。这样，局部麻醉药不会在针尖定位时浪费在浅层组织中。

椎管内麻醉和镇痛

简介

硬膜外阻滞是所有麻醉医师必须掌握的技术，通常，这项技术不需要借助于超声引导。然而，随着肥胖人群的增加，只依靠简单的骨性标志物进行麻醉变得越来越困难。超声引导下进行椎管内置管是困难的，因为会被超声波无法穿透的骨质所阻碍。尽管超声引导下椎管内麻醉技术如上所述，但其最佳用途是在进行阻滞之前用于识别标志物和判断目标结构的深度。

解剖

腰部硬膜外麻醉或蛛网膜下腔麻醉的进针点为两侧髂嵴和中线的交点。髂嵴连线并不总是处于 L_4 水平；然而，当通过骨性标志判断时，可能会定位到 $L_2 \sim L_5$。这可能导致硬膜外麻醉阻滞效果与预期不同，但当按此定位进行脊髓麻醉时，可能会产生严重后果。依靠髂嵴连线可能会使腰椎水平计算错误，从而将穿刺针穿刺到马尾以上的脊髓，产生严重后果。

对大多数麻醉医师来说，使用超声进行椎管内定位需要一种有系统的方法来理解超声解剖。因此，在没有超声的情况下对正常解剖进行回顾是必要的。

这里先回顾腰椎、胸椎和骶骨的解剖结构。这最好通过使用骨骼模型或解剖学教科书来完成。当获得并回顾超声图像时，返回该图像以将骨骼模型与超声解剖相关联（图4-55）。

脊柱和骶骨背侧的解剖结构与超声波最为相关，因为这是反射超声波以形成图像的基础。扫描胸椎时，需要注意的是棘突、椎板和小关节面（由关节突形成）。扫描腰椎时，需要注意的是棘突、椎弓板、椎间隙、上下关节突、小关节面和横突。扫描骶骨时，需特别注意 $L_5 \sim S_1$ 间隙。评估每个结构都需要注意以下几点：①各种结构（如椎弓板、小关节、横突）与皮肤的深度；②哪些结构位于彼此的内侧或外侧；③当探头在横截面、矢状面和旁正中平面上、下、左、右移动时，椎骨的哪些部分可见。

重要的是，在一个扫描平面上，并非所有的脊椎部分都是可见的。探头必须上、下、左、右移动，才能在脑海中建立三维立体图像。与外周神经扫描不同的是，扫描硬膜外结构时看不到神经结构。取而代之的是，骨和韧带的超声解剖有助于建立对椎体间隙或神经轴位置的三维立体图像。超声下可以直接观察到椎体、骶骨、棘旁肌肉及支撑椎骨的韧带呈明亮回声阴影。

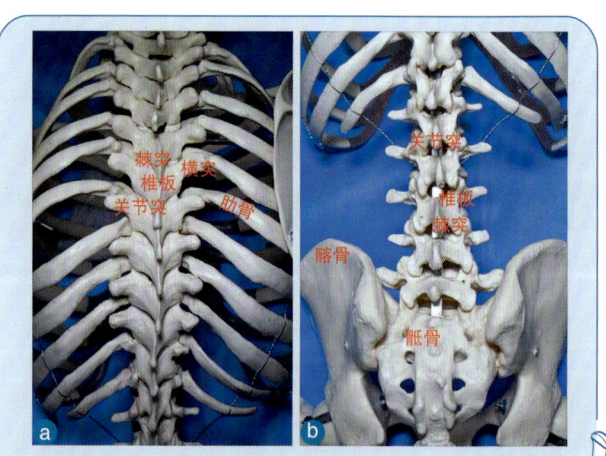

图4-55 胸部（图a）和腰部（图b）骨标志的骨骼模型。使用此图像比较超声图像上的骨骼结构

临床应用

超声应用如下。

（1）识别中线。

（2）确定硬膜外麻醉或脊髓麻醉时进针深度。

（3）确定正确的椎体水平。

（4）确定脊柱侧凸的旋转程度，并在穿刺过程中对其进行调整。

（5）确定针头可穿过的间隙。

（6）实时协助椎管内麻醉的进针程度。

如前所述的扫描方法（见"椎旁神经阻滞"）可用于识别腰椎和胸椎硬膜外及脊柱标志。我们建议最初在超声辅助手术中使用这些技术，而不是实时指导。超声辅助手术可以标记重要的标志并测量深度，但在穿刺过程中超声不能实时使用。下一步是进行实时脊柱和硬膜外穿刺（见下文讨论）。

技术

1. 超声细节

（1）监测仪：ECG、NIBP、脉搏血氧仪。

（2）备皮：氯己定和酒精的溶液消毒效果最好。

（3）探头：低频凸阵探头（2～5 MHz）适合扫描大多数成年患者的深层结构。在儿童患者中，可以使用高频线性探头（8～15 MHz）。用非优势手握住探头，用优势手操纵皮肤标记笔或针。

（4）患者体位：患者的体位应与椎管内麻醉的体位一样。脊椎弯曲的体位能使超声波和针更容易穿透椎骨之间，并为使用者提供更深结构的增强图像。也可以选择在患者坐位或侧位时进行扫描。

（5）局部麻醉选择：使用标准的蛛网膜下腔或硬膜外给药。使用超声引导不会改变局部麻醉药的剂量。

2. 扫描技术——腰椎

（1）确定中线：将探头放在患者背部的横切面上，从左向右滑动进行扫描（图4-56）。棘突声影是辨认结构的关键。如果第一次扫描没有清楚地识别出声影，将探头上移1 cm，重复上述过程（图4-57）。

（2）标记中线：一旦确定中线，将探头在棘突上沿背部上下滑动，从而可以在背部识别出上棘突和下棘突（图4-58）。在不同的水平上将这两个标记连接起来，以清楚地识别中线。

（3）确定腰椎水平：对于腰椎入路，从骶骨开始计数。将探头置于旁正中位置，距离椎弓板中线约25 mm（约1英寸）。然后，将探头移向尾部，寻找骶骨的实性强回声线。有时，稍微向中线倾斜有助于改善图像（图4-59）。一旦确定骶骨，将探头向头部方向滑动。随着探头上移，计数椎弓板（图4-60）。通常，这些椎弓板或关节突不够清晰，无法计算不同的水平。横向移动探头以识别横突，并计数横突以帮助确认准确的脊椎水平（图3-43）。骶骨没有横突。

（4）寻找椎间隙：如果这些结构能够充分显示，腰椎间隙就位于椎弓板和小关节面之间。将探头向

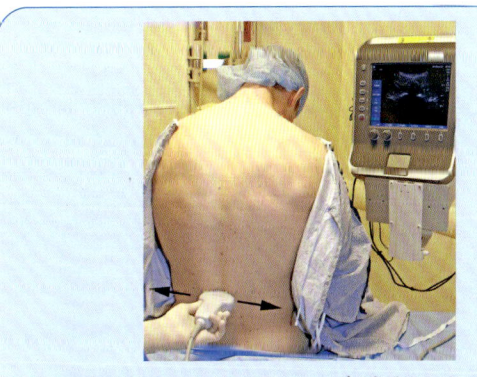

在腰部放置一个低频探头。在背部从内侧到外侧方向扫描（箭头），以确定标记中线的棘突。

图4-56 腰椎中线的识别

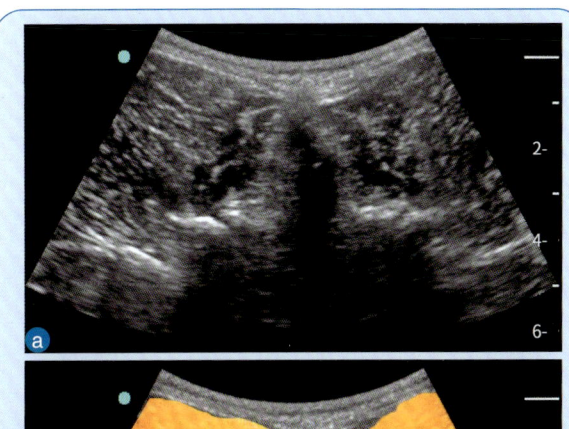

图4-57 背部中线的超声图像。棘突声影是辨认结构的关键。还要注意图像的对称性（两侧的椎弓板和棘旁肌肉），这有助于确认中线

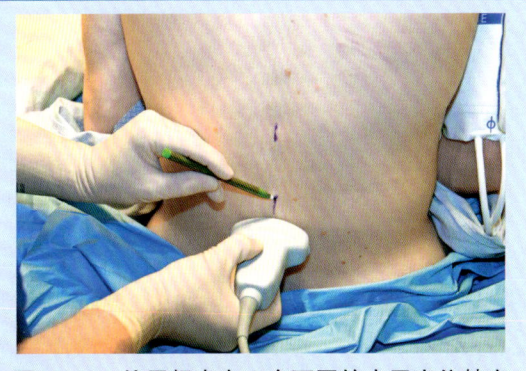

图4-58 使用超声在2个不同的水平定位棘突后，用笔标记中线

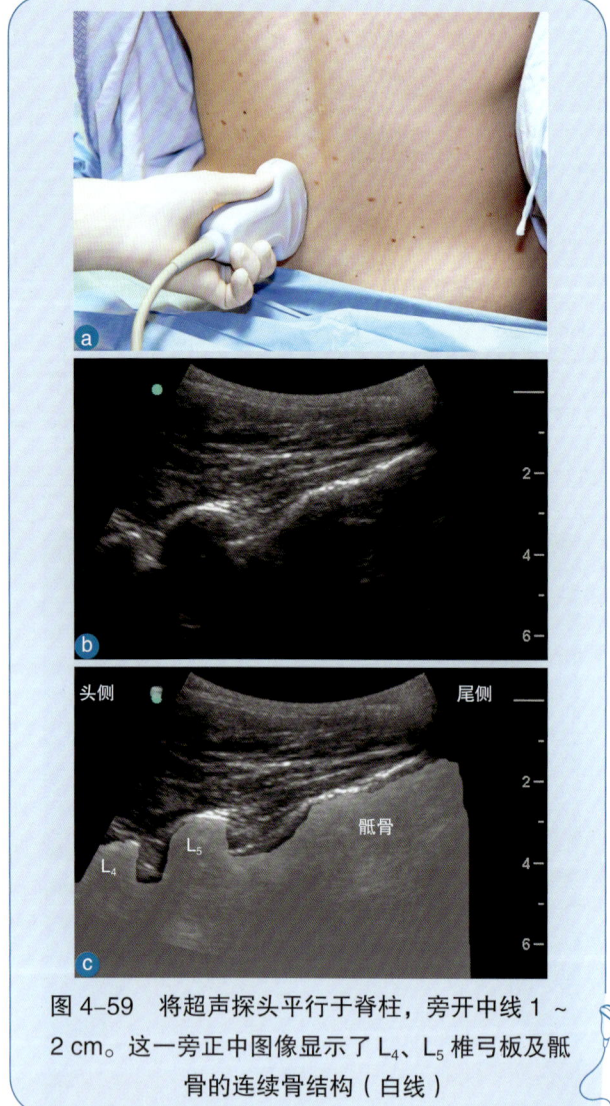

图 4-59 将超声探头平行于脊柱，旁开中线 1~2 cm。这一旁正中图像显示了 L_4、L_5 椎弓板及骶骨的连续骨结构（白线）

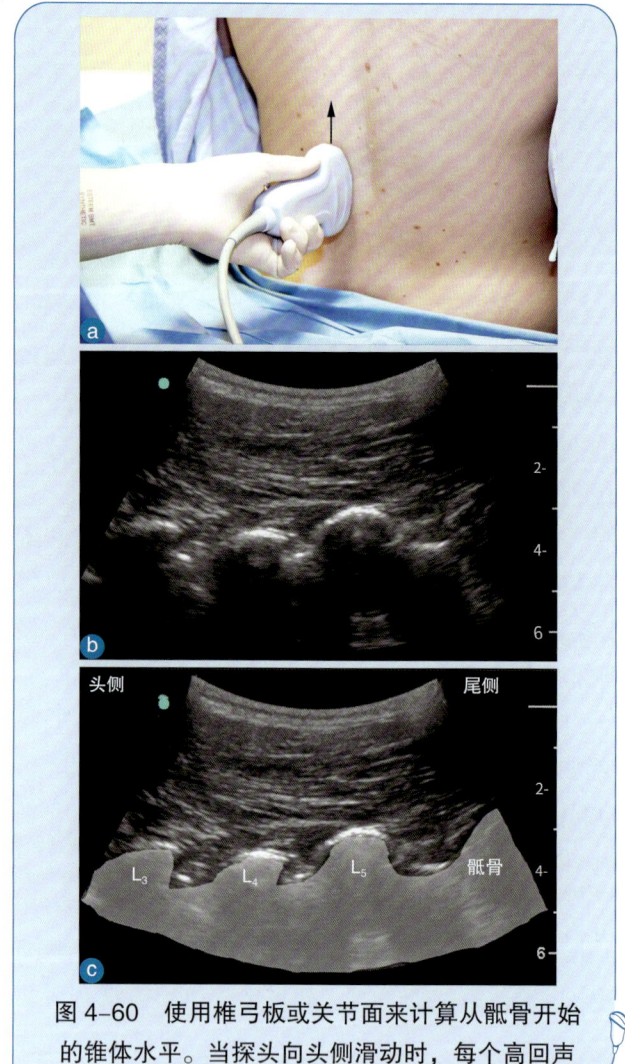

图 4-60 使用椎弓板或关节面来计算从骶骨开始的锥体水平。当探头向头侧滑动时，每个高回声隆起可用于定位正确的锥体水平

内滑动或倾斜探头，使光束朝内侧发射，这称为旁正中矢状斜视图。此时在椎弓板之间可见黄韧带和后椎体（后纵韧带）（图 4-61）。黄韧带可能很难看到，但如果空间是开放的，那么较深的明亮、高回声椎体应该很容易识别。黄韧带连接上下椎弓板，这是硬膜外麻醉穿刺中使阻力丧失的一层组织。

（5）在短轴中找到黄韧带：黄韧带也可以在短轴上找到。探头在横切位中旋转，确定棘突的声影，然后寻找椎弓根的强回声，椎弓根是棘突侧面的一对水平的强高回声线。接着上下移动探头寻找关节突，关节突看起来像是小隆起，与椎弓板的高度相似。黄韧带是一条强回声线，在两侧关节突之间横向延伸。在椎弓板/关节突回声的深面，可以看到最深部的是后纵韧带和锥体后部产生的回声。因为后纵韧带的深面就是锥体，所以在后纵韧带后

产生了回声中断。各个结构中，黄韧带的位置是最重要的，因为这是进行硬膜外或脊髓内麻醉针在椎间隙进行穿刺的位置。要扫描到这个图像，需将探头稍微地向头侧倾斜（图 4-62）。

（6）测量硬膜外间隙的深度：可以在短轴或长轴上测量硬膜外间隙的深度。先按照上述步骤找到黄韧带与后纵韧带，然后在超声图像的一侧用超声机的测距功能或深度标记来测量从黄韧带到皮肤的距离。腰椎间隙的确定、到硬膜外间隙（黄韧带）的深度测量及中线的确认有助于脊髓麻醉或硬膜外麻醉（图 4-63）。

（7）确定脊柱旋转的程度：对于肥胖或脊柱侧凸的患者，单凭触诊很难确定脊柱的旋转，此时超声就非常有用。根据前面描述的步骤找到棘突。然后，在棘突外侧寻找约 3 cm 深的椎弓板。在正

常人的脊柱中，椎弓板是呈水平的。对于脊柱侧凸患者，探头必须向左或向右倾斜，以使椎弓板在超声屏幕上接近水平。当确保脊柱的图像是竖直的而且椎弓板的图像呈水平时，请注意探头的旋转角度和探头的中点位置。这样在对脊柱侧凸的患者进行硬膜外或脊髓麻醉时，就可以按照探头的角度从探头的中点处进针以完成麻醉（图 4-64）。

（8）在中线和可见黄韧带的椎体间隙的交叉处开始穿刺，垂直于所有平面或以轻微偏向头侧角度进针（图 4-65）。

超声图像显示黄韧带（虚线）和椎体后部（深部）。在这个切面上，使探头居中并标记，以确定进针的深度（图 4-65）。探头侧向头端或尾端可以显著改善成像。

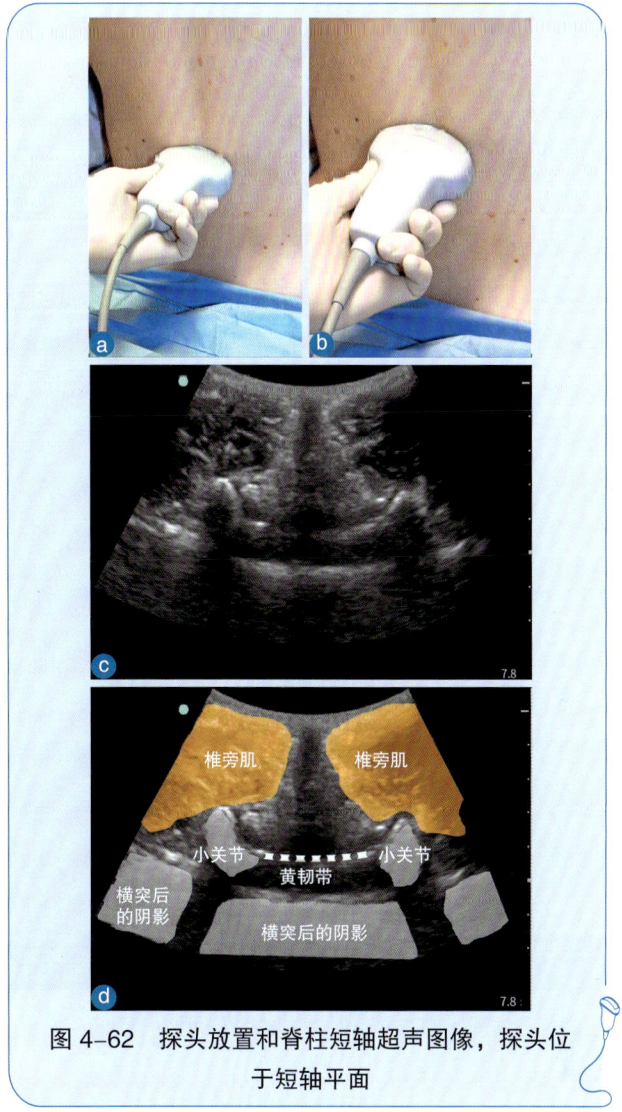

图 4-62 探头放置和脊柱短轴超声图像，探头位于短轴平面

3. 扫描技术——胸椎

（1）确定正确的胸椎水平：如前所述，从旁正中平面的第 12 根肋骨向上计数肋骨，直到确定合适的脊椎水平。

（2）确定中线：与腰椎成像一样，确定中线是有帮助的。将探头放在患者背部的短轴上，然后移动探头，直到显示出棘突声影，将此标记为中线。在脊椎上下 2~3 个棘突重复这个动作，标记出 2 个准确的中线水平，连接这些点以获得脊柱中线（图 4-66）。

（3）确定椎弓板深度：中线的外侧是高回声的椎弓板，通常垂直于胸椎水平的棘突。从椎弓板上看，椎骨的横突应该位于更外侧，并形成连续的骨质结构，在短轴上比椎弓板浅，有助于 PVB 的放置（图 4-51）。使用卡尺工具测量从椎板到图像顶

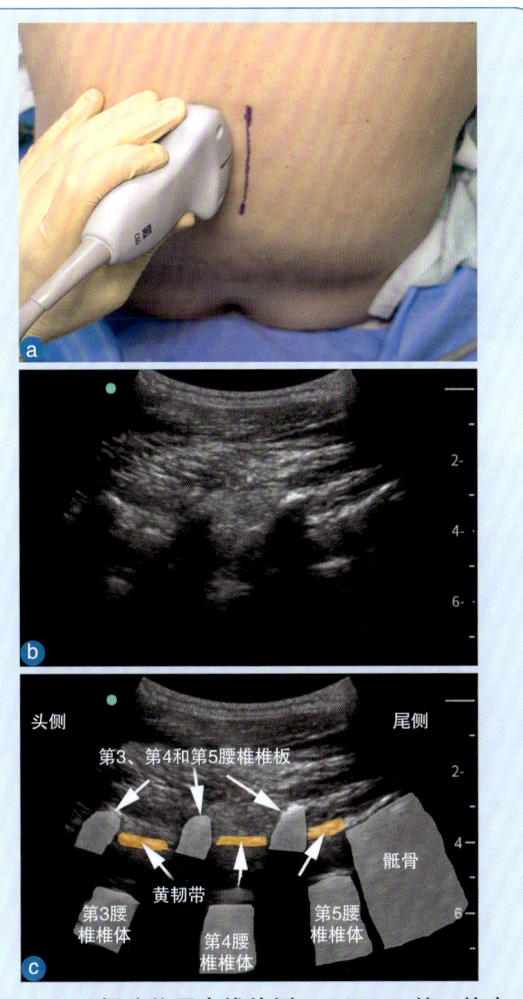

图 4-61 探头位于中线外侧 1~2 cm 处，使光束朝向中线（旁正中切面）。观察椎板之间的超声图像，其中黄韧带（浅）和相应椎体（深）显示为白线

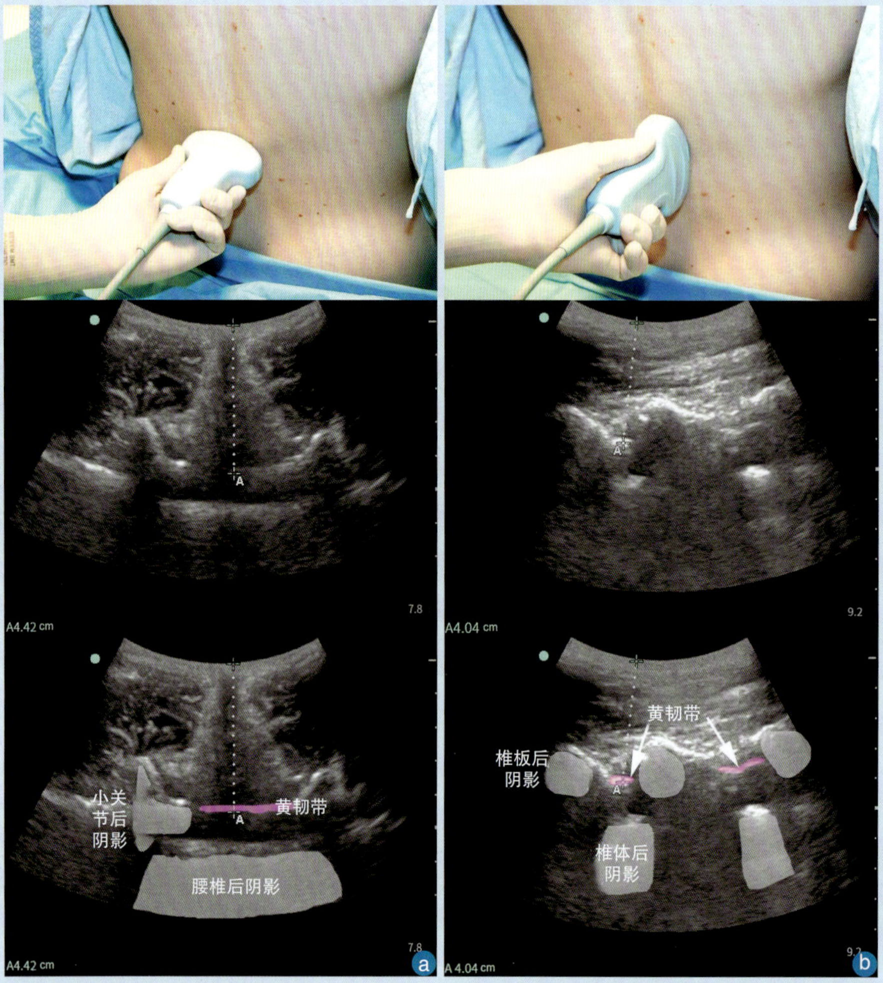

图 4-63 脊柱长轴（图 a）和短轴（图 b）超声图像显示黄韧带。使用超声卡尺工具估计硬膜外腔的深度

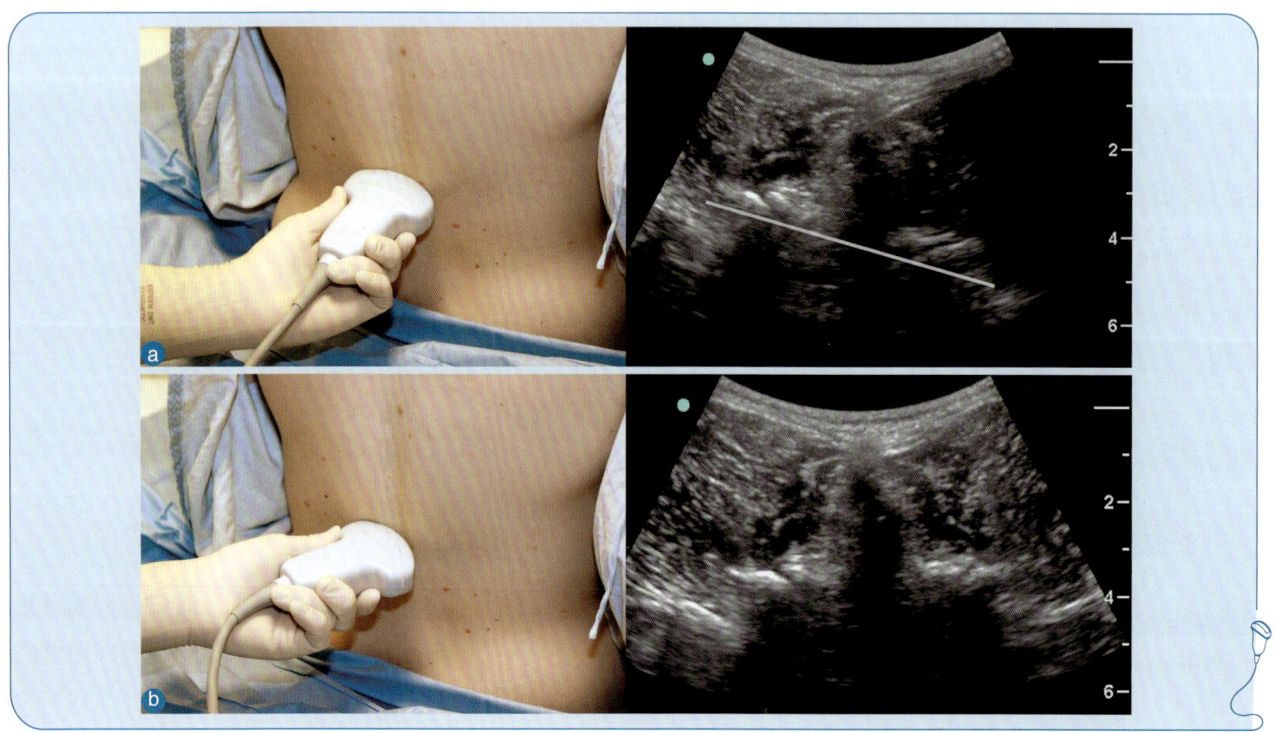

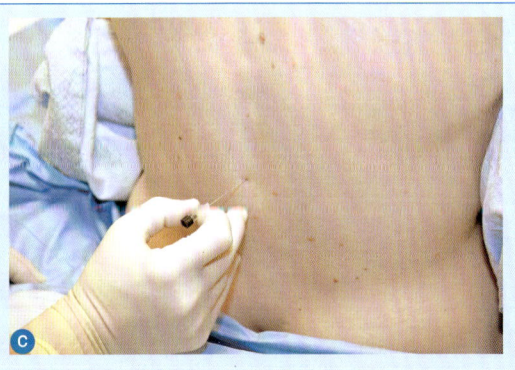

椎弓板的高回声图像应在超声上保持水平（图b）。如果椎弓板水平不均匀（图a），倾斜探头，使椎弓板在屏幕上显示水平。这有助于操作员确定脊柱的弯曲程度。针头穿刺时，应使用与探头相似的角度（图c）。

图4-64 超声可用于确定脊柱弯曲程度

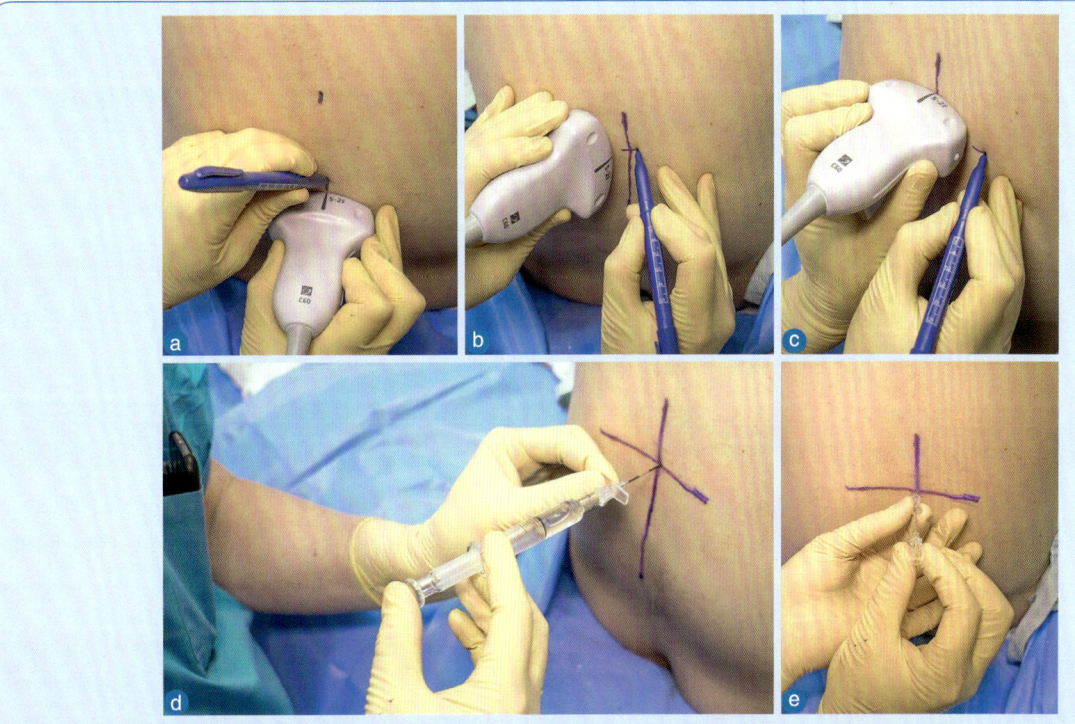

图4-65 若做了中线超声标记（图a）和旁矢状间隙标记（图b）或横向间隙标记（图c），连接中线和间隙标记，那么这些痕迹应该在腰部形成十字准星（图d）。将硬膜外陶氏针或脊髓针垂直于所有平面

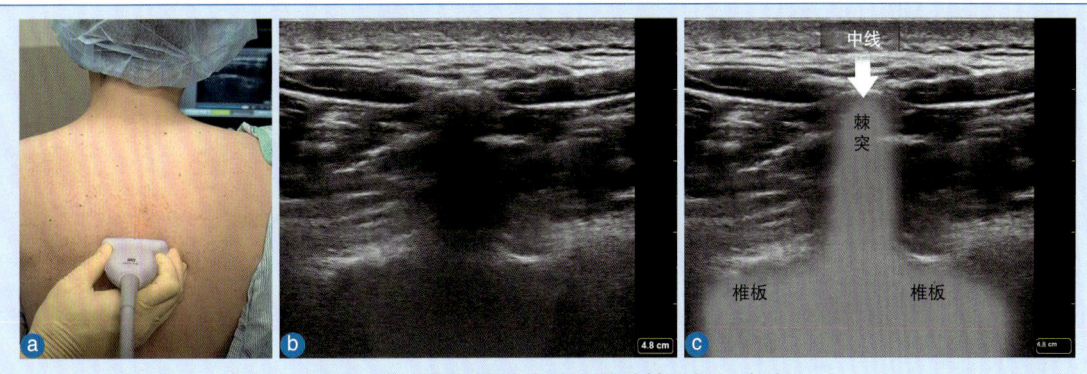

图4-66 在胸部区域可以通过棘突标记中线

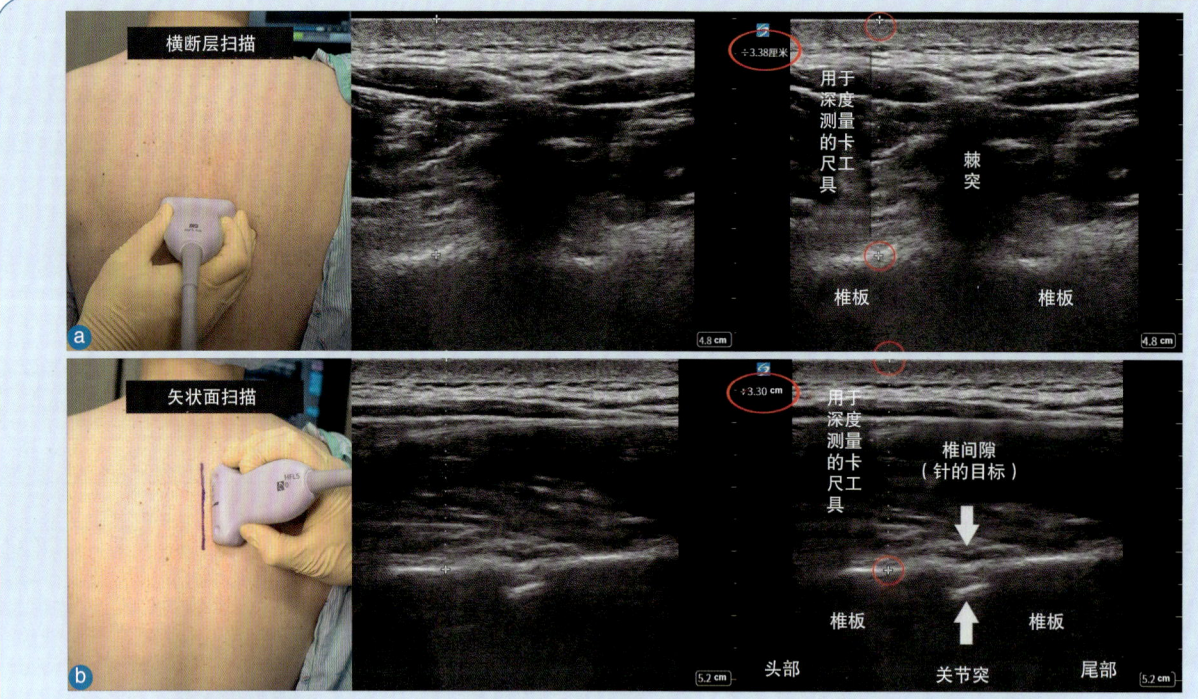

图 4-67 了解椎板的深度有利于胸椎硬膜外穿刺。利用超声卡尺工具评估深度。这些深度测量可以在横断面（图 a）或中位面（图 b）进行

部的距离。这种皮肤到椎弓板的深度有助于指导硬膜外针的穿刺。可以在横向或旁正中面测量椎弓板深度（图 4-67）。

（4）确定胸椎硬膜外麻醉的椎间隙：将探头从横向旋转 90°，进入旁矢状面。在这个层面上，可以对椎弓板进行成像。探头往中间倾斜通常可以改善椎弓板的成像。在椎弓板之间，有一个间隙，有一条略深的高回声线。这种高回声线通常是胸部的关节突，但有时也被称为黄韧带。由于其明亮的外观，它很可能是骨头，而不是韧带。在上胸椎部位，其椎板重叠，椎板之间没有大的声窗来观察黄韧带。

胸椎硬膜外置针应瞄准此椎间隙。可对皮肤进行标记，帮助引导进针（图 4-68）。

（5）超声辅助下硬膜外穿刺：大多数情况下，使用皮肤上的标记来辅助穿刺。完成上述步骤后，将有中线标记和椎间隙标记。通常，我们标记 2 个不同的椎间隙，以防第一次尝试失败。中线和椎间隙标记会在患者背部形成一个"+"。由于胸椎的骨性解剖结构，在椎板之间以头侧方向引导 Tuohy 针进针最佳。通常针不可能在所有平面上都垂直于皮肤。可以采用中线或中位方法。失去阻力证实针尖在硬膜外（图 4-69）。

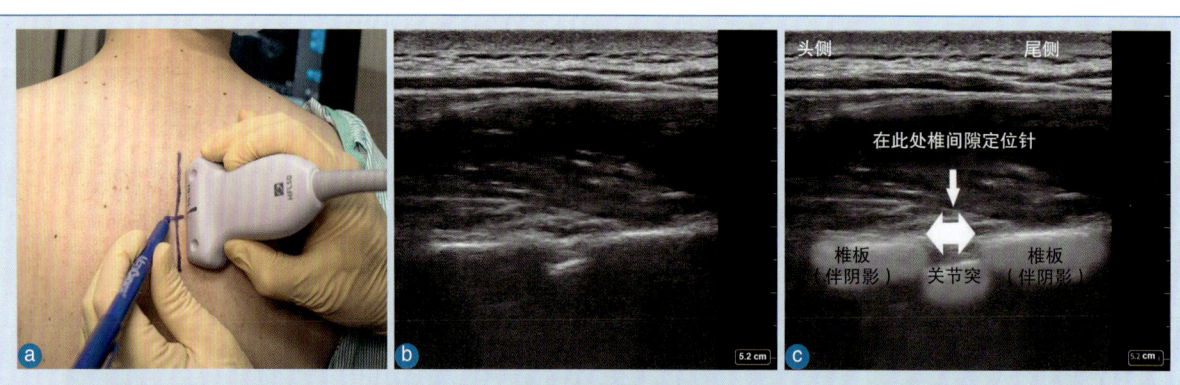

图 4-68 将探针置于旁矢状面（与脊柱平行），从中线向外侧滑动 1～2 cm。接下来倾斜探头，对准中线（矢状斜中位视图）。识别平面层板和椎间隙（层板之间的小间隙）。这些椎间隙包含胸椎的关节面和放置硬膜外导管的小间隙。这些空间可以用笔在皮肤上标记出来

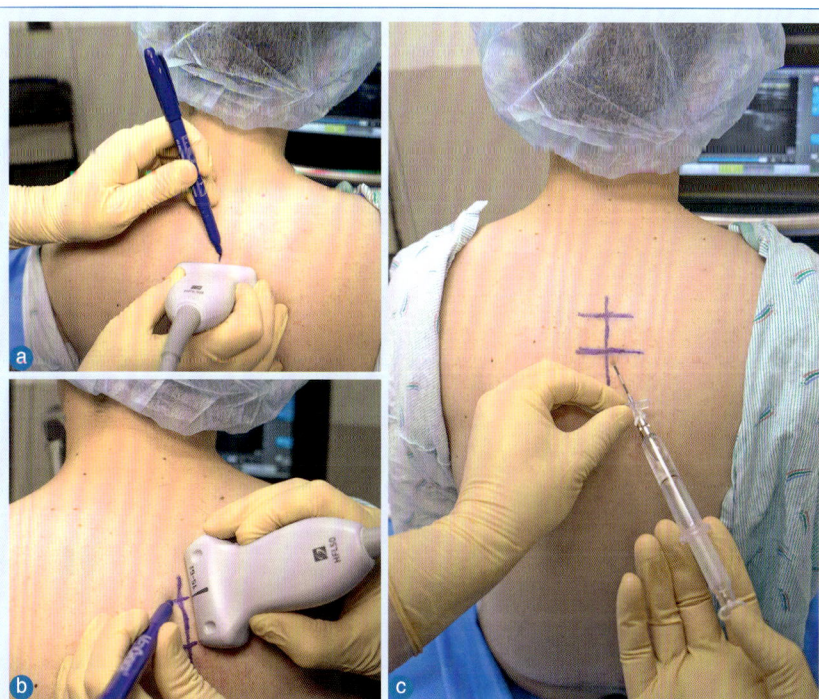

图4-69 在胸廓中线（图a）和椎间隙（图b）标记出来后，可以通过中线或旁正中入路（图c）向前进针。从椎间皮肤标记下方约1cm处开始，使针进入硬膜外间隙实时超声引导椎管内注射

在操作者熟练使用超声辅助标记脊柱后，下一步是尝试实时超声引导下椎管内注射了。这是一种先进的技术。

一个重要的关键点是，在进行穿刺时，超声使用的耦合剂绝不可以进入中枢神经系统，即使是无菌的也不行。为了防止这种现象，可以先在探头前涂抹耦合剂，再将探头用无菌的薄膜包起来，薄膜和皮肤之间则用生理盐水进行接触，这样耦合剂就不会进入中枢神经系统了。

（6）患者体位和设备：患者取坐位或侧卧位，采用传统的体位使锥体间隙完全打开。使用低频凸阵探头（2～5MHz）和常用的脊髓或硬膜外穿刺套件。硬膜外穿刺过程中判断何时阻力消失对于进入硬膜腔十分重要。最普通的方法是一边小心进针一边尝试抽吸针管。或者，在硬膜外针或脊髓针前进时，让一个助手控制传感器。

使用初始的横断面（短轴）扫描有利于估计椎板、硬脊膜和后纵韧带的深度。将探头旋转90°并倾斜至旁正中位置，在这个角度操作者可能会更容易辨认各个结构。

当进针方向与探头方向平行时针头的影像在所扫描的平面内，进针方向与探头方向垂直时针头的影像则不在所扫描的平面内。穿刺针在椎弓板平面进入黄韧带内。在失去阻力后，用注射器进行硬膜外麻醉，继续硬膜外手术。对脊髓麻醉进行这些操作可以帮助操作者在尝试硬膜外麻醉前获得一些经验。